Web動画への利用ライセンスは，本書1冊につき1つ，個人所有者1名に対して与えられるものです．第三者へのID（ユーザ名），パスワードの提供・開示は固く禁じます．また図書館・図書施設など複数人の利用を前提とする場合には，本Web動画を利用することはできません．

# 症例動作分析

Motion Analysis of Clinical Cases

動画から学ぶ姿勢と動作

KUMAMOTO Tsuneo

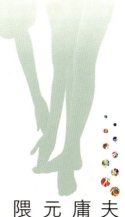

隈元庸夫

全症例Web動画付き

HUMAN PRESS

**Motion Analysis of Clinical Cases**
(ISBN 978-4-908933-09-7　C3047)

by Tsuneo Kumamoto

2017. 9. 9　1st ed

ⒸHuman Press, 2017
Printed and Bound in Japan

**Human Press, Inc.**
167-1 Kawakami-cho, Totsuka-ku, Yokohama, 244-0805, Japan
E-mail：info@human-press.jp

# 序

　ありがとうございます．これしかない．症例としてご協力いただいた皆様，本当にありがとうございます．

　総論，各論で筆者が記載した文章は，賛否両論であろう．そんなことは，どうでもよい．症例として提示させていただいた方々の動きは，真実である．決してイラスト，疑似モデル，代表例ではない．一人ひとりが本物である．手前味噌ながら，ここに2010年代にリハビリテーションをされていた方々の姿勢と動作が一つの書籍として記録，残せたことは貴重な財産と感じており，筆者として最も，そして唯一胸が張れるところだ．だからこそ，タイトルを「症例動作分析」とさせていただいた．

　私事となるが，父の職業はカメラ屋であった．幼いころ大好きであった野球観戦に父から借りたカメラを持ち込み，片っ端からプレーヤーの動きを追ってシャッターボタンを押した．後日，父が現像してきた写真は「ここぞ」と思ったシャッターチャンスからずれたものばかりで，自分の腕のなさに唖然とする以上に，スポーツ雑誌などで掲載されているプロカメラマンの技術の凄さに憧れ，そんな写真を大量に現像してきた父を不思議に思った．

　撮影機器の進化によって，いまでは誰もがスマートフォンなどで連続写真をとれる．しかも画像は，その場で確認できる．さらには，今回のように動画を撮影した後から写真として取り込むことさえできる．しかし，臨床現場ではビデオやカメラを用いずに自分の目でシャッターを切ることとなる．経験豊富なプロカメラマンと違って，学生・新人セラピスト時代は「ここぞ」と思ってシャッターボタンを押したつもりでも，ずれてしまっている．何を焦点とすべきかわからないからピントが全体的にぼけてしまっている．まさしく，幼いころの自分と被る部分であった．しかし，シャッターを切るタイミング，動きの特徴を如実に表す一枚のショットを選択するセンスがすばらしい学生や新人セラピストも数多く存在する．つまり，姿勢・動作分析は難しいとされるが，最初の一歩，シャッターボタンを押すことは誰にでもできることである．問題は，「ここぞ」と思ってシャッターを切ったタイミングとピントを合わせた箇所，そして選択した写真のどこに注目するかについて，主観的な価値観だけではなく客観的な医療者としての考察力の下で検証し，治療に活かしていくことである．これは，どんなに機器が進歩しても普遍的に求められる能力であろう．つまり，スポーツ雑誌の連続写真をうまく撮ること以上に，われわれに求められていることは，それを解説できる能力，いやそれ以上に動きが改善しうるポイントを対象者にアドバイスできる能力である．これは確かに難しい．また，一枚のショットではなく，それらをつなぎ合わせた連続写真は動画と同等なのか．漫画からパラパラ漫画への単純な移行がアニメーションになっていくのか．少なくともパラパラ漫画の送り速度でアニメーションは，大きく変化するのではないか．本書は，書籍としてはパラパラ漫画のような写真の列挙となっている．それだけでは，せっかくの貴重な対象者の姿勢・動作という財産を活かしきれない．だからこそ，ヒュー

マン・プレスの濱田亮宏氏に無理をいって動画を用意させていただいた．ここに同氏に深くお礼申し上げる．ぜひとも動画と見比べて，動画だからこそ，そして動画でしかわからないポイントを感じていただきたい．スローも用意したが，基本的には対象者の自然な速度一本勝負である．だからこそ，読者の皆さんの好きなタイミングでシャッターを切って，そのどこに注目するかを討議していただきたい．そして，対象者の動きを捉えた写真・動画を言語化していく姿勢・動作観察を行い，そこから考えられる検査・測定項目のリストアップ，それを選んだ理由づけをしていくことで，機能障害，機能的制限，活動制限，他の動作との関係性を表現していく作業となる姿勢・動作分析へと進めてもらいたい．ただ，そこには写真・動画の事実のみではないセラピストの考え方が絡んでくる．だからこそ，その時に写真・動画加工ソフトのようなバイアスは決してかけてはいけない．

　さぁ，とにかく，どんどん貴重な対象者の症例動作分析をスタートしてみてください．

2017年8月

隈元　庸夫

# Contents

## 第Ⅰ章　姿勢・動作分析

### ● 姿勢・動作分析とは
- 1．行為―「社会的」な意味で説明される……………………………………………… 2
- 2．動作―「能力的」な意味で説明される……………………………………………… 2
- 3．運動―「機能的」な意味で説明される……………………………………………… 6

### ● 姿勢・動作分析の目的
- 1．「獲得」が姿勢・動作分析の目的の場合 …………………………………………… 7
- 2．「手段」が姿勢・動作分析の目的の場合 …………………………………………… 7
- 3．「予防」が姿勢・動作分析の目的の場合 …………………………………………… 7

### ● 姿勢・動作分析の手順
- 1．準備として姿勢・動作分析を行う「条件」を確認する …………………………… 9
- 2．姿勢・動作観察と分析を行う ……………………………………………………… 11
  - 1）一般的な情報を記録する　11
  - 2）姿勢・動作観察の結果から理念型との差異を分析し記録する　12
  - 3）姿勢・動作分析として，その姿勢・動作を呈している原因について統合解釈する　14

### ● 姿勢・動作分析で用いられる基礎用語
- 1．姿勢と動作 …………………………………………………………………………… 15
- 2．身体の基本面と関節運動の表し方 ………………………………………………… 15
  - 1）矢状面または正中矢状面　15
  - 2）前額面　15
  - 3）水平面または横断面　15
- 3．姿勢・動作分析におけるキーワード ……………………………………………… 16
  - 1）姿勢と動作　16
  - 2）固定と運動　16
  - 3）単関節筋と多関節筋　16
  - 4）支持基底面と重心　17
  - 5）定位と安定性　17
  - 6）開放性運動連鎖と閉鎖性運動連鎖　17
  - 7）全体と部分　18
  - 8）筋トーヌスと関節可動域　19
  - 9）筋力と筋収縮　20
  - 10）感覚と痛み　21
  - 11）入力と出力　21
  - 12）協調性　21

13）制御と調整　22
14）運動技能　22

# 第Ⅱ章　姿勢・動作とは

## ● 背臥位
1．定　義 ………………………………………………………………………………………… 23
2．部位別における動作の要素（Key factor） …………………………………………… 23
3．姿勢観察のポイント ……………………………………………………………………… 23

## ● 寝返り
1．定　義 ………………………………………………………………………………………… 24
2．チェックポイント ………………………………………………………………………… 24
3．動作パターン ……………………………………………………………………………… 26
　　1）屈曲・回旋パターンでの寝返り　26
　　2）伸展・回旋パターンでの寝返り　27
4．動作の相分け ……………………………………………………………………………… 27
5．部位別における動作の要素（Key factor） …………………………………………… 28
　　1）頭頸部の屈曲・回旋　28
　　2）肩甲帯の前方突出とリーチ　28
　　3）体軸内回旋運動　29
　　4）頭頸部の屈曲・回旋から体軸内回旋運動をつなげる立ち直り反応の連鎖　29
6．活動制限と機能的制限の評価 …………………………………………………………… 30

## ● 起き上がり
1．定　義 ………………………………………………………………………………………… 30
2．チェックポイント ………………………………………………………………………… 30
3．動作パターン─背臥位→on elbow→on hand→長座位パターン ………………… 31
4．動作の相分け ……………………………………………………………………………… 32
5．部位別における動作の要素（Key factor） …………………………………………… 33
　　1）頭頸部の屈曲・回旋　33
　　2）肩甲帯の前方突出とリーチ　34
　　3）体軸内回旋運動　34
　　4）頭頸部の屈曲・回旋から体軸内回旋運動をつなげる立ち直り反応の連鎖　34
6．活動制限と機能的制限の評価 …………………………………………………………… 35

## ● 座　位
1．定　義 ………………………………………………………………………………………… 35
2．部位別における動作の要素（Key factor） …………………………………………… 36
3．姿勢観察のポイント ……………………………………………………………………… 37
4．機能的制限の評価 ………………………………………………………………………… 37

## ● 立ち上がり

1. 定　義 ……………………………………………………………………………………… 38
2. チェックポイント ………………………………………………………………………… 38
3. 動作パターン―座位→中腰位→立位パターン ………………………………………… 38
4. 動作の相分け ……………………………………………………………………………… 39
5. 部位別における動作の要素（Key factor） …………………………………………… 40
   1）屈曲相での頭頸部屈曲　41
   2）屈曲相での体幹屈曲と体幹前傾　41
   3）屈曲相での骨盤前傾　42
   4）屈曲相での下腿前傾　43
   5）伸展相での下腿前傾位の後傾運動　43
   6）伸展相での骨盤後傾　44
   7）伸展相での体幹および頭頸部の伸展　44
   8）屈曲相での頭頸部屈曲から伸展相での体幹および頭頸部の伸展を
      つなげる立ち直り反応の連鎖　45
6. 活動制限と機能的制限の評価 …………………………………………………………… 45

## ● 立　位

1. 定　義 ……………………………………………………………………………………… 45
2. 部位別における動作の要素（Key factor） …………………………………………… 46
3. 姿勢観察のポイント ……………………………………………………………………… 46
4. 機能的制限の評価 ………………………………………………………………………… 47

## ● 歩　行

1. 定　義 ……………………………………………………………………………………… 47
2. チェックポイント ………………………………………………………………………… 47
3. 動作パターン ……………………………………………………………………………… 48
   1）通常の歩行パターン　48
   2）杖の歩行様式　48
   3）松葉杖の歩行様式　48
   4）平行棒内での歩行様式　49
   5）歩行器での歩行様式　50
4. 動作の相分け ……………………………………………………………………………… 50
   1）Rancho Los Amigos の定義　50
5. 歩行分析で用いられる用語 ……………………………………………………………… 51
   1）時間的定義　51
   2）空間的定義　52
   3）時間と空間の組み合わせ　52
   4）ロッカー機能　52

- 6．部位別における動作の要素（Key factor） ················ 52
    - 1）立脚相　53
    - 2）遊脚相　53
- 7．運動学的分析のキーワード ················ 54
    - 1）重心移動　54
    - 2）身体各部の空間的分析　54
    - 3）歩行の5要素（重心移動に関与する因子）　55
    - 4）歩行時の上肢運動　56
    - 5）歩行と筋活動　56
    - 6）歩行周期からみた筋活動　56
- 8．歩行の理念型 ················ 57
    - 1）初期接地の理念型　58
    - 2）荷重反応期の理念型　59
    - 3）立脚中期の理念型　59
    - 4）立脚中期での逸脱した型に対する広義の動作分析の進め方　62
    - 5）立脚終期の理念型　68
    - 6）前遊脚期の理念型　68
    - 7）遊脚初期の理念型　69
    - 8）遊脚中期の理念型　69
    - 9）遊脚終期の理念型　70
- 9．機能的制限の評価 ················ 70

# 第Ⅲ章　症例動作分析の実際（すべての症例にWeb動画があります）

## ●軽度弛緩性麻痺を有する片麻痺
1．立ち上がり起立—矢状面 ················ 72
2．立ち上がり着座—矢状面 ················ 76
3．立ち上がり起立—前額面 ················ 79
4．立ち上がり着座—前額面 ················ 83
5．寝返り—背臥位から腹臥位 ················ 86
6．寝返り—腹臥位から背臥位 ················ 90
7．起き上がり—背臥位から端座位 ················ 93
8．歩行—矢状面 ················ 98
9．歩行—前額面 ················ 102
10．階段昇降—昇段 ················ 106
11．階段昇降—降段 ················ 110

## ●中等度痙性麻痺を有する片麻痺
1．立ち上がり起立—矢状面 ················ 114
2．立ち上がり着座—矢状面 ················ 117

- 3．起居動作としての立ち上がり起立―矢状面 ……………………………………………… 121
- 4．起居動作としての立ち上がり着座―矢状面 ……………………………………………… 123
- 5．歩行―矢状面 ………………………………………………………………………………… 125
- 6．歩行―前額面 ………………………………………………………………………………… 129

## ●重度痙性麻痺を有する片麻痺

- 1．寝返り―背臥位から腹臥位，腹臥位から背臥位 ………………………………………… 133
- 2．起居動作としての寝返り―背臥位から腹臥位，腹臥位から背臥位 …………………… 137
- 3．起き上がり―背臥位から長座位（水平面） ……………………………………………… 142
- 4．起き上がりの逆動作―長座位から背臥位（水平面） …………………………………… 145
- 5．起き上がり―背臥位から長座位（前額面） ……………………………………………… 147
- 6．起き上がりの逆動作―長座位から背臥位（前額面） …………………………………… 151
- 7．起き上がり―背臥位から端座位 …………………………………………………………… 153
- 8．歩行―矢状面 ………………………………………………………………………………… 157
- 9．歩行―前額面 ………………………………………………………………………………… 161

## ●重度痙性麻痺を有する片麻痺

- 1．歩行―装具あり（前額面） ………………………………………………………………… 165
- 2．歩行―装具あり（矢状面） ………………………………………………………………… 169
- 3．歩行―装具なし（前額面） ………………………………………………………………… 173
- 4．歩行―装具なし（矢状面） ………………………………………………………………… 177

## ●パーキンソニズムを有する片麻痺

- 1．寝返り―背臥位から腹臥位，腹臥位から背臥位 ………………………………………… 181
- 2．起居動作としての寝返り―背臥位から腹臥位 …………………………………………… 185
- 3．起き上がり―背臥位から端座位（矢状面） ……………………………………………… 187
- 4．起き上がり―背臥位から端座位（前額面） ……………………………………………… 191
- 5．立ち上がり起立―矢状面 …………………………………………………………………… 195
- 6．立ち上がり着座―矢状面 …………………………………………………………………… 198
- 7．立ち上がり起立―前額面 …………………………………………………………………… 202
- 8．立ち上がり着座―前額面 …………………………………………………………………… 206
- 9．歩行―矢状面 ………………………………………………………………………………… 209

## ●運動失調症

- 1．立ち上がり起立―前額面 …………………………………………………………………… 214
- 2．立ち上がり着座―前額面 …………………………………………………………………… 220
- 3．立ち上がり起立―矢状面 …………………………………………………………………… 223
- 4．立ち上がり着座―矢状面 …………………………………………………………………… 226
- 5．歩行―矢状面 ………………………………………………………………………………… 229
- 6．歩行―前額面 ………………………………………………………………………………… 233

## ● 軽度の変形性膝関節症
  1．歩行―前額面 ………………………………………………………………………………… 237
  2．歩行―矢状面 ………………………………………………………………………………… 240

## ● その他の5つの症例 ……………………………………………………………………… 243
  1．軽度弛緩性麻痺を有する片麻痺
    1）寝返り―背臥位から腹臥位
    2）寝返り―背臥位から端座位
    3）立ち上がり起立―矢状面
    4）立ち上がり起立―前額面
    5）歩行―矢状面
    6）歩行―前額面
  2．軽度痙性麻痺を有する片麻痺
    1）歩行―矢状面
    2）歩行―前額面
    3）立ち上がり起立―前額面
    4）立ち上がり着座―前額面
    5）立ち上がり起立―矢状面
    6）立ち上がり着座―矢状面
    7）床からの立ち上がり起立―矢状面
    8）床からの立ち上がり起立―前額面
    9）床からの立ち上がり着座―前額面
  3．中等度痙性麻痺を有する片麻痺
    1）起き上がり―背臥位から端座位
    2）立ち上がり起立―矢状面
    3）立ち上がり着座―矢状面
    4）立ち上がり起立―前額面
    5）立ち上がり着座―前額面
    6）歩行―矢状面
    7）歩行―前額面
  4．中等度の変形性膝関節症
    1）歩行―前額面
    2）歩行―矢状面
  5．パーキンソン病
    1）歩行（介入前）―前額面
    2）歩行（介入前）―矢状面
    3）歩行（介入後）―前額面
    4）歩行（介入後）―矢状面

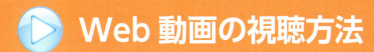
# Web 動画の視聴方法

本書では，専用サイトで各項目に関連した Web 動画を視聴できます．PC（Windows/Macintosh），iPad/iPhone，Android 端末からご覧いただけます．以下の手順にて専用サイトにアクセスしてご覧ください．

## 利用手順

**1　ヒューマン・プレスのホームページにアクセス**

https://human-press.jp  検索

**2　ホームページ内の「Web 動画」バナーをクリック**

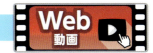

**3　ユーザ登録**

▶「ユーザ登録説明・利用同意」に同意していただき，お名前・メールアドレス・パスワードをご入力ください．

▶ご入力後，登録いただきましたメールアドレスに「ユーザ登録のご確認」のメールが届きます．メール内の URL にアクセスしていただけると，ユーザ登録完了となります．

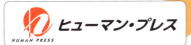 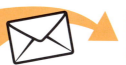  

**4　Web 動画を視聴する**

▶ご登録いただきましたメールアドレスとパスワードでログインしてください．

▶ログインしていただくと「Web 動画付き書籍一覧」の画面となりますので，ご購入いただきました書籍の「動画閲覧ページへ」をクリックしてください．

▶ユーザ ID とパスワードは，表紙裏のシール（銀色部分）を削ると記載されています．入力画面にユーザ ID とパスワードを入力し，「動画を閲覧する」をクリックすると，動画の目次が立ち上がりますので，項目を選んで視聴してください．

※ユーザ ID・パスワードにつきましては，1 度入力しますとログイン中のユーザ情報を使用履歴として保持いたしますので，別のユーザ情報でログインした場合には動画の閲覧はできなくなります．入力の際には十分ご注意ください．

※Web 動画閲覧の際の通信料についてはユーザ負担となりますので，予めご了承ください（WiFi 環境を推奨いたします）．

※配信される動画は予告なしに変更・修正が行われることがあります．また，予告なしに配信を停止することもありますのでご了承ください．なお，動画は書籍の付録のためユーザサポートの対象外とさせていただいております．

# I 姿勢・動作分析

　端座位にて体幹を屈曲して円背様の姿勢をとり，上肢を屈曲してみる（図1）．上肢は床と垂直まで肩関節が屈曲できるだろうか．この動作の問題は，肩関節屈曲の可動域制限なのか⁉　いうまでもなく体幹伸展・骨盤前傾ができればよいのである（図2）．このように一つの姿勢や動作を観察した結果のみで，短絡的に機能障害を推測することは，治療の方向性に間違いを生じさせる．よりよい理学療法・作業療法のためには，姿勢・動作を正しく分析する能力を身につけることが重要である．

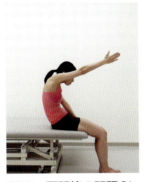 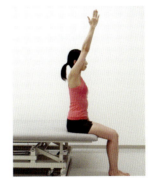

図1　肩関節の問題?!　　図2　体幹・骨盤の問題である

## ● 姿勢・動作分析とは

　人間の外からみえる行動を運動行動（motor behavior）といい，階層的には行為（action），動作（motion），運動（movement）から成り立つとされる[1]（図3）．動作分析とは，運動行動の一つである動作を空間的および時間的に運動学的用語を用いて表現して分析する方法である．

運動行動―信号が青になったので横断歩道を渡り始める
　①行為：横断歩道を渡る
　②動作：歩行
　③運動：股関節屈曲

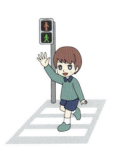

図3　行為・動作・運動の違い

## 1．行為—「社会的」な意味で説明される

行為・作業分析とは，課題遂行過程を観察し，独立した動作を有機的および段階的に組み合わせて，結果に社会的な意味づけをする方法のことである．

## 2．動作—「能力的」な意味で説明される

動作分析とは，動作を観察し（動作観察），その動作状況と理念型との違いを空間的および時間的に運動学的用語を用いて記載して（観察による動作分析），各検査・測定結果と動作の関係性に能力的な意味づけをする方法のことである．「観察による動作分析」は狭義の「動作分析」であり，「理念型との違い」を記載する．これが，ただの「動作観察」との違いともいえる．なお，理念型とは動作・運動について年齢の発達段階レベルに相応した健常者が行う効率的で適切と考えられる動作・運動のことである．

「posture follows movement like a shadow」姿勢は運動における影のような存在である[2]．つまり，すべての動作は姿勢に始まり，姿勢に終わる．動作という動画は，姿勢という静止画を連続的につなぎ合わせて構成されている（図4）．よって，動作分析においては動作の開始姿勢と終了姿勢の分析ともなる姿勢分析も重要となる．そして，姿勢から動作への変換能力，つまり静的に安定しているが動きがとれない状況から動的に不安定だが動きがとりやすい状況への移行能力，この二者にはトレードオフの関係が成り立つ．対象者にとって，この

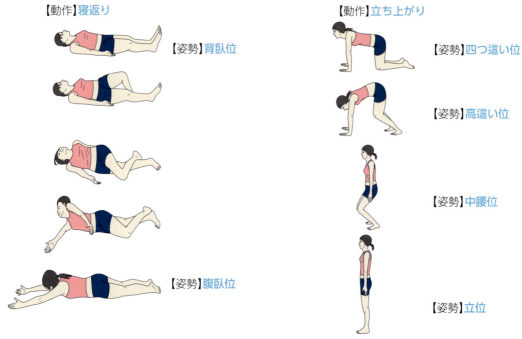

**図4　姿勢と動作の関係性**
動作は姿勢が連続することで構成されている．動作と姿勢をアニメと漫画で考えると，この両者をつなげるのがパラパラ漫画とも呼べる．パラパラ漫画の送り速度でアニメーションは大きく変化しうる

どちらを今は優先すべきかを判断していくことが，臨床での分析としては重要となってくる．

姿勢・動作分析は，「機能障害（impairment）」「活動制限（activity limitation）」レベルの評価とは言い切れず，「機能的制限（functional limitation）」レベルの評価と考えられる．広義の動作分析とは「機能障害」「活動制限」と「機能的制限」の関係性を考察していく作業と解釈できる．そのため，定性的な評価である「観察による姿勢・動作分析」を狭義の「姿勢・動作分析」と位置づけることが多い．先にも述べたように，この狭義の「姿勢・動作分析」では理念型との差異を示し，そこから各検査・測定結果との関係性を考察することが，単純な「観察」から「姿勢・動作分析」へ進む際の重要な手続きとなる．そのため各姿勢・動作の理念型の理解は重要となる．

健常者は，多種多様な姿勢・動作の型がとれる．極端な話，セラピストは対象者の姿勢・動作を真似して実施することができる．逆にいうならば，それが健常者の特徴でもある．そして，その場の状況や求められている条件および環境に応じて，より効率的で適切な型をとることができる．

### Clinical Tips 1

#### 物まねができること!!

少し古い話であるが，「世界のホームラン王，王選手のバッティングフォームを物まねしてみてください」といわれたら，「一本足打法!!」をすぐに思い浮かべるであろう．これはバッティングフォームの理念型と王選手独特のフォームの差異にみなさんが気づいているからである．だからこそ，対象者の姿勢・動作の特徴に素早く気づき，それを少しでも改善する仕事であるセラピストにとって，各姿勢・動作の理念型をしっかりと把握しておくことは重要なのである!!

一方，有疾患者はワンパターンな型を呈しやすい．そして，一般的には素早く動作を行うことで，より特徴的な運動が表出する傾向がある．とりわけ片麻痺患者などにおいては，痙縮という速度依存性を有する筋トーヌス異常や病的な共同運動の影響によって，この傾向が強まりやすい．そのため，まずは対象者にとって不快のない快適な速さで普段行っている姿勢や動作，具体的には背臥位，側臥位，腹臥位，長座位，座位，立位を姿勢観察し，自然なADLの「起居動作」としての寝返り，起き上がり，立ち上がりを動作観察，歩行を歩行観察する．そして，次に述べる広義の動作分析では基本的な姿勢や「基本動作」を行ってもらい，自然な「起居動作」と理念型としての「基本動作」の違いが生じている原因や動作速度の違いによる影響も検討していく．このように環境や速度を変えて，各姿勢と姿勢の間を動作がスムーズにつなぎ合わせていくうえで，阻害している因子は何なのかを考えていくことが，広義の姿勢・動作分析で重要な手続きとなる．

### Clinical Tips 2

#### 共同運動それとも病的共同運動!?

　ワンパターンな型の理解において，よく勘違いされているのが，共同運動（シナジー：synergy）である．共同運動とは，ある一つの動作を構成する要素的・単位的な運動であり，いくつかの筋が一緒に働くことにより生じる運動である．つまり，正常な運動なのである．例えば，片麻痺などにおける屈筋共同運動などは，単に「共同運動が出現している」とはいわずに，本来は「病的な共同運動（stereotyped synergy）が認められる」と表現すべきである．また，小脳性運動失調などでは「共同運動不能（asynergia）として，Babinskiの股屈現象などが出現している」と表現すべきである．

　広義の姿勢・動作分析では，「なぜ，その姿勢なのか」「なぜ，動作ができないのか」のwhy（なぜ？）を分析する，いわゆる「症候学的分析」と，「どのようにしてその姿勢をとるのか」「いかに動作をしているのか」のhow（いかに？　どのように？）を分析する，いわゆる「障害学的分析」が含まれる[3]．

　また，各動作間の関連性やそこで大きく関係してくる支持基底面と重心の位置（主に高さ）の違いによる影響から，各動作間で共通してみられる現象と特異的にみられる現象を整理し，特に共通してみられる現象は，対象者の特徴を示す大きな要素となっているという観点で分析していく（図5，6）．

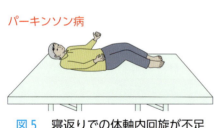

図5　寝返りでの体軸内回旋が不足

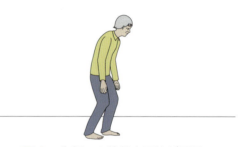

図6　歩行での体軸内回旋が不足

　広義の姿勢・動作分析における症候学的分析としては，機能障害レベルの評価結果〔関節可動域（ROM：range of motion），徒手筋力検査（MMT：manual muscle test）など〕と基本動作の関連性を，また障害学的分析としては活動制限レベルの評価結果〔起居動作として行った機能的自立度評価表（FIM：functional independence measure）など〕と基本動作の関連性を検討していくこととなる（図7）．いかに上手に，的確に観察による姿勢・動作分析，つまり狭義の姿勢・動作分析ができても，そこから広義の意味での姿勢・動作分析を行って理学療法・作業療法の治療に生かしていく視点，対象者の姿勢・動作の改善につなげていく視点，これらがなければ姿勢・動作分析を行う意味はまったくない．むしろ，動画を撮ればよいだ

けとなる．広義の姿勢・動作分析には，セラピストの分析力が大きく関わり，その分析力や各動作間の関連性の検討能力には，経験やアート（art）とされる要素も加わる．なぜならば，同じ疾患でも個人差があり，一人の対象者の中でもヒトには心理面も含めた経時的変化があり，環境への適応性も異なる．そして，その違いや変化に気づき，その原因を分析する能力がセラピストには問われるからである．逆に心理面や経時的変化，環境で対象者の動きが適切に変化しないことを問題視する場合もある．例えば，関わるセラピストによって対象者の動きが変わってしまうことなどである．それらには，現代の文明ではまだ客観的に示すことが解決しきれていない難しい要素が存在するのである．そのため症候学的分析や障害学的分析を含めた広義の動作分析を，「統合と解釈」や「考察」といったセラピストの主観も含めたものとして記述することが多い．なお，機能的制限レベルの定量的な評価としては，30秒椅子立ち上がりテスト（CS-30：30-second chair stand test）やTUG（timed up and go test）などがあげられる．

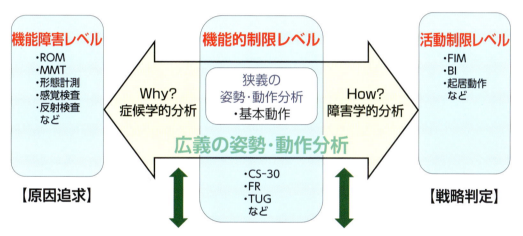

ここの分析の妥当性を高めるために動作・運動解析の知見を活かす

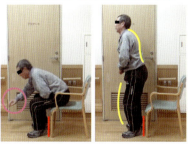

症候学的分析（基本動作の動作分析）

- 足の位置に左右差なし（赤色）
- 下肢機能が発揮しづらいため体幹も使用した起立（黄色）
  ➡ 上肢を用いて前方へ重心移動（ピンク色）

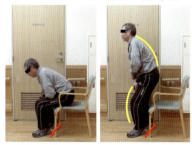

障害学的分析（起居動作の動作分析）

- 非患側足を手前に引く（赤色）
- 体幹伸展よりも，下肢伸展機能での起立（黄色）
  ➡ 前方への体重移動がスムーズ

**図7 姿勢・動作分析の位置づけ**

ROM：関節可動域測定，MMT：徒手筋力検査，CS-30：30秒椅子立ち上がりテスト，FR：functional reach，FIM：機能的自立度評価法，BI：Barthel index

機能的制限の評価は，姿勢・動作の獲得に向けたより具体的な目標や指標となる．例えば，歩行立脚中期の安定性改善の指標として，機能的制限の評価でもある片足立位ができるようになることを目標とすることなどである．

### 3．運動—「機能的」な意味で説明される

　運動分析とは，運動を相や部分に区分し，身体の機能的な意味づけをする方法のことである．また，運動解析とは各種測定機器を用いて，関節運動，筋活動，床反力などを記録処理することであり，機器の発展に伴う技術の進化に遅れないように，最新の手法を用いた運動解析の知見をバックボーンとして理解しておくことが経験とアートが十分ではない初学者にとっては大きな武器となる．運動解析の知見をうまく取り入れて，姿勢・動作分析の精度を高めていくことが対象者の治療に活かしていくために重要となる．

## ● 姿勢・動作分析の目的

　姿勢・動作分析の大切な目的は，姿勢・動作の「遂行性，逸脱性，改善度」を把握して姿勢・動作，そのものの「獲得」や他の姿勢・動作能力の改善を目指す「手段」，姿勢・動作困難による弊害の「予防」といった運動療法の目的を達成するための情報を得ることである．

　端的に述べるなら，姿勢・動作がなぜそうなっているのかの「原因追究」と姿勢・動作をどうしているのかの「戦略判定」が姿勢・動作分析の目的である．

　つまり，観察による姿勢・動作分析と他の検査・測定結果から，症候学的に異常姿勢・動作の原因を追究し，障害学的にいかに動作を行っているのか，その戦略を判定し，介入後は姿勢・動作がどう変化したか，という広義の姿勢・動作分析を実施して問題点の統合解釈をさらに一歩進めて整理していくこととなる．

　ここで再認識しておきたいことは，治療のためには「原因追究」が重要となるため，どうしても「why？ why？ why？」と「原因追究」のための症候学的姿勢・動作分析が初期評価で重点的に行われ，最終評価での「how？」という障害学的な姿勢・動作分析が軽んじられている感がある．「結局どうなったの？」「どうするの？」という reflection（内省）の術としても姿勢・動作分析が用いられるべきなのである．

　治療の妥当性を検証していくためには「戦略判定」のための障害学的姿勢・動作分析を行うことを忘れてはいけない．また，ここにはセラピストの主観的な自己満足ではなく，対象者にとってどうであったかという患者立脚型評価を加えていかなければならない．そのためには，少なくとも医療面接をとおしての満足度は確認すべきである．例えば，寝返りの動作分析では，①寝返りの「獲得」に視点をおいた動作分析，②起き上がりや歩行能力の改善を目指す「手段」として寝返りを用いることが可能かを検討することに視点をおいた動作分析，③褥瘡発生などの「予防」として寝返りを用いることが可能かに視点をおいた動作分析といった，①～③の目的が考えられ，それぞれで動作分析の着眼点は変わってくる．

　このように，対象者にその姿勢・動作分析を実施する目的が「獲得」「手段」「予防」のどの観点なのかによって，姿勢・動作分析の論述は変わりうる．そのため，姿勢・動作分析はセラピストによって異なるといわれるが，臨床における姿勢・動作分析はセラピストによっ

て違うというよりも，対象者が今求められている状況によって，セラピストが表現すべき事項は変化するのである．単にセラピストによって表現は違うからと姿勢・動作分析に背を向けるのではなく，姿勢・動作分析の表現は対象者およびセラピストの立ち位置によって異なってくることを理解したうえで，さまざまな表現手法を読みとったり，表現していくことがむしろ重要であると筆者は考える．

## 1．「獲得」が姿勢・動作分析の目的の場合

フォーム，正確性，速さ，適応性に加えて，多様性，効率性，安全性，実用性などの中で何が不十分となっているか，抑制すべき過剰な運動は出現していないか，それは代償として行わざるをえない運動か，これらに着眼点をおく．また，疾患・障害の特性や発症・確定診断からの期間で，姿勢・動作の特徴を症候学的なデメリットとして捉えるか，障害学的なメリットとして捉えるは変わりうる．

### Clinical Tips 3
**運動機能の優先順位**

Johnson[4]は，運動技能を①フォーム（form），②正確性（accuracy），③速さ（speed），④適応性（adaptability）の4要素に分けて検討している．運動技能の向上には，この順番でトレーニングしていくことがよいとされる．運動技能が向上することで，必要とされるエネルギーの減少や筋活動の軽減が期待できるため，姿勢・動作分析で①のフォームを評価し，そこにアプローチすることは重要となる．しかし，対象者がおかれている状況によっては，②〜④を優先することが望まれることも多い．それには，医療面接における主訴・ニーズ（needs）・ディマンド（demand）の確認が重要となる．

## 2．「手段」が姿勢・動作分析の目的の場合

例えば，背臥位からon elbowまでの起き上がりの改善を目指す「手段」として寝返りの動作分析をするならば，寝返り屈曲相，つまり背臥位から側臥位までの移行における頭頸部，上部体幹などの分析が重要になる．また，立ち上がりでの肩甲帯後退の改善を目指す「手段」として寝返りの動作分析をするならば，寝返り時の肩甲帯前方突出の状態に注目した動作分析となり，歩行時の体幹回旋の改善を目指す「手段」として寝返りの動作分析をするならば，寝返り時の体軸回旋運動の分析が重要となる．

## 3．「予防」が姿勢・動作分析の目的の場合

褥瘡発生や活動量低下の「予防」が目的であれば，寝返りの実践能力の程度の分析が重要となる．また，耐久性や動作そのものの安全性，逆にそれを対象者が自己で行うことによる弊害性の分析も重要となる．

```
A. 姿勢・動作観察
    ↓ 関節の動きなどを述べるレベル
B. 観察による姿勢・動作分析（狭義の姿勢・動作分析）
    ↓ 運動学的用語を用いて，理念型との違いを表現するレベル
C. 考えられる検査・測定項目のリストアップ
    ↓ 機能障害，機能的制限，活動制限との関係を推測する，問題点，つまり適切な表現ではないが犯人の
      目星をつけていく．そのためには，アリバイとして関係ないということを立証するための検査・
      測定項目も検討する
D. 検査・測定の実施
    ↓
E. 検査・測定結果と狭義の姿勢・動作分析の関連性を検討するレベル
```

広義の姿勢・動作分析

図8　姿勢・動作分析の進め方

　ここまでの目的を達成するためには，まず対象者に対する姿勢・動作観察の結果と理念型との差異を明確とした観察による姿勢・動作分析ができることが重要なファーストステップとなる（図8）．その後，他の評価結果との関連性も考察した広義の姿勢・動作分析に進めていくこととなる．そのため姿勢・動作観察の次に行うべきことは，ほかに必要と思われる検査・測定項目のリストアップとなる．

　以上のことから，まずは狭義な姿勢・動作分析として観察による姿勢・動作分析を中心に解説を進めていくこととする．以下に，動作分析の具体例を示す．

## 動作分析の具体例

### 起き上がりの屈曲相（図9）

**A．姿勢・動作観察のレベル**
　頭頸部屈曲・右側屈，左肩甲帯挙上・後退，体幹屈曲・右側屈，左膝関節伸展位および左股関節屈曲位で左下肢挙上となる．

**B．観察による姿勢・動作分析のレベル**
　分節的な体軸内回旋として体幹右回旋が不十分で，右肩関外転角度が少ないまま，左肩甲帯後退と左下肢挙上が強まる．

**C．考えられる検査・測定項目のリストアップのレベル**
　下記，動作分析の色文字部分に相当する．

**D．検査・測定の実施のレベル**
　下記，動作分析の色文字から該当項目を選定する．

## E．検査・測定結果と狭義の姿勢・動作分析の関連性を検討するレベル

下記，動作分析の色文字または強調文字（ミドリの文字）部分に相当する．

【ROM 制限（肩甲帯前方突出，体幹回旋），または筋力低下（肩甲帯前方突出，体幹回旋），または M-tonus 異常（肩甲帯後退・前方突出筋群，体幹回旋筋群），または立ち直り反応低下（頸部，体幹，骨盤）】のため分節的な体軸内回旋として体幹右回旋が不十分で右肩関節外転角度が少ないまま，【ROM 制限（肩甲帯前方突出，肩関節水平内転・屈曲・内転），または M-tonus 異常（肩甲帯前方突出・後退筋群，肩関節水平内転・水平外転・屈曲・外転・内転筋群），または BRS（Ⅲ）】のため左肩甲帯後退と【筋力低下（体幹回旋・屈曲，股関節屈曲），または M-tonus 異常（体幹回旋・屈筋群，股関節屈筋群，膝関節伸筋群），または BRS（Ⅲ）】のため左下肢の挙上が強まる．

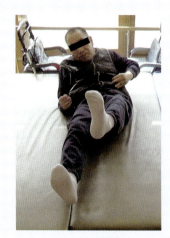

図9　屈曲相

頭頸部の回旋と側屈が理念型と逆（赤色），左肩甲帯前方突出も理念型と逆（ピンク色），右股関節の動きも理念型と逆（青色）となっており，骨盤帯の左挙上がみられる（緑色）．そのため，分節的な体軸内回旋が生じず，体幹右側屈と右股関節外転（黄色），左下肢挙上がみられ，理念型とはまったく逆の運動が生じている．この動きは歩行での右立脚中期（MSt），左遊脚中期（MSw）と関係している．

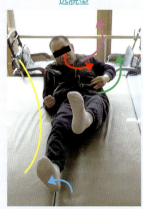
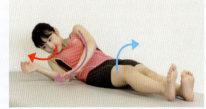
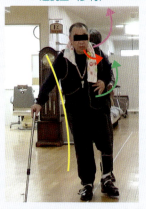

## ● 姿勢・動作分析の手順

### 1．準備として姿勢・動作分析を行う「条件」を確認する

すでにしている姿勢・動作なのか，これから獲得を目指す姿勢・動作なのか，によって姿勢・動作分析の手順は異なる．すでにしている姿勢・動作であれば，すぐに姿勢・動作分析を開始できるが，これから獲得する姿勢・動作であれば，何よりもリスク管理が大切となる．

そのため，姿勢・動作分析の手順としては，これから実施する姿勢・動作の条件を確認し

ていくことが最初の手続きとなる．その手続きとしては，バイタルサインの確認はもちろんのこと，転落・転倒のリスク管理として発達段階的，支持基底面と重心の関係，摩擦の状態，分節性，心理的要因について，今から行う姿勢・動作分析の一段階低位のレベルとなる姿勢・動作の能力を評価することから開始となる．なお，一段階低位とは立位→膝立ち→四つ這い→臥位といった姿勢での段階づけと，新たな支持基底面での保持→支持基底面での外乱保持→支持基底面での保持といった物理的な段階づけ，この2つの視点で姿勢・動作していく条件を検討していく．

具体的な例として，歩行の動作分析であれば，姿勢としては片足立ち，立位，半歩前型立位でのバランス，動作としては立ち上がりをまず評価する．また，立位の姿勢分析であれば，座位でのバランスや平行棒を上肢で支持した立位でのバランスなどを評価し，必要であれば膝立ち位などでのバランスなども評価する．

ここで安全性の確認だけではなく，立位での前後左右への重心移動や外乱に対する反応で，どのストラテジー（strategy）を用いるかを注意深く観察しておく（図10)[5]．そして，座位と立位での問題と比較して体幹より下肢のストラテジーが問題となっているかを検討する．また，静的な姿勢（立位）と動的な動作（歩行）と間の関係性を崩しているのは，①支持基底面の保持，②支持基底面での外乱保持，③新たな支持基底面での保持の，どの段階が最も関係しているのか，つまりどのレベルのバランス能力が姿勢と姿勢の間の動作を阻害しているのか，これらも考えながら「準備として，姿勢・動作分析を行う『条件』を確認する」と，次に行う上位レベルの姿勢・動作分析のヒントになる．

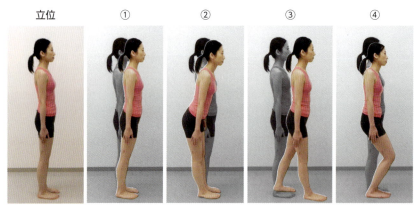

図10　下肢のストラテジー（文献5)より一部改変引用）
①足関節戦略（ankle strategy）：足関節を中心とした姿勢制御
②股関節戦略（hip strategy）：速く・大きい動揺，柔らかく・足より狭い立地面で生じる姿勢制御
③踏み出し戦略（stepping strategy）：足関節・股関節戦略では姿勢制御困難な時に生じる姿勢制御
④垂直戦略（vertical strategy）：股関節と膝関節を屈曲し重心位置を低くする姿勢制御

基底面内での重心移動では，それに伴う姿勢の変化が適切か，それは次の段階の動作を保証する動作となっているかを分析する．

## 2．姿勢・動作観察と分析を行う

条件が決まったら，まず対象者自身に対象となる姿勢・動作を行ってもらい，それをセラピストはモトスコピー（motoscopy），モトメトリー（motometry），モトグラフィー（motography）で確認していく．

> **Clinical Tips 4**
>
> **姿勢・動作の見方**
>
> ①モトスコピー：みたまま記述する観察手法．線画（シェーマ）を用いることもある．
> ②モトメトリー：時間，長さ，回数など数値的要素を含めた観察手法である．
> ③モトグラフィー：三次元動作解析機器など特殊な機器を用いた観察手法である．
> ①〜③に進むほど客観性および信頼性が高まるとされるが，高額で煩雑性が増すため，臨床的ではない．しかし，近年の動画撮影機器の進化によって，今後は安価で簡便なモトグラフィーが可能となる時代の到来が推測される．だからこそ，その観察結果に対する分析力がセラピストには，より求められることとなる．

臨床的には，①みたままを捉えて言葉や線画（シェーマ；図11）で表現するモトスコピーと，②ストップウォッチやメジャーなどで数値や動作の回数で表現するモトメトリーの2つの手法が用いられる．

観察の段階では，セラピストによる操作は加えずに，前額面，矢状面，水平面から，ありのままモトスコピーで観察する．臨床では分析の手法として，操作や補助具の有無による差を比較検討することで姿勢・動作分析の精度を高めることも多い．そして，動作速度や持久性の評価をモトメトリーで行う．

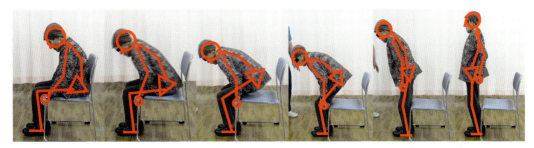

図11　椅子からの立ち上がり動作の矢状面におけるモトスコピー（線画）

### 1）一般的な情報を記録する

- 補装具，装具の有無を記録する：右上肢でT字杖を使用．左下肢にAFO（ankle-foot orthosis）を装着など．
- 条件（環境）を記録する：プラットホームでの寝返り，ベッド上で柵を使用した起き上がり，車いすからの起立，手すり使用しての起立，平地歩行，平行棒内での歩行など．

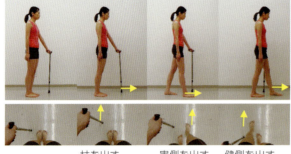
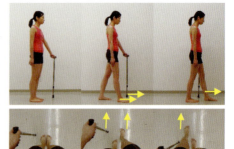

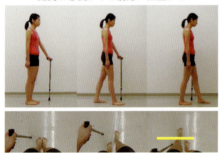
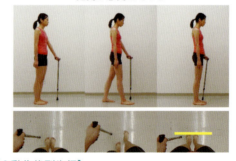

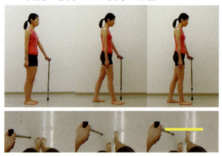

図12 歩行の動作様式
2動作前型歩行であれば，患側の立脚相では股関節伸展位となっていると思われるが，それができていない場合は体幹の前傾などの代償が他の関節に出現しているはずである

- 実用性とリスクを記録する：自立，監視，介助など．
- 動作様式を記録する（図12）：2動作前型歩行，屈曲・回旋パターンの寝返りなど．

## 2）姿勢・動作観察の結果から理念型との差異を分析し記録する

### a．姿勢・動作を全体的に分析する（図13）

- 空間的視点で分析する：特に「常時」呈している特徴を分析する．その際には，左右差，前後差を確認する．

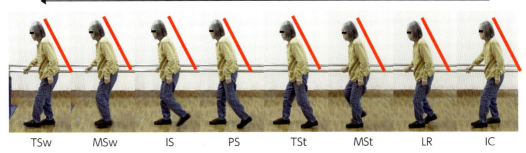

図13 常時，視線下方および体幹前傾位での歩行

IC：初期接地，LR：荷重反応期（荷重応答期），MSt：立脚中期，TSt：立脚終期，PS：前遊脚期（遊脚前期），IS：遊脚初期，MSw：遊脚中期，TSw：遊脚終期

・時間的視点で分析する：姿勢分析では，時間的経過の中での疲労や筋緊張の変化による推移を分析する．例えば，背臥位では離床している頭部が徐々に接床する（接床まで20秒）．座位では10秒保持可能も徐々に左へ傾斜し始める（図14a）．立位では10秒保持可能も左膝関節が屈曲し，踵が離床し始める（図14b）．このように記述する．

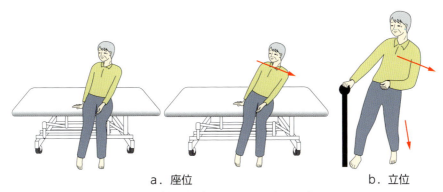

a．座位　　　　　b．立位

図14 押す人症候群（pusher syndrome）のケース

　動作分析では，動作方向の左右差や動作全体に対する各相の所要時間における配分の妥当性も検討する．動作は姿勢の時間的経過の結果であるため，時間的視点は重要となる．その際に，モトメトリーの結果を記録すると客観性が増す．例えば，右方向への寝返りが左方向よりも時間を要する．左3秒，右10秒．2回目までは起き上がり可能だが，3回目からはon elbowにかけて肩甲帯部分に介助を要する．徐々に起立が早くなる．1回目10秒，5回目5秒．患側立脚相が非患側と比較して時間が短い（患側立脚相が長い左右の不同あり）．このように記述する．

### b．姿勢・動作を部分的（局所的）に分析する

・姿勢分析では特異的な症状が出現しやすい部位を分析する．例えば，①片麻痺では，背臥位において麻痺側の股関節が非麻痺側よりも外旋している．また，麻痺側の足関節が非麻痺側よりも底屈している．②パーキンソン病では，背臥位において両膝関節

とも屈曲位だが，より左が屈曲位している．また，立位において左手指のピルローリング（振戦）が強まる．③運動失調症では，立位において両膝関節ともに伸展位でロックしている．また，中腰位では両膝関節とも屈伸方向に動揺し，右の動揺が強い．④大腿骨人工骨頭置換術後では，座位において骨盤後傾位における患側の股関節屈曲が不十分である．⑤変形性膝関節症では，立位において膝関節内反位している．このように記載する．

- 動作分析では，疾患による特異的症状を分析し，速度および，支持基底面の変化で症状が出現しやすい部分も分析し，その運動が出現した相を確認しておく．例えば，①片麻痺では寝返りにおいて，背臥位から側臥位の屈曲相で患側の左上肢が残されたままである．起き上がりでは背臥位から非患側 on elbow の屈曲相で患側の肩甲帯が後退している．②パーキンソン病では寝返りにおいて背臥位から側臥位の屈曲相において，寝返り反対側の上肢で床を押して体幹を回旋している．③運動失調症では起立において座位から中腰位の屈曲相での膝関節屈曲が不十分で，下腿後面を座面に押しつけて一気に立ち上がる．④大腿骨人工骨頭置換術後では起立において患側の下肢は健側より前方に位置し，骨盤後傾位の座位から中腰位となる屈曲相で患側の股関節屈曲が不十分である．⑤変形性膝関節症では歩行において患側の立脚相で膝関節にラテラルスラスト（lateral thrust）がみられる．

c．動作分析では各相での逸脱性を分析する

逸脱性を分析する段階の動作分析では，どこから運動が始まり，その波及性を分析して運動が不可能な場合はどこまで可能か，どこを介助すれば可能か，開始肢位の特徴，終了肢位の特徴，動作移行中の特徴も分析していく．

### 3）姿勢・動作分析として，その姿勢・動作を呈している原因について統合解釈する

他の検査および測定結果との関連性を検討し，さらに他に加えるべき検査・測定を吟味する．そのためには，各疾患の特徴を示すキーワードを確認しておく必要がある（表1）．

表1　各疾患の特徴を示すキーワード

【片麻痺】
　片麻痺の回復段階と片麻痺機能検査，異常な筋トーヌスとその評価法，運動と感覚の神経伝導路，随意運動，連合反応，屈筋共同運動と伸筋共同運動，分離運動，反張膝とロッキング，骨盤帯の後退，分回し歩行，痙性歩行

【パーキンソン病】
　Hohen-Yahr のステージ，固縮，振戦，無動・寡動，姿勢反射障害，すくみ足歩行，小刻み歩行，加速歩行，矛盾性運動（kinesie paradoxale）

【運動失調症】
　協調性検査，小脳性運動失調症と脊髄性運動失調，ロンベルグ徴候，酩酊歩行，踵打ち歩行

【大腿骨頸部骨折後】
　術式と脱臼肢位，脚長差，中殿筋歩行，トレンデレンベルグ歩行，デュシャンヌ歩行，外転歩行，大殿筋歩行

【変形性膝関節症】
　大腿脛骨角（FTA：femorotibial angle），ラテラルスラスト，逃避性歩行

## 姿勢・動作分析で用いられる基礎用語

### 1. 姿勢と動作

　動作分析では,「開始時の姿勢」「動作の移行」「終了時の姿勢」の特徴を観察する．よって姿勢と動作の理解は重要となる．姿勢は，体位と構えに分けられる．体位とは重力方向に対する位置関係（例：立位，座位，臥位など）のことであり，構えとは体節間の相対的な位置関係（例：右肘関節屈曲立位，右股関節外転座位など）のことをいう．動作は身体各部の運動を統合した動きを指し，寝返り，起き上がり，立ち上がり，歩行が基本動作となる．なお，本書では日常生活動作（ADL：activities of daily living）として行っている動作を起居動作とする．

### 2. 身体の基本面と関節運動の表し方[1]

　身体の重心を通る相互に直行する3つの面を身体の基本面という（図15）．動作をみる時は，この3つの面，いわゆる三次元から観察し，時間経過による変位を4つ目の次元として捉えることとなる．

#### 1）矢状面（sagittal plane）または正中矢状面
　身体を前から後ろに通り，左右に二分する垂直面である．横からみた状態であり，身体に矢が通ったか否かは横から，つまり矢状面でみることでわかる．

#### 2）前額面（frontal plane）
　身体を前後に二分する面である．いわゆる額縁，正面である．

#### 3）水平面（horizontal plane）または横断面（transverse plane）
　身体を上下に二分する面である．

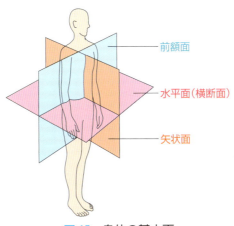

図15　身体の基本面

## 3．姿勢・動作分析におけるキーワード

### 1）姿勢と動作

　すべての動作は姿勢に始まり，姿勢に終わる．動作という動画は，姿勢という静止画像を連続的につなぎ合わせて構成されている．よって，動作分析においては動作の開始姿勢と終了姿勢の分析ともなる姿勢分析も重要となる．

　開始姿勢と終了姿勢という安静姿勢，例えるなら姿勢という壁のでき具合によって，その間の重心移動の仕方が変わる．壁がしっかりしていれば，重心移動も力強く速く行うことができる．つまり，座位と立位という壁ができれば，立ち上がりという重心移動を必要とする動作も素早くできるようになる．逆に壁が頑丈すぎると，壁からの重心移動ができなくなることもある．例えば，パーキンソン病のように立位での筋トーヌスが固縮にて高すぎると，重心を支持基底面から逸脱させることが困難となり，最初の一歩が出現しづらくなる．一つの動作は次の姿勢への移行といえる．このように「姿勢と動作」の関係性を確認していくことが理学療法・作業療法を進めていくうえで，重要な姿勢・動作分析の視点となる．

### 2）固定と運動

　鉛筆で字を書く際，前腕を机に接して書く時と宙に浮かせて書く時で，どちらが上手に字を書けるか．固定が保証されることで適切な運動が可能となるため前腕を机に接して書くほうが上手に書けるであろう．特に近位部が固定されると遠位部の運動が適切となる．

　このことからも姿勢・動作分析では，理念型と比較して運動の大きさに逸脱性が確認された場合は固定を保証すべき隣接関節が機能しているかを確認していく．また，本来は固定を優先すべき関節が代償的に運動として機能していないか，逆に本来は運動を優先すべき関節が代償的に固定として機能していないかも確認していく．このように「固定と運動」の状況を確認していくことが理学療法・作業療法を進めていくうえで，重要な姿勢・動作分析の視点となる．

### 3）単関節筋と多関節筋

　単関節筋は，一つの関節を挟んだ状態で起始と停止が存在しており，TypeⅠ線維を多く含み，持久性に富むとされる．抗重力機構を必要とするヒトにおいて，特に発達しているとされる．また，単関節筋は関節運動を行う時に，その隣接関節などを固定する筋でもある．

　一方，多関節筋は2つ以上の関節を挟んだ状態で起始と停止が存在しており，TypeⅡ線維を多く含み，瞬発力に富むとされる．敵から素早く逃げる必要がある動物で発達しているとされ，残念ながらヒトは他の動物と比較して，あまり機能的に発達していない．

　姿勢・動作分析においては，姿勢分析では姿勢を保持するという点で単関節筋，動作分析では動作の実施という点で多関節筋の状況を確認することとなる．抗重力機構である単関節筋の機能が低下しているがゆえに，代償的に多関節筋を用いているため耐久性がないといったことが見受けられる．このように「単関節筋と多関節筋」の適切な使用比率を確認していくことが理学療法・作業療法を進めていくうえで，重要な姿勢・動作分析の視点となる．

### 4）支持基底面と重心

　支持基底面内に重心が存在すると姿勢は安定するが，運動のためには支持基底面から重心をうまく逸脱させていくことが必要となる．姿勢分析では支持基底面と重心の関係性を分析し，動作分析では支持基底面から重心を移動させていく状況を分析していくこととなる．重心は本来，視覚的に確認できないものであるため，姿勢・動作分析では頭部，肩峰，上前腸骨棘，大転子などから下した垂線と支持基底面の関係性で重心の偏位を分析することが多い．また，床反力計などで圧中心を推定することはできるが，離床している状態での重心位置はセラピストの観察力が問われることとなる．支持基底面が変化することで生じる運動もあれば，運動が生じることで支持基底面が変化することもある．このように「支持基底面と重心」の関係性を確認していくことが理学療法・作業療法を進めていくうえで，重要な姿勢・動作分析の視点となる．

### 5）定位と安定性（図16）

　定位とは，運動課題に関与する体節間どうしの関係および身体と環境内の目標物との間の関係を適切に保持する能力のことである．重力（前庭系），身体保持面（体性感覚系），身体と環境内の目標との関係（視覚），これら多重の感覚基準を使用している．安定性とは，身体の重心（COG：center of gravity）もしくは質量中心（COM：center of mass）の床への投影点である圧中心（COP：center of pressure）を安定性限界と呼ばれる支持基底面（BOS：base of support）内に保持する能力のことである．姿勢と動作の制御と調整においては，定位と安定性が相互に作用している．そのため，どちらを優先すべき状況なのかを吟味し，分析を進める．このように「定位と安定性」のどちらを優先すべき状況なのかを確認していくことが理学療法・作業療法を進めていくうえで，重要な姿勢・動作分析の視点となる．

### 6）開放性運動連鎖と閉鎖性運動連鎖（図17, 18）

　姿勢・動作分析では，四肢の末端が自由に動く状態での運動となる開放性運動連鎖（OKC：open kinetic chain）と四肢の末端が固定された状態での運動となる閉鎖性運動連鎖（CKC：closed kinetic chain）のどちらの状態にあるのかを考えておく必要がある．
　歩行遊脚相での膝関節はOKCでの運動となるが，立ち上がりでの膝関節はCKCでの運動となる．各動作間での膝関節伸展筋の筋活動に大きな乖離がある場合は，OKCとCKCの違いによる影響を検討する．また，筋の収縮様式として正作用と逆作用も同時に分析し，理

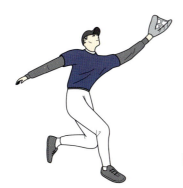

**図16　定位と安定性**
ボールをとるために安定性よりも定位を優先している

開放性運動連鎖　　　　　　　　閉鎖性運動連鎖

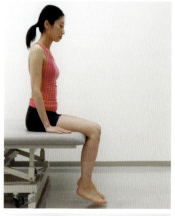
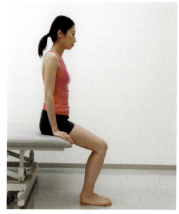
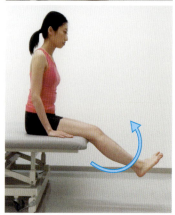
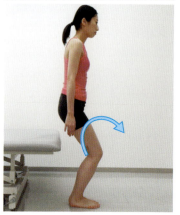

【膝関節伸展運動】
・近位部（大腿）：固定
・遠位部（下腿）：運動

【膝関節伸展運動】
・近位部（大腿）：運動
・遠位部（下腿）：固定

図17　開放性運動連鎖（OKC）と閉鎖性運動連鎖（CKC）

学療法・作業療法の実施につながる姿勢・動作分析を行う．このように「開放性運動連鎖と閉鎖性運動連鎖」での違いを確認していくことが理学療法・作業療法を進めていくうえで，重要な姿勢・動作分析の視点となる．

### 7）全体と部分

　見た目上，もっとも問題となっている関節といった木だけをみるだけではなく，そこから波及している隣接関節，さらには全身といった森もみる．そして，対象者を取り巻く背景因子として姿勢・動作をしている環境や体調といった森の周りの環境や天候なども含めて，対象者の姿勢・動作を多角的に分析していく．ある関節にアプローチを行った効果を確認する際は，その部分が全体にどのような影響を及ぼしたかを確認する必要がある．このように「全体と部分」の関係性を確認していくことが理学療法・作業療法を進めていくうえで，重要な姿勢・動作分析の視点となる．

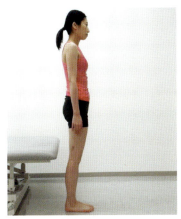

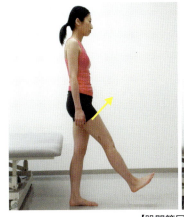
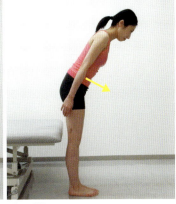

【股関節屈曲運動】
・正運動：筋の短縮で停止部が運動
・逆運動：筋の短縮で起始部が運動

図18　正運動と逆運動

## 8）筋トーヌスと関節可動域（図19）

　筋トーヌス（muscle tonus；筋緊張）とは筋を他動的に動かした際の抵抗であり，安静時の筋収縮状態を示すとされる．臨床的には，安静時筋トーヌスだけではなく，姿勢時筋トーヌス，運動時筋トーヌスに分類されることが多い．姿勢時筋トーヌスは，理学療法学・作業療法学で用いられている独自の用語であり，筋トーヌスに姿勢を保持するための持続的筋収縮を含んだものとされる．

　筋トーヌスとは停車中の車のアイドリングのようなものであり，速やかに適切な量で加速，走り出すためには適切なアイドリング状態であるべきである．アイドリングが低回転な場合はエンストを起こし，高回転な場合は急発進してしまう．つまり安静時および姿勢時筋トーヌスが適切でない状態では，運動がスムーズとならない．よって，姿勢・動作分析では安静時・姿勢時・運動時筋トーヌスがそれぞれ姿勢の違い，動作への波及を分析していくこととなる．

　他動運動に対して過度な抵抗を呈する場合を筋トーヌス亢進（hypertonia）といい，これには速いほど抵抗を示し，ジャックナイフ現象を特徴とする痙縮（spasticy），そして全方向で同一抵抗を示し，鉛管様現象や歯車様現象を呈する固縮（rigidity）があげられる．一方，

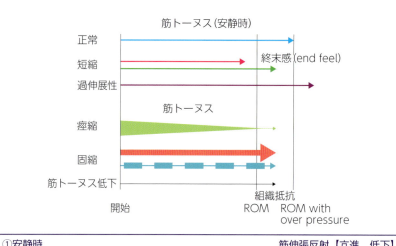

| ①安静時 | 筋伸張反射【亢進，低下】 |
|---|---|
| 被動性…運動方向毎【亢進，低下】mAS | クローヌス【出現，消失】 |
| 懸振性…運動方向毎【亢進，低下】 | |
| mAS…0：抵抗なし，1：可動域の終わりに少しの抵抗，1+：残1/2以下で少しの抵抗，2：全可動域で抵抗も屈曲可能，3：他動運動困難，4：固まっている | |
| ②姿勢時（postural tonus）…筋トーヌスと持続的筋収縮を含んだもの | |
| セッティング…時間をかけないと困難 | →【筋トーヌス亢進】 |
| セッティング…時間は必要ないがすぐに戻る | →【筋トーヌス低下】 |
| 背臥位，座位，立位 | |
| ③運動時…誘導して追従すれば正常 | |
| 誘導…抵抗的；さらに過緊張となる | →【筋トーヌス亢進】 |
| 誘導…依存的；他で代償の過緊張を起こしうる | →【筋トーヌス低下】 |
| 寝返り，起き上がり，立ち上がり，歩行 | |

図19 異常筋緊張の考え方
mAS：modified Ashworth scale

他動運動に対する抵抗が減弱・消失している場合を筋トーヌス低下（hypotonia）という．また，過度な抵抗と抵抗がまったく消失する時期が交互に繰り返される場合をアテトーシス（athetosis）という．なお，筋トーヌス亢進と筋短縮は異なる．また，筋トーヌス低下と過伸展性（hyperextension）は異なることに注意する．姿勢・動作を保証する関節可動域の確認だけではなく，特に動作分析では関節可動域の間の状態を示す運動時筋トーヌスの影響を分析する必要がある．そして解剖・生理学的な知識も駆使し，なぜそのような筋トーヌスが生じているのかを分析していくことが必要である．このように「筋トーヌスとROM」を動作と姿勢で関連付けて確認していくことが理学療法・作業療法を進めていくうえで，重要な姿勢・動作分析の視点となる．

## 9）筋力と筋収縮

筋収縮によって，①起始部と停止部が動かない等尺性運動，②起始部と停止部が近づく求心性運動，③起始部と停止部が離れていきながら筋収縮する遠心性運動が行われる．例えるなら，腕相撲で引き分けの状態が等尺性運動，勝っている運動が求心性運動，負けているけ

ど，頑張っている状態が遠心性運動である．姿勢では等尺性運動，動作では求心性運動と遠心性運動が行われる．ある姿勢から動作が始まり，ある姿勢で動作が終わることから，姿勢保持からの動作開始が難しいのか，または最終姿勢に動作を止めることが難しいのか，つまり求心性運動，遠心性運動，等尺性運動のどの筋収縮が問題となっているのかを検討する必要がある．

　筋力は筋出力の一つであり，筋出力には①等尺性運動のように速度が生じていない筋力，②速度が生じている筋パワー，③耐久性としての筋持久力の3つに分けられる[12]．よって本来，動作では求心性運動や遠心性運動による筋パワー，姿勢では筋力，動作の繰り返しでは動的筋持久力，姿勢の保持では静的筋持久力と分けて筋出力の問題を討議すべきとなる．

　姿勢保持はもちろんのこと，基本動作においても筋力がどれほど必要かというと，筋電図学的な筋活動量の検討結果からは高い値を必要としていないことがわかる．しかし，筋出力が低下している状態では，姿勢・動作における必要量が大きくなるため，相対的な筋出力が低下していることが問題となる．

　また，片麻痺などで筋出力低下と表現することがみられるが，これは筋原性要因によるもの以上に神経性要因の筋力低下，つまり運動単位の動員，頻度，同期化の問題として捉えるべきである．また，そもそもこのような場合は病的な共同運動に支配されていることが問題であったり，拮抗筋の異常筋トーヌスによって関節運動が妨げられていることが多い．つまり，筋力低下には筋そのものに起因する筋原性筋力低下，軸索変性などによる神経原性筋力低下，運動単位に起因する神経性要因の筋力低下に分けて考える必要がある．また他にも，廃用性・不動性・加齢性・過用性の筋力低下があげられる．

### 10）感覚と痛み

　痛みがあると動作は難しくなる．また，動作が理念型から逸脱していると身体のどこかにストレスが加わり，痛みが生じうる．よって，姿勢・動作分析では痛みの状態や変化にも注意を配る必要がある．痛みには急性痛と慢性痛があるが，姿勢・動作分析では特に慢性痛に関しては，その異常動作が慢性痛を引き起こしているのか，それとも慢性痛が異常動作を引き起こしているのか検討する必要がある．生理食塩水を用いた疑似疼痛の研究結果からは，痛みが筋活動の異常性を発生させることがわかっている．よって，痛みを有する対象者では，まず痛みを軽減していくことが重要となるため，姿勢・動作分析では痛みの評価も併せて行うことを忘れてはならない．

　感覚については，例えば長時間の正座の後では，いくら関節可動域や筋力があって健康な状態でもうまく歩けない．つまり，姿勢・動作には痛みのみならず，さまざまな感覚情報からのフィードバックが姿勢と動作に影響してくる．

### 11）入力と出力

　先に述べた感覚としての入力情報と筋出力としての出力情報が適応していくことで，姿勢・動作は効率性が向上する．

### 12）協調性

　運動の協調性とは，正確かつ円滑に運動できることであり，すべての動作の問題は結局の

ところ協調性の低下に起因するともいえる．協調性は，タイミング・方向・程度の3要素から成り立つ．そして，この協調性の低下は運動麻痺によるもの，不随意運動によるもの，運動失調に分けられる．

### 13）制御と調整

姿勢制御と姿勢調整は異なる．これから行う運動が予測できる場合は，あらかじめ姿勢制御し，予想に反した運動となった時には姿勢制御のみならず姿勢調整が必要となる．短距離走で「位置について，ヨーイ」の状態では，補足運動野が活動し，これから走る準備を行う．「ドン」の段階で運動野が活動し，皮質脊髄路を中心とした随意運動が行われる．走り出してから障害物があった場合は，転倒しないためにジャンプしたほうがよいという過去の経験に基づくフィードフォワード（feedforward）が働き，姿勢制御を始める．そして実際に跳んでみて，それが十分に跳んだかどうかをフィードバック（feedback）して姿勢調整していく．これを何回か繰り返すと自然と，いわゆる身体が運動を覚えだして自律した運動となっていく．歩行を基本動作として動作分析した時には，足関節が背屈していた対象者が，トレーニングルームを出たとたんに足関節の背屈が低下しているのは，起居動作としての歩行での足関節の背屈は，まだ自律運動となっていないということである．

### 14）運動技能

Johnson[4]は，運動技能を①フォーム（form），②正確性（accuracy），③速さ（speed），④適応性（adaptability）の4要素に分けて検討している．運動技能の向上には，この順番でトレーニングしていくことがよいとされる．そのため，姿勢・動作分析で①のフォームを評価し，そこにアプローチすることは重要となる．しかし，対象者がおかれている状況によっては，②～④を優先することが望まれることも多い．よって，姿勢・動作分析では医療面接における主訴，ニーズ，ディマンドを確認し，①～④のどこにアプローチすべきか，それに必要となる分析をしていく必要がある．以前，片麻痺の寝返り動作で足関節底屈筋群の筋緊張異常が一番の問題だと語ったセラピストがいたが，果たしてそれは医療面接をしたうえでのコメントであろうか．本書での動画による動作分析では，医療面接結果がない状態での分析となっているが，実際の臨床では，さらに一歩進めた医療面接による主訴，ニーズ，ディマンドを念頭においた姿勢・動作分析をしていかないと，対象者を無視したセラピストの一人よがりで自己満足なセラピストのための評価になってしまうため注意する必要がある．

### 文　献

1) 中村隆一，他：基礎運動学 第6版．2003，pp287-312
2) 内野善生，他：姿勢調節の基礎．奈良　勲，他（編）：姿勢調節障害の理学療法．医歯薬出版，2004，pp45-105
3) 内山　靖：検査・測定の進めかた．奈良　勲，他（編）：図解理学療法検査・測定ガイド 第2版．文光堂，2011，pp8-13
4) Johnson HW：Skill＝Speed×accuracy×forMX adaptability. *Perceptual and Motor Skills* **13**：163-170，1961

# II 姿勢・動作とは

## ● 背臥位（図1）

### 1．定　義

　背臥位（supine）とは，上肢・下肢ともに伸展し，背部を地につけ臥床させた，いわゆる仰向けに寝た姿勢のことである．支持基底面が広く，重心位置の低い，安定した姿勢である．背臥位では，第2仙椎に重心があるため，仙骨部の褥瘡は頻度が高い．

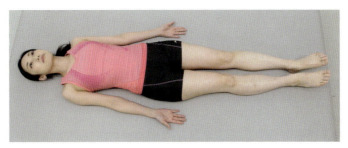

図1　背臥位

### 2．部位別における動作の要素（Key factor：表1）

　健常者における背臥位での関節可動域は，そのほとんどが中間位をとり，筋活動は最も少ない状態である．逆に中枢性疾患では筋緊張の異常，運動器疾患では疼痛における回避姿勢，内部疾患では心肺機能へのストレス回避といった，これらの影響を受けた姿勢をとりやすい．

### 3．姿勢観察のポイント

　左右の対称性を確認する．背臥位では最も筋緊張が低くなるため，関節可動域や筋伸張反射などを検査することが多い．筋緊張の異常が重度である場合は，この姿勢の段階で理念型から逸脱していることが多い．
　左右の非対称性がみられた場合は，まずは対象者自身で左右対称となるように修正してもらい，次に他動的に検者が対称性へと誘導する．これらの随意能力を確認し，形態計測，関節可動域測定，筋緊張検査，疼痛検査，高次能検査を実施して，その原因を追究する．片麻痺などでは非患側への寝返り，起き上がりの習慣化により非患側へ体幹が側屈していること

表1 背臥位での部位別における動作の要素 (Key factor)

| 部 位 | 理念型 | 有疾患者でみられる型 |
|---|---|---|
| 頭頸部 | 中間位 | 屈曲位, 側屈位, 回旋位 |
| 肩甲帯 | 中間位 | 前方突出位, 後退位, 挙上位, 下制位 |
| 肩関節 | 中間位 | 屈曲位, 外転位, 内旋位 |
| 肘関節 | 中間位 | 屈曲位 |
| 手関節 | 中間位 | 掌屈位 |
| 手指関節 | 中間位 | 屈曲位 |
| 体 幹 | 中間位 | 屈曲位, 側屈位, 回旋位 |
| 骨 盤 | 中間位 | 後傾位 |
| 股関節 | 中間位 | 屈曲位, 外旋位 |
| 膝関節 | 中間位 | 屈曲位 |
| 足関節 | 中間位 | 底屈位 |
| 足趾関節 | 中間位 | 底屈位 |

が多い．また，腰痛を呈する場合は，膝立て背臥位（crook lying）での痛みの変化も併せて確認するとよい．

日常生活活動の起居動作としては，枕で頭部を支えている背臥位の確認も行う．起居動作としての寝返りであれば，そこから頭部を枕上で移動させる寝返りと頭部の位置を枕上で変化させない寝返りがあるためである．また，パーキンソン病などの頭頸部が屈曲位を呈している症例では，枕がない背臥位の確認と痛みや時間経過での変化の確認が重要となる．

## ● 寝返り（図2）

### 1. 定 義

寝返り（rolling, roll over）とは，背臥位から腹臥位，逆に腹臥位から背臥位に体位を変換する動作である．特に起き上がりや立ち上がりなどの基本動作や歩行などに必要となる運動要素を多く含んでいる．寝返りは支持基底面が広く，重心が低い，物理的に安定した背臥位という姿勢から側臥位という不安定な姿勢に変化し，また安定した状態である腹臥位となる移行運動である．

### 2. チェックポイント

❶開始姿勢の特徴：背臥位での左右対称性，頸部の自由度を確認する．
❷運動の開始部位：頸部・上肢・下肢のどこから開始したか，または丸太様かを確認する．
❸運動移行の特徴：表2に示す．
❹終了姿勢の特徴：腹臥位．

第Ⅱ章 姿勢・動作とは

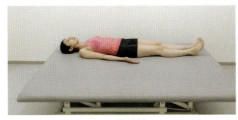

a．背臥位　　　　　　　　　　e．寝返り側への下部体幹回旋

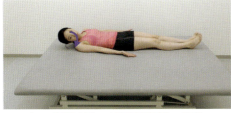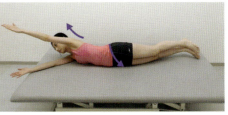

b．寝返り側への頭頸部屈曲・回旋　　f．骨盤帯前方突出（特に寝返り逆側）

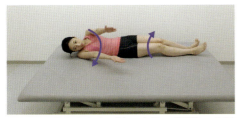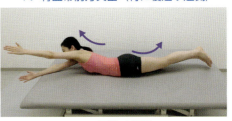

c．肩甲帯前方突出（特に寝返り逆側），上肢屈曲　　g．下肢の運動

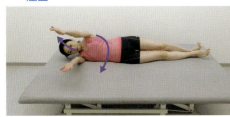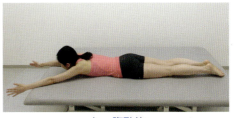

d．寝返り側への上部体幹回旋　　　　h．腹臥位

図2　屈曲・回旋パターンでの寝返り

表2　運動移行の特徴

| 屈曲相：背臥位から側臥位まで | |
|---|---|
| 必要となる要素 | 有疾患でみられる現象 |
| ❶頸部の回旋と屈曲 | 不十分 |
| ❷肩関節の屈曲と肩甲帯の前方突出 | 肩甲帯の後退 |
| ❸体幹の回旋 | 分節的回旋がない |
| ❹股関節・膝関節の屈曲 | 不足または過剰，タイミングの不一致，股関節・膝関節の伸展 |
| 伸展相：側臥位から腹臥位まで | |
| 必要となる要素 | 有疾患者でみられる現象 |
| ❶頸部の回旋と伸展 | 不十分 |
| ❷体幹の伸展 | 不十分 |
| ❸骨盤の前方突出 | 後退 |
| ❹股関節・膝関節の伸展 | 不十分，タイミングの不一致 |

## 3．動作パターン

### 1）屈曲・回旋パターンでの寝返り（図2）
❶寝返り側への頭頸部の屈曲・回旋から運動を開始する（図2b）．
❷肩甲帯前方突出（特に寝返り逆側），上肢屈曲：❶による立ち直り反応（図2c）．
❸寝返り側への上部体幹の回旋：❷による立ち直り反応（図2d）．
❹寝返り側への下部体幹の回旋：❸によるの立ち直り反応（図2e）．
❺骨盤帯の前方突出（特に寝返り逆側）：❹による立ち直り反応（図2f）．
❻下肢の運動：❺による立ち直り反応（図2g）．

　屈曲・回旋パターンでの寝返りは，寝返り側への頸部からの立ち直り反応が頭尾方向へ波及し，分節的な体軸内回旋運動が行われることでスムーズな動作が可能となっている．

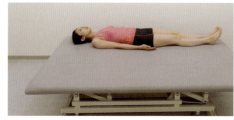

a．背臥位

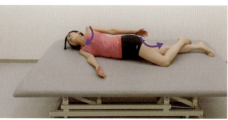

e．寝返り逆側の肩甲帯前方突出

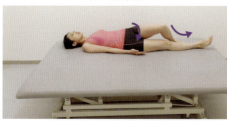

b．寝返り逆側の下肢伸展や骨盤帯前方突出

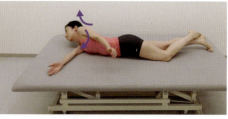

f．寝返り逆側の上肢屈曲

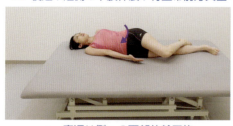

c．寝返り側への下部体幹回旋

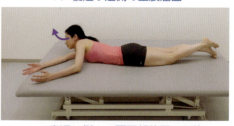

g．寝返り側への頭頸部伸展・回旋

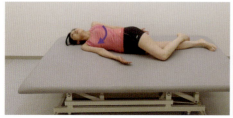

d．寝返り側への上部体幹回旋

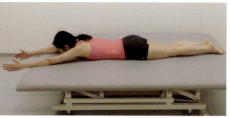

h．腹臥位

図3　伸展・回旋パターンでの寝返り

## 2）伸展・回旋パターンでの寝返り（図3）

❶寝返り逆側の下肢伸展や骨盤帯前方突出から運動を開始する（図3b）．
❷寝返り側への下部体幹の回旋：❶による立ち直り反応（図3c）．
❸寝返り側への上部体幹の回旋：❷による立ち直り反応（図3d）．
❹寝返り逆側の肩甲帯の前方突出：❸による立ち直り反応（図3e）．
❺寝返り逆側の上肢屈曲：❹による立ち直り反応（図3f）．
❻寝返り側への頭頸部の伸展・回旋：❺による立ち直り反応（図3g）．

伸展・回旋パターンでの寝返りは，体幹からの立ち直り反応が尾側から頭側方向へ波及し，分節的な体軸内回旋運動が行われることでスムーズな動作が可能となっている．

## 4．動作の相分け（図4）

❶屈曲相：背臥位から側臥位までを指す（体幹屈筋群と回旋筋群の求心性運動）．
❷伸展相：側臥位から腹臥位までを指す（体幹伸筋群と回旋筋群の遠心性運動）．

屈曲相は屈曲筋群が働き，伸展相は伸展筋群が働くが，低い発達段階の動作のため，健常成人は自由度の高い多様な動作パターンが実施可能である．有疾患者においては，背臥位から側臥位までの寝返りで頭頸部・体幹・骨盤帯の回旋や肩甲帯の前方突出が起こらず，いわゆる丸太様で一塊（en bloc）となった回転や，頭尾方向の屈曲・回旋パターンでの寝返りが崩れ，むしろ力強い下肢・骨盤帯を力源とした寝返り逆側の下肢伸展や骨盤帯前方突出から運動を開始し，その力を頭部方向に波及させる伸展・回旋パターンをとることが多い．

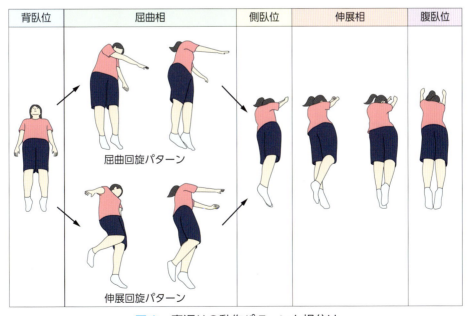

図4　寝返りの動作パターンと相分け

## 5．部位別における動作の要素（Key factor）

頭頸部の屈曲・回旋，肩甲帯の前方突出とリーチ，体軸内回旋運動，これらの要素をつなげる立ち直り反応（righting reaction）の連鎖がみられる．これらの要素が，不十分・過剰・不適切なタイミングでの運動になると寝返りが困難となる．

### 1）頭頸部の屈曲・回旋

寝返り側への頭頸部の屈曲・回旋，これがまず大切となる．これにより腹筋群や股関節屈筋群の筋緊張を高め，屈曲・回旋パターンでの寝返り動作が可能となる．しかし，頭頸部の屈曲・回旋筋群の筋活動はわずかであり，強力な筋力を要するわけではない．そこで頭頸部の動きの自由度を阻害する因子が生じていないかを確認する．また，腹筋群や股関節屈筋群も起き上がり動作ではないため，筋力よりも頭尾方向への体節のつながりを連結していくための筋活動が筋緊張として高まり，むしろ過剰努力となっていないかを確認する．

脳血管障害や脳性麻痺などでは頸部筋の過剰な筋活動や筋緊張の異常および緊張性迷路反射など姿勢反射の影響，パーキンソン病や頸部固定術後では頸部の回旋制限などによって頭頸部の屈曲・回旋が不十分となりうる．また，パーキンソン病では頸部の過剰屈曲により，頭部が浮いている場合も多くみられる（図5）．

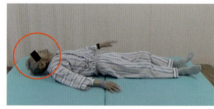
a．枕のない基本動作では頭頸部の屈曲・回旋が不十分

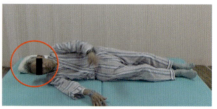
b．枕使用の起居動作では頭頸部の屈曲・回旋は可能

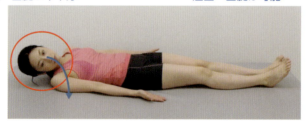
c．理念型

図5　頭頸部の屈曲・回旋が不十分な例

### 2）肩甲帯の前方突出とリーチ

重心を寝返り側へ移動するために，寝返り逆側の肩甲帯の前方突出とリーチが必要となる．また，両側肩甲帯を前方突出させることで，肩甲骨を体幹に引きつけ，肩甲帯と体幹の塊を楕円状から円状の筒にすること（頭上側からみた場合）で寝返りやすくなる．この時の寝返り側の前鋸筋と大胸筋は，逆作用（リバーサルアクション）として体幹が元に戻らないように制御している．

脳血管障害や脳性麻痺では，運動麻痺や関節可動域制限，身体失認，病的共同運動や非患側の過剰努力による連合反応としての寝返り逆側の上肢屈筋共同運動の出現や頸部の回旋による非対称性頸反射の出現，パーキンソン病による胸郭の可動性低下にも起因する上肢の関節可動域制限，頸髄損傷による上肢伸展能力の低下，肩関節疾患による肩甲骨および肩甲骨上腕リズムの異常，さらには他の要因で寝返りが困難な状態において，上肢でベッド柵を引くことによる寝返り逆側の肩甲帯後退の過剰な出現などによって，寝返り逆側の肩甲帯前方突出が不十分となりうる（図6）．

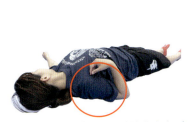
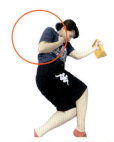

a．寝返り逆側の肩甲帯前方突出が不十分　　b．寝返り逆側のリーチが不十分　　c．寝返り逆側の連合反応

図6　肩甲帯の前方突出とリーチが不十分な例

### 3）体軸内回旋運動

　肩甲帯と骨盤帯との間で体幹を十分に回旋させる体軸内回旋運動は，立ち直り反応を誘発するうえで重要である．屈曲・回旋パターンの寝返りでは頭尾方向へ，伸展・回旋パターンの寝返りでは尾側から頭側方向へ回旋運動が波及していく．

　脳血管障害などにおいては，患側下肢の下に非患側下肢を入れて寝返る動作は，骨盤から下肢の誘導という点では有益な手法となるが，このスムーズな頭尾方向への体軸内回旋運動の波及が，先に固定されて止められていることで，より頭頸部と上部体幹の過剰な回旋を要することもある．なお，脳血管障害や脳性麻痺による姿勢反射や筋緊張異常，頸髄損傷やパーキンソン病，腰部固定術後による胸郭・脊椎の可動性低下などでは体軸内回旋運動が不十分となる．

### 4）頭頸部の屈曲・回旋から体軸内回旋運動をつなげる立ち直り反応の連鎖

　立ち直り反応は，①頸部から起こり体幹に作用，②迷路から起こり頭部に作用，③体幹から起こり頭部・体幹に作用，④眼から起こり頭部に作用するものの4つに分けられる．寝返りでは，寝返り方向へ眼を向けたことで頭部回旋に作用し，肩甲帯前方突出と上部体幹回旋，下部体幹回旋，骨盤・下肢へと作用していく．つまり，立ち直り反応の連鎖が必要な要素であり，これらは「頭頸部の屈曲・回旋から体軸内回旋運動」をつなぎ合わせるものである．なお，脳血管障害，パーキンソン病，脳性麻痺などでは立ち直り反応が不十分となりうる．

## 6．活動制限と機能的制限の評価

　活動制限（activity limitation）の評価として日常生活活動（ADL：activities of daily living），起居動作を動作分析する場合は，枕から頭部が移動しないその場寝返りと，枕から頭部が移動する移動寝返りの動作能力の違いも確認する必要がある．これは寝返り側の肩甲帯前方突出の能力の差が要因として考えられる．

　機能的制限（functional limitation）の評価としては trunk control test（TCT）[1]があり，これは寝返り，起き上がり，座位の保持能力から体幹機能を段階づけする評価法である（表3）．

### 表3　trunk control test（TCT）

T1：患側（筋力の弱い）への寝返り
T2：健側（筋力の強い）への寝返り（背臥位から患側上肢・下肢を持ち上げて行う）
T3：背臥位からの起き上がり（背臥位から上肢を用いて押すか引く）
T4：端座位におけるバランス（ベッドの端に座り，両足を床から離して30秒間バランスを保持）

　0点：自力では不可能
12点：可能であるが，力を要しない介助のみ必要
25点：正常な方法で可能

T1〜4の合計得点を trunk score とする
T1：健側上肢によりベッドを押したり，引いたりすることは許可
T2：健側の上下肢で介助した場合には12点
T3：支柱や紐，あるいはシーツなどを引っ張って行った場合には12点
T4：姿勢を保持するために両手を何かに触れなくてはならない場合には12点
　　どのような方法でも30秒間保持できない場合には0点

# 起き上がり（図7）

## 1．定　義

　起き上がり（sit up）とは，背臥位から on elbow，on hand，長座位に体位を変換する動作である．支持基底面および重心の位置，いずれも大きく変化し，抗重力位姿勢となるため，頭頸部・体幹の立ち直り反応が必要となる．起居動作としては，端座位を最終姿勢とすることが多いため，動作分析としても ADL につなげるために端座位を最終姿勢とすることもある．

## 2．チェックポイント

❶開始姿勢の特徴：背臥位での左右対称性，頸部の自由度を確認する．
❷運動の開始部位：頸部・上肢・下肢のどこから開始したか，または丸太様かを確認する．
❸運動移行の特徴：表4に示す．
❹終了姿勢の特徴：長座位．

第Ⅱ章　姿勢・動作とは

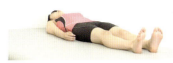
a．背臥位

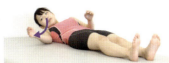
b．頭頸部の屈曲・回旋

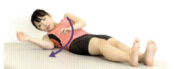
c．肩甲帯の前方突出

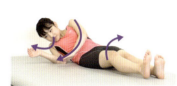
d．体幹の体軸内回旋

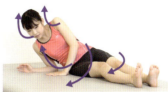
e．on elbow（頭頸部・体幹の立ち直り，骨盤帯の前方突出）

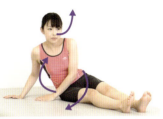
f．on elbow から肘関節の伸展（頭頸部・体幹の立ち直り，骨盤帯の前方突出）

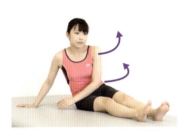
g．肩甲帯・骨盤帯の後退

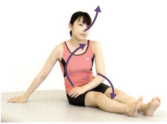
h．on hand（頭頸部・体幹の立ち直り，骨盤帯の下制）

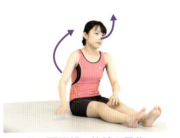
i．頭頸部・体幹の屈曲

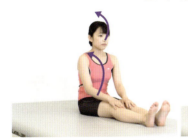
j．頭頸部・体幹の伸展

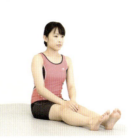
k．長座位

図7　起き上がり

## 3．動作パターン─背臥位→on elbow→on hand→長座位パターン

❶起き上がり側への頭頸部の屈曲・回旋から運動を開始する（図7b）．
❷肩甲帯の前方突出（特に起き上がり逆側），上肢の屈曲：❶による立ち直り反応（図7c）．
❸起き上がり側への上部体幹回旋：❷による立ち直り反応（図7d）．

表4　運動移行の特徴

| 屈曲相：背臥位から on elbow まで | |
|---|---|
| 必要な要素 | 有疾患者でみられる現象 |
| ❶頸部の回旋・屈曲・側屈 | 不十分 |
| ❷肩関節の屈曲と肩甲帯の前方突出 | 肩甲帯後退 |
| ❸肘関節の屈曲 | 不十分または過剰 |
| ❹体幹の回旋・屈曲・側屈 | 分節的回旋がない |
| ❺股関節・膝関節の屈曲 | 不十分または過剰，タイミングの不一致，股関節・膝関節の過剰な屈曲 |

| 伸展相：on elbow から on hand まで | |
|---|---|
| 必要な要素 | 有疾患者でみられる現象 |
| ❶頸部の回旋・伸展・側屈 | 不十分 |
| ❷肘関節の伸展 | 不十分または過剰 |
| ❸体幹の回旋・伸展・側屈 | 分節的な回旋がない |
| ❹骨盤の下制 | 不十分，タイミングの不一致 |

❹on elbow（頭頸部・体幹の立ち直り，骨盤帯の前方突出）：❸によるの立ち直り反応（図7e）．
❺on elbow からの肘関節の伸展（図7f）．
❻肩甲帯・骨盤帯の後退：❺による立ち直り反応（図7g）．
❼on hand（頭頸部・体幹の立ち直り，骨盤帯の下制）：❻による立ち直り反応（図7h）．
❽on hand からの上肢屈曲．
❾頭頸部・体幹の屈曲（図7i）．
❿頭頸部・体幹の伸展：❾による立ち直り反応（図7j）．

起き上がり頸部からの立ち直り反応が頭尾方向へ波及し，分節的な体軸内回旋運動が行われることでスムーズな動作が可能となっている．

## 4．動作の相分け

❶屈曲相：背臥位から on elbow までを指す（頭頸部・体幹の屈筋群と回旋筋群の求心性運動）．
❷伸展相：on elbow から on hand，長座位までを指す（頭頸部・体幹の伸筋群と回旋筋群の求心性運動と体幹屈筋群の遠心性運動）．

屈曲相は頭頸部・体幹屈筋群が働き，伸展相は頭頸部・体幹伸筋群が働くが，伸展相では特に体幹の伸筋群と屈筋群の協調的な運動が求められる．起居動作としては，①体幹を回旋させずに体幹の屈曲での起き上がり，②両下肢を屈曲させた反動での起き上がり，③ベッド端から両下肢を出して，その重みを利用した起き上がり，④側臥位を経た起き上がりなど，多種多様な手法が観察される．そのため，基本動作の動作分析としては on elbow から on hand を経た起き上がりを確認する．

有疾患者においては背臥位から側臥位まで寝返り，そこでいったん止まってから両上肢でベッドを押しながら起き上がってくるケースがよく観察される．背臥位から on elbow への移行には，頭頸部・体幹の回旋や肩甲帯の前方突出が必要となるが，これが難しいため，体

軸内回旋運動がない，いわゆる丸太様で一塊（en bloc）となった回転で寝返り，そこから両上肢の力や下肢の重みを力源とした起き上がりをとることが多い．

## 5．部位別における動作の要素（Key factor）

頭頸部の屈曲・回旋，肩甲帯の前方突出とリーチ，体軸内回旋運動，これらの要素をつなげる立ち直り反応（righting reaction）の連鎖がみられる．つまり，支持基底面と重心の位置が大きく変化していくため，これらの要素が不十分，過剰，不適切なタイミングでの運動になると起き上がりが困難となる．

### 1）頭頸部の屈曲・回旋

起き上がり側への頭頸部の屈曲・回旋が，まずは大切となるが，頭頸部の屈曲筋群・回旋筋群の筋活動はわずかであり，強力な筋力を要するわけではない．頭頸部の動きの自由度を阻害する因子が生じていないかを確認する．頭頸部の屈曲の要素が弱く，回旋だけがみられ，on elbow に移行できずにそのまま寝返り，側臥位からの起き上がりを試みるケースが多くみられる．

脳血管障害や脳性麻痺などでは，頸部筋の過剰な筋活動や筋緊張の異常，および緊張性迷路反射など姿勢反射の影響，パーキンソン病や頸部固定術後では頸部の回旋制限などによって頭頸部の屈曲・回旋が不十分となりうる（図8）．また，パーキンソン病では頸部の過剰屈曲により，頭部が浮いている場合も多くみられる．

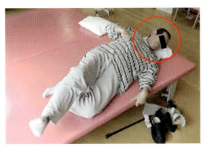
a．頭頸部の屈曲が不十分

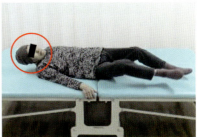
b．頭頸部の回旋が不十分

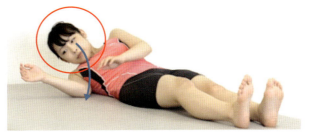
c．理念型

図8 頭頸部の屈曲・回旋が不十分な例

## 2）肩甲帯の前方突出とリーチ

　重心を on elbow 側に移動するためには，on elbow と逆側の肩甲帯の前方突出とリーチが必要となる．脳血管障害や脳性麻痺では，運動麻痺や関節可動域制限，身体失認，病的共同運動や非患側の過剰努力による連合反応としての寝返り，逆側の上肢屈筋共同運動の出現や頸部の回旋による非対称性頸反射の出現，パーキンソン病による胸郭の可動性低下にも起因する上肢の関節可動域制限，頸髄損傷による上肢伸展能力の低下，肩関節疾患による肩甲骨および肩甲骨上腕リズムの異常，さらに他の要因で起き上がりが困難な状態において上肢でベッド端を握ることによる起き上がり，逆側の肩甲帯後退の過剰な出現などによっての起き上がり，逆側の肩甲帯前方突出の不十分がみられる（図9）．

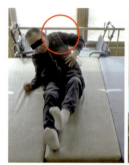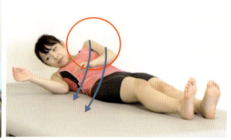

a．肩甲帯前方突出の不十分　　b．リーチが不十分　　c．理念型

図9　肩甲帯の前方突出とリーチが不十分な例

## 3）体軸内回旋運動

　背臥位から on elbow，on elbow から on hand の移行における体軸内回旋運動は，立ち直り反応を誘発するうえで重要である．脳血管障害や脳性麻痺による姿勢反射や筋緊張異常，頸髄損傷やパーキンソン病，腰部固定術後による胸郭・脊椎の可動性低下などでは，体軸内回旋運動が不十分となる．そのため，寝返りの側臥位からベッド端から下肢を出して起き上がるケースがみられる（図10）．

## 4）頭頸部の屈曲・回旋から体軸内回旋運動をつなげる立ち直り反応の連鎖

　立ち直り反応は，①頸部から起こり体幹に作用，②迷路から起こり頭部に作用，③体幹から起こり頭部・体幹に作用，④眼から起こり頭部に作用するものの4つに分けられる．起き上がりでは，起き上がり方向へ眼を向けたことで頭部の回旋に作用し，肩甲帯の前方突出と上部体幹の回旋，下部体幹の回旋，骨盤・下肢へと作用していく．そして，長座位では骨盤が下制し，動作が終了する．起き上がり動作は，背臥位から垂直位に姿勢が変化する動作であるため，立ち直り反応の連鎖は重要な要素であり，これらは，「頭頸部の屈曲・回旋から体軸内回旋運動」をつなぎ合わせるものである．なお，脳血管障害，パーキンソン病，脳性麻痺などでは立ち直り反応が不十分となりうる．

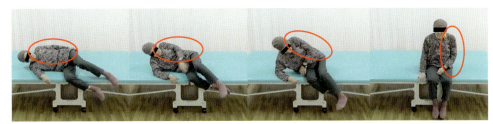

a．体軸内回旋運動が不十分

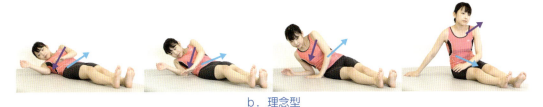

b．理念型

図10　体軸内回旋運動が不十分な例

## 6．活動制限と機能的制限の評価

活動制限の評価として ADL および起居動作を動作分析する場合は，枕を用いた起き上がりや柵を用いた起き上がり，最終姿勢を端座位と長座位とした場合の比較も確認する必要があり，頭頸部および体幹屈曲回旋能力の差が動作能力の差を起こす要因として考えられる．

機能的制限の評価としては，trunk control test（TCT）[1]は寝返りおよび起き上がり，座位保持能力から体幹機能を段階づけする評価法である．

# ●座　位（図11）

## 1．定　義

座位（sitting）には，椅子座位，端座位，長座位，正座，横座り，割座などがある．椅子座位は背もたれのある座位，端座位はベッドなどから足を下した座位である．重心は低いが，重心線の位置は支持基底面の後縁に片寄る．

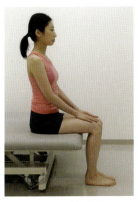

図11　端座位

## 2．部位別における動作の要素（Key factor：表5）

　股関節と膝関節が屈曲位で股関節の関節可動域には，骨盤の前傾・後傾が関係する．骨盤の前傾・後傾は脊柱と関係し，骨盤を中間位として体幹を直立した座位を upright sitting，骨盤を後傾させ体幹を脱力した座位を slump sitting という（図12）．矢状面で上前腸骨棘と上後腸骨棘の高さが同一の場合を骨盤中間位，上後腸骨棘が高い状態を骨盤前傾位，上前腸骨棘が高い状態を骨盤後傾位とする．slump sitting よりも upright sitting のほうが体幹伸展筋群の筋活動を2～3倍認めるが，その活動量は 10% MVC（maximum voluntary contraction）程度で高値ではない．しかし，upright の体幹前傾20°位では 20% MVC まで筋活動量は上昇し，腰部筋群の筋血流動態も阻血状態となるため留意が必要となる[2]．また，長時間の upright sitting では腰部の体幹伸展筋群の筋疲労も生じる．有疾患者では骨盤後傾位で slump sitting となっている人が多い．骨盤後傾位に伴う体幹屈曲，頭部伸展，頸部屈曲位で

表5　座位での部位別における動作の要素（key factor）

| 部　位 | 理念型 | 有疾患者でみられる型 |
|---|---|---|
| 頭頸部 | 中間位 | 頭頸部伸展位，頸部屈曲位・側屈位・回旋位 |
| 肩甲帯 | 中間位 | 前方突出位，後退位，挙上位，下制位 |
| 肩関節 | 中間位 | 屈曲位，外転位，内旋位 |
| 肘関節 | 中間位 | 屈曲位 |
| 手関節 | 中間位 | 掌屈位 |
| 手指関節 | 中間位 | 屈曲位 |
| 体　幹 | 中間位 | 屈曲位，前弯過剰位，後弯過剰位，側屈位，回旋位 |
| 骨　盤 | 中間位 | 後傾位，前傾位 |
| 股関節 | 屈曲位 | 外旋位 |
| 膝関節 | 屈曲位 | 伸展位 |
| 足関節 | 中間位 | 底屈位 |
| 足趾関節 | 中間位 | 底屈位 |

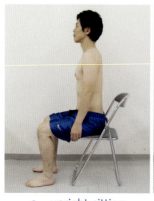 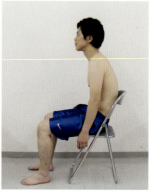

a．upright sitting　　b．slump sitting
図12　upright sitting と slump sitting

顎を突き出した姿勢のケースが多い．前額面は本来，左右対称的であるが有疾患者では非対称性を認めることが多い．

## 3．姿勢観察のポイント

　座位では，矢状面での骨盤位，前額面での左右の対称性を確認する．その理由は，殿部の支持基底面後縁に重心線が位置し，バランス能力が必要とされるため，骨盤後傾位，体幹屈曲位，両股関節外転位として両足底の支持基底面も用いて姿勢保持しようとしているケースが多いからである．

　この姿勢は，立ち上がり動作に必要な骨盤前傾が不十分となりがちである．そのため骨盤後傾位がみられた場合は，まずは対象者自身で骨盤前傾位へ動かして座位姿勢の保持が可能かを確認する．次に，他動的に検者が骨盤の前後傾を誘導し，骨盤前傾位で検者が骨盤を保持した場合の upright sitting を確認する．可能であれば楔状の座面を敷き，骨盤の前後傾位を修正した際の体幹の立ち直り反応を確認する．また，左右の非対称性がみられた場合は，まずは対象者自身で左右対称となるように修正してもらい，次に他動的に検者が対称性を誘導する．座位での重心移動の能力の確認は，褥瘡予防のためにも重要な評価となる．これらの随意能力を確認し，形態計測，関節可動域測定，筋緊張検査，殿部・足底の感覚検査，疼痛検査，高次能検査を実施して，理念型との違いの原因を追究する．なお，軽度の体幹前傾における座位では椎間板圧の増加による腰痛，および脊柱管狭窄症において体幹屈曲での座位による腰痛軽減がみられることがあるため，腰痛症者では座位肢位の違いによる痛みの変化の確認も必要となる．

　ADL の起居動作としては立ち上がりに向けて，車いす座位の確認も行う．なぜならば，起居動作としての立ち上がりは車いす骨盤後傾位からの立ち上がりとなるケースが多いからである．

## 4．機能的制限の評価（図 13）

　機能的制限の評価は，Berg balance scale での座位に関する事項，および座位での前後左右のリーチ動作や離床した座位，足を組んだ座位などにて保持能力を評価する．保持時間は Berg balance scale を指標として 10 秒，30 秒，120 秒間で確認する．

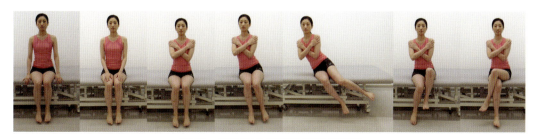

図 13　座位での機能的制限の評価

## ● 立ち上がり（図14）

### 1．定　義

　立ち上がり（stand up）とは，座位から中腰位を経て立位となる動作で起立ともいう．逆に立位から座位へは着座という．重心の矢状面移動に対する姿勢制御は，歩行に必要となる運動要素を多く含む．支持基底面が殿部よりも小さい両足底へ急激に変化し，重心も比較的に低く安定している座位から身長の約55％の高さまで，矢状面をダイナミックに曲線並進運動する動作である．

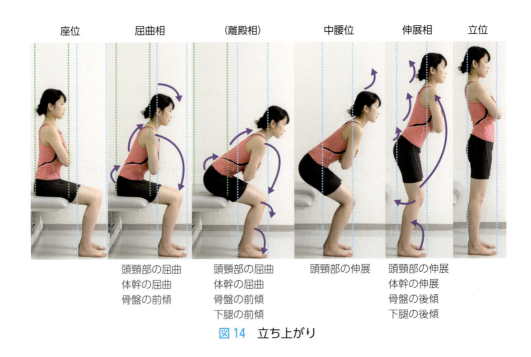

図14　立ち上がり

### 2．チェックポイント

❶開始姿勢の特徴：座位（左右差，坐骨支持・仙骨支持，下腿前傾位）．
❷運動の開始部位：頸部，上肢，体幹，骨盤，下肢．
❸運動移行の特徴：表6に示す．
❹終了姿勢の特徴：立位．

### 3．動作パターン―座位→中腰位→立位パターン

❶頭頸部の屈曲，体幹の屈曲，骨盤の前傾から運動を開始する．
❷殿部離床から中腰位までは，頭頸部および体幹が屈曲，骨盤および下腿が前傾する．
❸中腰位から立位までは，頭頸部および体幹が伸展，骨盤および下腿が後傾する（❷に対する立ち直り反応）．

表6　運動移行の特徴

| 屈曲相：椅座位から中腰位まで | |
|---|---|
| 必要な要素 | 有疾患者でみられる現象 |
| ❶頸部の屈曲（または伸展） | 不十分，過剰，頸部の側屈 |
| ❷上肢 | 上肢の屈曲，肩関節の外転 |
| ❸体幹の前傾 | 不十分，過剰 |
| ❹骨盤の前傾 | 不十分，過剰 |
| ❺股関節・膝関節の屈曲 | 不十分，過剰，タイミングの不一致 |
| ❻足関節の背屈 | 不十分，過剰，タイミングの不一致 |
| 伸展相：中腰位から立位まで | |
| 必要な要素 | 有疾患者でみられる現象 |
| ❶頸部の伸展 | 不十分，過剰，頸部の側屈 |
| ❷上肢 | 上肢の屈曲，上肢外転 |
| ❸体幹の伸展 | 不十分，過剰，体幹の側屈 |
| ❹股関節・膝関節の伸展 | 不十分，過剰，タイミングの不一致 |
| ❺足関節の背屈から中間位 | 不十分，過剰，タイミングの不一致 |

　座位での重心は殿部から両足底の支持基底面上，そして重心は上方へスムーズな曲線並進運動が生じる．座位からの中腰位までは身体前面筋群による求心性運動と後面筋群による遠心性運動，中腰位から立位までは身体後面筋群による求心性運動と前面筋群による遠心性運動が立ち直り反応を伴って協調的に行われる．そのため，各関節の協調性が問われる．つまり，運動のタイミング，方向，程度の3要素が正確かつ円滑に行われる必要がある．

　動作速度がゆっくりで支持基底面上における重心の確実な移動を優先するstabilization strategy（安定性戦略）では，屈曲相での体幹前傾が大きい（図15a）．逆に動作速度が速く重心の上方移動を優先するmomentum strategy（運動量戦略）では，体幹前傾が少ない（図15b）．また，stabilization strategyでは動作がゆっくりとなるが，そのぶん「質量×速度」で示される運動量は少ないため，動作を止めたり，再開したりする姿勢制御がしやすい．momentum strategyでは動作速度が速いため運動量が大きく，動作がいったん始まると動作が止めづらいため姿勢制御が難しい．例えば，機能的制限の評価である30秒椅子立ち上がりテスト（CS-30：30-second chair stand test）ではmomentum strategyを用いるが，姿勢制御能力が低下するとstabilization strategyを用いることが多い．つまり，姿勢制御能力が高いほど体幹前傾が少なく，姿勢制御能力が低いほど，体幹前傾した立ち上がりのパターンとなる．なお，着座や起居動作としての起立ではstabilization strategyを用いることが多く，着座ではmomentum strategyを用いた場合は急激な動作となることが多い（図15c）．

## 4．動作の相分け

❶屈曲相：座位から中腰位（足関節最大背屈位）までを指す．
❷伸展相：中腰位（足関節最大背屈位）から立位までを指す．

　屈曲相では，頭頸部屈曲，体幹屈曲・前傾，骨盤前傾によって重心を前方へ移動させ，殿部離床とともに下腿の前傾によって相対的に足関節背屈位となり，両足底に重心線を移動し

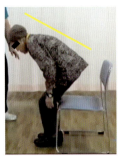 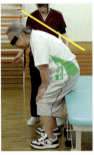 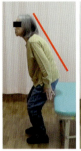 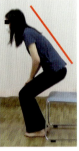

a．stabilazation strategy（体幹前傾し，支持基底面への重心移動優先）　　b．momentum strategy（体幹前傾少なく，上方への重心移動優先）

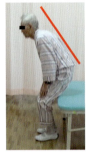 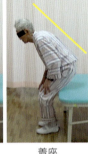 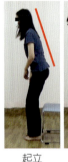 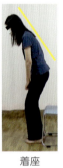 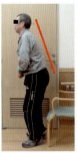 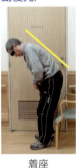 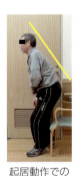

起立　　着座　　起立　　着座　　起立　　着座　　起居動作での起立

c．起立では momentum strategy，着座では stabilization strategy，起居動作では stabilization strategy

**図15**　stabilization strategy（黄）と momentum strategy（赤）

た中腰位となる．伸展相では中腰位からは頭頸部伸展，体幹伸展，骨盤後傾，下腿後傾にて立位姿勢へ移行する．起居動作としては，①視線が下方，②座位での膝関節屈曲が不十分，③両足底の位置が左右非対称的なまま上肢を使用，このような立ち上がりが観察される．そのため基本動作の動作分析としては，視線は前方，膝関節を十分に屈曲，両足底の位置を左右対称として，肩幅程度の開脚，両上肢を使用しない座位からの立ち上がりを確認する．

## 5．部位別における動作の要素（Key factor）

屈曲相での頭頸部屈曲，体幹屈曲・前傾，骨盤前傾，下腿前傾，および伸展相での下腿前傾位後傾運動，骨盤後傾，体幹伸展，頭頸部伸展，これらの要素をつなげる立ち直り反応（righting reaction）の連鎖がみられる．

支持基底面と重心の位置が大きく変化していくため，これらの要素が不十分・過剰・不適切なタイミングでの運動になると立ち上がりが困難となる．

有疾患者では，屈曲相での骨盤前傾が不十分で体幹を過度に屈曲させ，離殿後も下腿の前傾が不十分で膝関節も屈曲が不十分なまま，股関節と体幹を過度に屈曲させた中腰位となり，そこで動作がいったん止まることが多い（図16a）．そして，伸展相での体幹と股関節の伸展が不十分なケースがよく観察される（図16b）．また，伸展相で下腿背面をベッド押しつけ下腿の後傾が過度となっているケースもみられる（図16c, d）．立ち上がり伸展相の最後に，大

殿筋と腰部脊柱起立筋の筋活動が必要となるが，これらの機能が不十分なため骨盤後傾と体幹伸展も不十分となり，最後まで伸展しきれていないことが多い．また，患側への荷重が不十分で，非患側に重心線が偏位した立ち上がりを呈することも多い（図16e〜g）．この時は屈曲相と伸展相のどちらで，また起立と着座のどちらで重心線の偏位傾向が強いかを確認することで，患側の支持機能を考察していくことが可能となる．

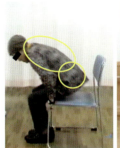
a．屈曲相での骨盤前傾が不十分，過剰な体幹屈曲

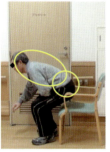
b．伸展相での体幹・下肢伸展が不十分

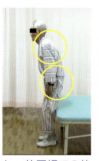
c．屈曲相での下腿前傾が不十分

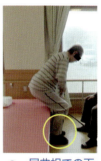
d．伸展相でベッドに押しつけた下腿の過度な後傾

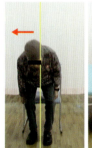
e．屈曲相での非患側偏位

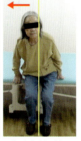

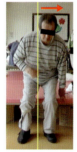
f．伸展相での非患側偏位

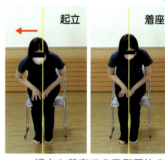
g．起立と着座での患側偏位の違い

図16　特徴的な立ち上がり

### 1）屈曲相での頭頸部屈曲（図17）

屈曲相では重心を殿部から足底面上，つまり前方に移動させるために，下半身に対する上半身の最も遠位に存在する頭部を前方へ移動させて上半身の屈曲モーメントを発生させる．理念型では視線を前方とするため，目からの立ち直り反応にて頭部伸展が屈曲相の早期にみられることもある．

有疾患者では，むしろ立ち上がりを行うために，屈曲相での頭頸部屈曲が過剰となっているケースが多い．また，足底の感覚低下に対する視覚的フィードバックとして，視線下方による頭頸部の過剰な屈曲がみられることもある．逆に屈曲相で体幹屈曲が過剰な場合では，上方への重心移動に向けて頭部の過剰な伸展がみられることもある．

### 2）屈曲相での体幹屈曲と体幹前傾（図18）

理念型の座位がupright sittingであるため，立ち上がりの理念型では座位から屈曲相で体

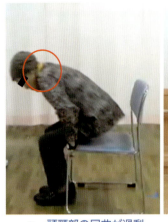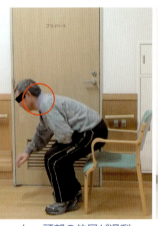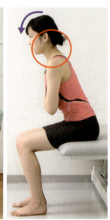

a．頭頸部の屈曲が過剰　　b．頭部の伸展が過剰　　c．理念型

**図17**　頭頸部屈曲が過剰な例

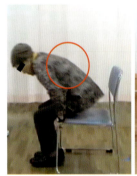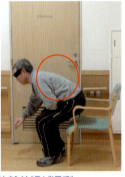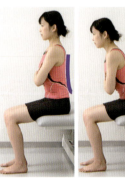

a．体幹屈曲と体幹前傾が過剰　　b．理念型（体幹屈曲はあくまでもごく軽度）

**図18**　体幹屈曲と体幹前傾が過剰な例

幹のごく軽度な屈曲がみられ，体幹を前傾する．このごく軽度な屈曲が有疾患者などでは，stabilization strategy として過剰に体幹を屈曲する場合や骨盤および体幹の前傾が不十分な場合に，体幹の過剰な屈曲と体幹の前傾によって重心を前方に移動させることがみられる．

### 3）屈曲相での骨盤前傾（図19）

　いわゆる脱力した座位である slump sitting では，骨盤が後傾し，支持基底面が広い仙骨支持の安定座位となっているが，立ち上がりという重心のダイナミックな移動に向けては，骨盤を前傾した坐骨支持の座位をとることと，安定性より定位を優先し，体幹の立ち直りがでやすい状態をつくっていくことが必要となる．

　骨盤の前傾には，腸腰筋の逆作用と腰部脊柱起立筋の収縮による骨盤前傾と腰椎前弯の協調した運動が必要となる．腸腰筋は深部筋であるため，その筋活動量は明確ではないが，腰部脊柱起立筋の筋活動量は，upright sitting で 10% MVC 程度と高値ではない[2]ことから，筋力というよりも協調的な筋活動が必要であり，表面筋電図の結果としては縫工筋の筋活動が骨盤前傾には必要となる．むしろ，骨盤前傾には坐骨結節に付着しているハムストリングスの柔軟性と停止部となる下腿が殿部に近づいている必要がある．そのため足部を手前に引か

せた膝関節屈曲位の座位を立ち上がりの開始姿勢にすることで，屈曲相での骨盤前傾がスムーズに誘導されることになる．

　有疾患者では，座位保持能力の低下による仙骨支持の座位やハムストリングスの柔軟性低下によって骨盤の前傾が不十分となることが多い．また，腰痛症者では骨盤の前傾・後傾での痛みを有する人がいるため，腰部の協調的な運動が阻害されて骨盤の動きがスムーズに行われていないことも多い．

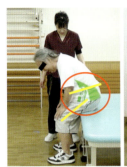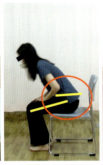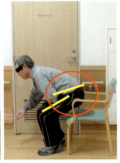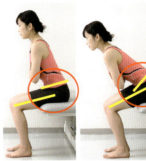

　　　　　ａ．骨盤前傾が不十分　　　　　　　　　　　　　ｂ．理念型
　　　　　　　　　　図19　骨盤前傾が不十分な例

### 4）屈曲相での下腿前傾（図20）

　屈曲相では前傾が強まり，膝を前方に移動させ，伸展相では下腿前傾位で下腿の後傾運動が生じ，膝関節伸展によって膝が後方に移動する．屈曲相では下腿三頭筋の遠心性運動，伸展相では足関節背屈筋群の遠心性運動が，姿勢制御として必要になる．なお，歩行のankle rocker機能と関連する．特に有疾患者で，片麻痺者では下腿三頭筋の異常筋緊張によって下腿の前傾が不十分となることが多い．下腿の前傾は，立位での足関節ストラテジーとも関連してくる．

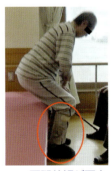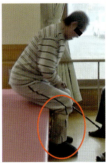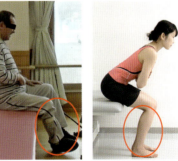

　ａ．下腿前傾が不十　　ｂ．着座ではさらに下腿前傾が不十分　　ｃ．理念型
　　　分　　　　　　　　　で着床後は下腿が離床している
　　　　　　　　図20　下腿前傾が不十分な例

### 5）伸展相での下腿前傾位の後傾運動（図21）

　中腰位以降では，重心の前上方移動に対する閉鎖性運動連鎖（CKC：closed kinetic chain）

としての膝関節伸展運動が必要となる．このCKC機能が破綻し，前傾している下腿の後傾運動が早期に始まってしまうと，重心が後方へ移動してしまう．よって，下腿を前傾位に保ったままでの後傾運動にて大腿部を膝関節伸展方向に運動させるCKC機能が必要となる．つまり，屈曲相での膝関節屈曲モーメントに対する膝関節伸展筋の遠心性運動から，伸展相における中腰位以降では大腿部を前上方に膝関節を中心とした回転運動させるCKCとしての機能が伸展相の膝関節伸展には求められる．それには，下腿は前傾位のままで少しずつ後傾していく必要がある．これは，歩行立脚中期での下腿でみられる運動と関連する．

　特に片麻痺で膝関節伸展筋群に痙性を有する場合は，痙性が速度依存性のため，起立と着座の違いだけでなくおのおのでの速度の違いによる比較をしてみると，膝関節伸展機能がまったく異なる状態を示すことが多い．また，運動失調症では下腿を早期に後傾し，膝関節伸展で固定してしまい，下肢の安定性を確保しようとすることもみられる．運動器疾患などでの膝関節伸展筋力の低下や変形性膝関節症などでは，伸展相から最終姿勢である立位に向けての下腿後傾運動が不十分で，膝関節屈曲位を呈していることも多い．しかし，knee-hip syndromeのように体幹や股関節の伸展機能が不十分で伸展相での最終姿勢で重心が前方に位置しすぎることに対するvertical strategy（垂直戦略）として，膝関節を屈曲位，下腿を過度に前傾しているケースがあることに留意する．

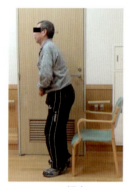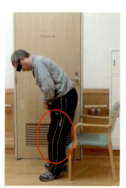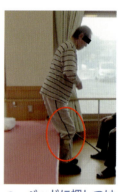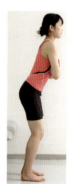

a．起立　　b．着座では膝関節伸展のタイミングが早すぎる　　c．ベッドに押しつけた膝関節伸展　　d．理念型

図21　下腿の後傾運動が不十分な例

### 6）伸展相での骨盤後傾

　伸展相の最終姿勢に向けて股関節伸展筋群で骨盤を後傾する．しかし，股関節屈筋群の異常な筋緊張や股関節屈曲の拘縮などで骨盤後傾が不十分となることがある．その場合，腰椎の過剰な前弯で最終姿勢の保持を行う場合や，体幹を前傾および膝関節を屈曲させたvertical strategyで対応し，骨盤自体は大腿に対して前傾位をとり腰椎の過剰な後弯となっていることもある．立位姿勢を矢状面からみた場合は，上前腸骨棘に対して上後腸骨棘が2横指分ほど高くなっているのが理念型であることに留意して骨盤の後傾運動を確認する．

### 7）伸展相での体幹および頭頸部の伸展（図22）

　頭頸部および体幹が立ち直り伸展する．特に体幹伸展筋群が弱化しているものは，背部靱

帯性の支持機構を用いて体幹を屈曲させたまま後傾していくため，slump standing となることが多い．また，伸展相で体幹伸展が不十分な場合は，歩行でも常時，体幹前傾位のことが多い．

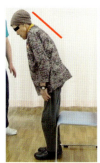 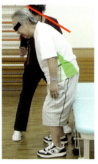 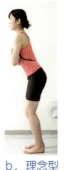 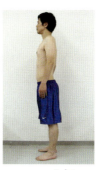 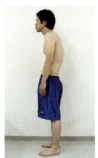

a．体幹および頭頸部伸展が不十分　　b．理念型　　c．upright standing　　d．slump standing

図 22　体幹伸展と頭頸部伸展が不十分な例

### 8）屈曲相での頭頸部屈曲から伸展相での体幹および頭頸部の伸展をつなげる立ち直り反応の連鎖

立ち上がりは抗重力方向への動作であるため，立ち直り反応の連鎖は重要な要素である．これらは「屈曲相での頭頸部屈曲から伸展相での体幹および頭頸部伸展」をつなぎ合わせるものである．特にゆっくりとした起立では，立ち直り反応がみられる．その一方で，早い着座では健常者でも筋力で動作をカバーできるため，立ち直り反応は潜在化することがある．少なくとも座位において前方リーチでの頭頸部および体幹の立ち直りを確認する．これは骨盤前傾位でゆっくりと行わせることで，より反応を確認できる．

## 6．活動制限と機能的制限の評価

活動制限（activity limitation）の評価として，ADL および起居動作を動作分析する場合は，両下肢の位置，上肢の位置，視線，これらをフリーとした場合の立ち上がりと基本動作としての立ち上がりを比較する．また，下肢筋力の低下などがある場合は座面を高くすることで，屈曲相での骨盤と体幹の前傾，骨盤帯の協調性や下腿の前傾がカバーできるため立ち上がりやすくなるケースがみられる．機能的制限の評価としては，CS-30 や Berg balance scale があげられる．

# ● 立 位

## 1．定　義

立位（standing）での重心は床から男性で約 56%，女性で約 55% の高さにあり，第 2 仙椎のすぐ腹側にあるとされる．立位におけるアライメントの指標を確認する（図 23）．

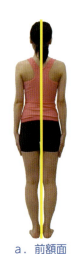
a．前額面
- 外後頭隆起
- 脊椎棘突起
- 殿裂
- 両膝関節内側間の中心
- 両内果間の中心

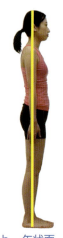
b．矢状面
- 耳垂のやや後方（乳様突起）
- 肩峰
- 大転子
- 膝関節やや前部（膝蓋骨後面：膝前後径の前1/3）
- 外果前方

図23　立位におけるアライメントの指標

## 2．部位別における動作の要素（Key factor）

　すべての関節が中間位となる（表7）．例えば体幹を直立した upright standing（図22c），骨盤を後傾させ体幹を脱力させた slump standing がある（図22d）．立位では矢状面で上前腸骨棘と上後腸骨棘の高さが2横指分，上後腸骨棘が高い状態を立位での骨盤中間位とする．立位での活動量は，10% MVC 程度で高値ではない[2]．前額面では本来，左右対称的であるが，有疾患者では非対称性を認めることが多い．

表7　立位での部位別における動作の要素（key factor）

| 部　位 | 理念型 | 有疾患者でみられる型 |
|---|---|---|
| 頭頸部 | 中間位 | 頭頸部伸展位，頸部屈曲位，側屈位，回旋位 |
| 肩甲帯 | 中間位 | 前方突出位，後退位，挙上位，下制位 |
| 肩関節 | 中間位 | 屈曲位，外転位，内旋位 |
| 肘関節 | 中間位 | 屈曲位 |
| 手関節 | 中間位 | 掌屈位 |
| 手指関節 | 中間位 | 屈曲位 |
| 体　幹 | 中間位 | 屈曲位，前弯過剰位，後弯過剰位，側屈位，回旋位 |
| 骨　盤 | 中間位 | 後傾位，前傾位 |
| 股関節 | 中間位 | 屈曲位，外旋位 |
| 膝関節 | 中間位 | 屈曲位 |
| 足関節 | 中間位 | 底屈位 |
| 足趾関節 | 中間位 | 底屈位 |

## 3．姿勢観察のポイント

　有疾患者では，矢状面において体幹前傾位・屈曲位，股関節屈曲位，膝関節屈曲位，足関

節底屈位をとることが多い．前額面においては，非患側への重心線の偏位を確認する．それぞれの関節を対象者自身で修正して立位保持が可能かを確認する．次に他動的に検者が各関節を理念型に誘導する．これらの随意能力を確認し，形態計測，関節可動域測定，筋緊張検査，感覚検査，疼痛検査，高次能検査を実施して，理念型との違いの原因を追究する．

### 4．機能的制限の評価

Berg balance scale での立位に関する項目，立位での前後左右のリーチ動作，可能であれば Romberg standing，widebase standing，つま先立ち，踵立ち，そして歩行に向けて walk standing，one leg standing，star excursion balance test（SEBT），pull test の確認も行い，各関節と重心線の偏位が立位の理念型とどう異なるかを確認する．なお，保持時間は Berg balance scale を指標として 30 秒間，120 秒間で確認する．

## ● 歩 行

### 1．定 義

歩行（walking，gait）は重力に抗して，立位姿勢を保持しながら，全身を移動させる複雑な運動である．ヒトの二足歩行では，両下肢で支えている二重支持期が速度の増大に伴い減少する．なお，二重支持期があるものを歩行，消失したものを走行という．

### 2．チェックポイント（表8）

❶情報の確認（補装具，装具，歩行様式，実用性）．
❷運動の特徴．

表8　歩行のチェックポイント

| 相 | チェックポイント | 有疾患者でみられる現象 |
|---|---|---|
| 常　時 | 視線，頭頸部，上肢，体幹 | 視線下，上肢振りなし，体幹前傾・側屈 |
| 立脚相 | | |
| ❶初期接地 | 踵接地（足関節背屈から中間位） | 前足部・外側足部・全足底での接地 |
| ❷荷重反応期 | 膝関節軽度屈曲 | 膝関節伸展 |
| ❸立脚中期 | 体幹直立，骨盤側方偏位，股関節中間，膝関節軽度屈曲，足背屈位（下腿前傾） | 体幹側屈，骨盤偏位が不十分，骨盤過下制，股関節伸展不十分，膝ロッキング，足関節底屈位（下腿前傾が不十分） |
| ❹立脚終期 | 股関節伸展，足関節背屈 | 股関節伸展が不十分，足関節背屈が不十分 |
| ❺前遊脚期 | 体幹，骨盤中間，膝関節屈曲 | 体幹側屈，骨盤挙上，膝関節屈曲が不十分 |
| 遊脚相 | | |
| ❶遊脚初期 | 体幹，骨盤，股関節・膝関節屈曲　トゥクリアランス | 体幹側屈，骨盤挙上・回旋，膝関節屈曲が不十分　トゥクリアランス減少 |
| ❷遊脚中期 | 体幹，骨盤，股関節・膝関節屈曲 | 体幹側屈，骨盤挙上・下制，股関節外旋，膝関節伸展 |
| ❸遊脚終期 | 膝関節伸展，足関節背屈 | 膝関節伸展が不十分，足関節底屈位，股関節外旋位 |

## 3．動作パターン

### 1）通常の歩行パターン

通常の歩行パターンは，2本の下肢で身体を支え，重心を前に移動させて前進する．左右の下肢を交互に軸足として，身体を支える期間がある．軸足として地面に接している期間を立脚相という．また，地面に接していない期間を遊脚相という．通常の歩行では，常にどちらかの足が地面に接している．両下肢に体重がかかっている期間を両脚支持期といい，通常の歩行ではその期間が短いが，有疾患者では長くなり，左右の不同が生じることも多い．なお，新生児の足底を平面につけると歩行反射を示すが，下肢筋が未発達なため自重で支えることができない．歩行反射は生後1〜2カ月で消失し，およそ8〜12カ月ごろに自発的な歩行として再習得する．

### 2）杖の歩行様式（第Ⅰ章の図12を参照）

3動作後型歩行，2動作後型歩行，3動作揃え型歩行，2動作揃え型歩行，3動作前型歩行，2動作前型歩行などがある．健脚が患脚を越えるのを前型，揃うのを揃え型，健脚が患脚を越えないものを後型という．

### 3）松葉杖の歩行様式（図24〜29）

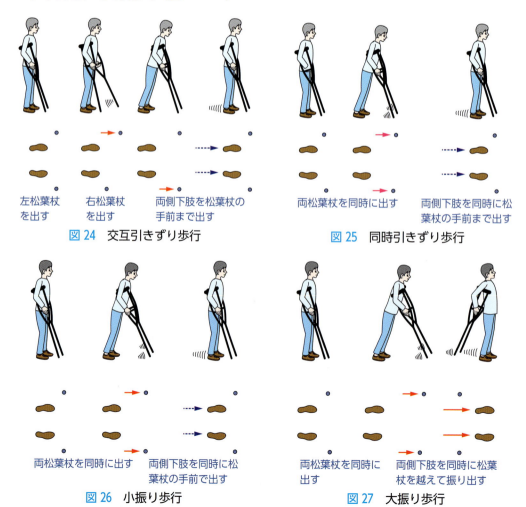

図24　交互引きずり歩行　　図25　同時引きずり歩行

図26　小振り歩行　　図27　大振り歩行

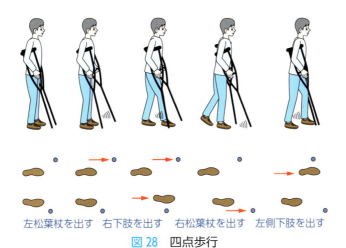

図28 四点歩行

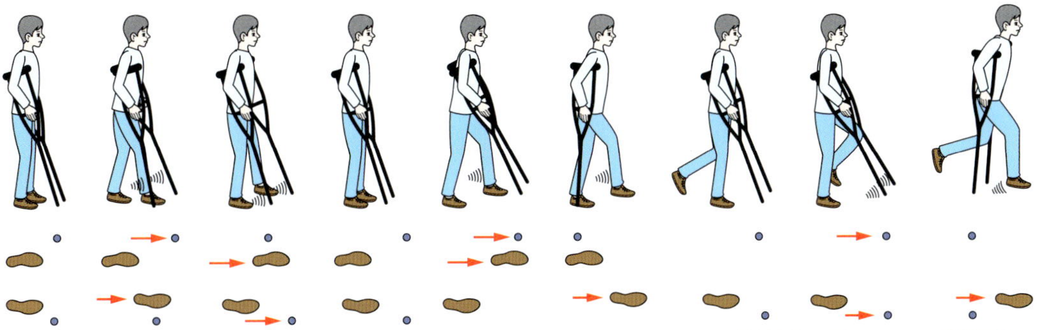

a. 二点歩行
b. 三点歩行
c. 三点非荷重歩行

図29 二点歩行，三点歩行，三点非荷重歩行

## 4）平行棒内での歩行様式（図30〜31）

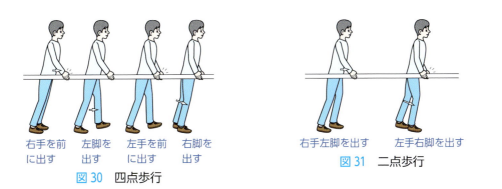

図30 四点歩行

図31 二点歩行

## 5）歩行器での歩行様式（図32～33）

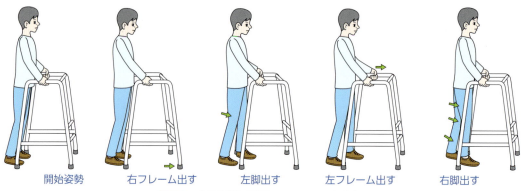

開始姿勢　　右フレーム出す　　左脚出す　　左フレーム出す　　右脚出す

図32　交互型歩行器における四点歩行

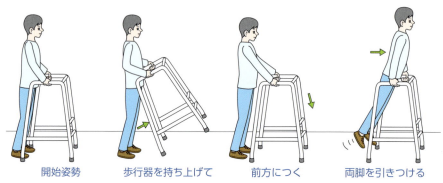

開始姿勢　　歩行器を持ち上げて　　前方につく　　両脚を引きつける

図33　ピックアップ式歩行器における引きずり歩行

## 4．動作の相分け（図34）

足が接床している立脚相と離床している遊脚相に分けられる．これらは，さらに各期に細分化し表現されている．

### 1）Rancho Los Amigos の定義[3]

❶ 初期接地（着床初期；IC：initial contact）：観察脚が床に接する瞬間．
❷ 荷重反応期（荷重応答期；LR：loading response）：IC から反対脚が離床する瞬間まで．
❸ 立脚中期（MSt：mid stance）：LR から観察脚の踵離床まで．
❹ 立脚終期（TSt：terminal stance）：MSt から反対脚の踵が床接触するまで．
❺ 前遊脚期（遊脚前期；PS：pre swing）：TSt から観察脚のつま先離床まで．
❻ 遊脚初期（IS：initial swing）：PS から両側の下腿が交差した瞬間まで．
❼ 遊脚中期（MSw：mid swing）：IS から観察脚下腿が床に対して鉛直になる瞬間まで．
❽ 遊脚終期（TSw：terminal swing）：MSw から観察脚の接地まで．

第Ⅱ章　姿勢・動作とは

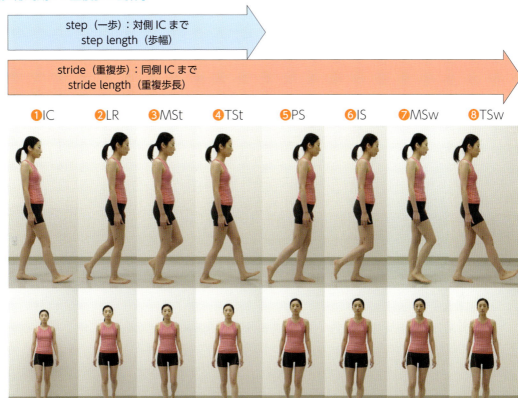

図34　歩行の相分け（右下肢）

## 5．歩行分析で用いられる用語

### 1）時間的定義

・一歩（step）：初期接地から対側の初期接地までをいう．
・歩行周期：初期接地から同側の初期接地までをいう．大きくは立脚相と遊脚相に分けられる．
・立脚相：1歩行周期の60％を占める．なお，立脚相は初期接地→荷重反応期→立脚中期→立脚終期→前遊脚期の順に分けることができる．
・遊脚相：1歩行周期の40％を占める．なお，遊脚相は遊脚初期→遊脚中期→遊脚終期の順に分けることができる．
・初期両脚支持期：立脚相の初期接地から荷重反応期までをいう．1歩行周期の10％を占める．

- 単脚支持期：立脚相の立脚中期から立脚終期までをいう．
- 終期両脚支持期：立脚相の前遊脚期までをいう．1歩行周期の10%を占める．
- 両脚支持期：初期両脚支持期と終期両脚支持期のことをいう．例えば，歩行速度が速くなると両脚支持期，つまり立脚相が減少して遊脚相が増加する．

### 2）空間的定義

- 歩幅（step length）：一歩の距離を指し，具体的には初期接地から対側初期接地までの距離をいう．例えば，自由速度歩行の場合，歩幅は男性で約74 cm，女性で約64 cmである．なお，身長の影響が大きい（身長の約45%）．
- 重複歩長：1歩行周期で進む距離を指し，重複歩距離ともいう．具体的には，初期接地から同側の初期接地までの距離をいう．小児・老人で減少し，よって歩行速度が低下する．例えば，自由速度歩行の場合，重複歩は身長の約80〜90%である．速い速度歩行の場合，身長の約100〜110%，つまり増加する．
- 歩隔：両足の横幅，重複歩幅ともいう．

### 3）時間と空間の組み合わせ

- 歩行速度：歩行速度＝歩行率×歩幅＝歩行率×重複歩距離/2である．なお，歩行速度は男性4.8 km/h，女性4.5 km/h（3〜4 METsとされる）である．
- 歩行率（ケイデンス）：単位時間（1分間）あたりの一歩の数，歩調ともいう．なお，男性では110（歩/分），女では116（歩/分）であり，小児で増加し，高齢者で低下する．
- 歩幅：歩幅＝歩行速度/歩行率である．

これら歩行速度と歩行率，歩行速度と歩幅，歩幅と歩行率は，いずれもすべて正の相関を示す．

### 4）ロッカー（rocker）機能（図35）

ロッカー機能には，踵ロッカー，足関節ロッカー，前足部ロッカーがある．踵ロッカー（heel rocker）は，立脚初期で生じる体重の1.2〜1.5倍の荷重衝撃を吸収する役割があり，足関節背屈筋群と膝関節伸展筋群の遠心性運動がみられる．膝関節が10°屈曲すると外側側副靱帯が緩むため，屈曲5°までの運動となる．足関節ロッカー（ankle rocker）は，荷重反応期から立脚中期での重心の最高到達点移動とその後の前下方落下を制御する役割があり，これには膝関節伸展筋群よりも股関節伸展筋群の求心性運動と足関節底屈筋群の遠心性運動が重要となる．前足部ロッカー（forefoot rocker）は，立脚終期から前遊脚期での足関節から中足趾節関節（MP関節）へ運動軸が移動する際の足関節底屈筋群の遠心性運動による重心の上方修正と足関節底屈筋群の求心性運動によるステップ長のコントロールによる重心前方移動を制御している．

## 6．部位別における動作の要素（Key factor）

足部のロッカー機能，膝関節の二重膝作用（duble knee action），股関節の伸展，骨盤帯の回旋と側方偏位がみられる．

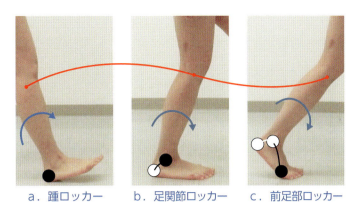

　　a．踵ロッカー　　　b．足関節ロッカー　　c．前足部ロッカー
図35　ロッカー（rocker）機能における並進運動と回転運動
人という剛体の直線並進運動，下腿という体節の曲線並進運動，踵，足関節，前足部を軸とした回転運動が含まれている．また，単に足関節の回転運動だけではなく，ロッカーが曲線並進運動として移動していることがわかる

### 1）立脚相

　足関節は，初期接地が（衝撃吸収のため）踵接地となり，荷重反応期にかけて（前脛骨筋の遠心性運動と）踵ロッカーによる踵を中心とした足部の回転運動が生じて足関節は底屈位となる．立脚中期では（下肢の前方回転移動のために）足関節ロッカーが機能して下腿前傾を伴って足関節が背屈位となり，立脚終期では足関節が最大背屈位（膝関節を伸展位として）となり，そこから前遊脚期にかけて（トゥクリアランス確保のための受動的な膝関節屈曲のため）急激な足関節が底屈と前足部ロッカー機能による前足部を中心とした下肢の回転運動が生じる．

　膝関節は，初期接地から荷重反応期で（衝撃吸収のため）屈曲し，立脚中期では膝関節が屈曲となり，立脚終期では（歩幅を確保，膝折れを防ぐために）膝関節が伸展となる．そして，前遊脚期で（遊脚下肢を短くするために）再び膝関節が屈曲する（立脚相での膝関節の屈曲・伸展・屈曲の二重膝作用は歩行の円滑性に欠かせない）．

　股関節は，初期接地後で（歩幅を確保のために）屈曲位から伸展し続け，立脚中期では股関節中間位となり，立脚終期では（遊脚相への股関節屈筋群の静止張力の利用による切り替えに向けて欠かせない）股関節最大伸展位となる．

　骨盤帯は，立脚初期に（歩幅を確保するために5°）前方回旋し，立脚中期では（支持基底面内に重心線を位置させるために，立脚側の股関節外転筋活動，膝関節の外反，遊脚側の体幹側屈筋活動によって立脚側への重心移動を保証して）側方偏位し，その時の遊脚相側の骨盤は適度に（5°）下方傾斜している（メリットとしては重心の上下移動が減少するが，デメリットとしては膝関節の屈曲が必要となる）．前遊脚期では（歩幅を確保のために）骨盤帯が後方回旋する．

### 2）遊脚相

　膝関節は，立脚相の前遊脚期の段階から（下肢長を短くし，トゥクリアランスを保つため）屈曲しはじめ，（下肢屈曲することで慣性モーメントを減少させ，下肢を振り出しやすくし，

股関節屈筋活動を最小限とするために）遊脚初期から遊脚中期で60°屈曲する．そして，遊脚終期で（歩幅を確保するため）膝関節が伸展（ハムストリングスが遠心性に働くとされる）する．

足関節は，立脚相の立脚終期から前遊脚期にかけて生じた底屈運動から前遊脚期，遊脚初期，遊脚中期にかけて底屈位から背屈運動が起こり，遊脚中期以降は（背屈筋活動にて）立脚初期に向けて中間位を保つ．

股関節は，遊脚初期の最大外旋位から内旋していき，立脚初期で最も内旋位となる．

## 7．運動学的分析のキーワード

### 1）重心移動

立位における静的重心点は，床から身長の約56％（男性），55％（女性）の高さで第2仙骨前方にあるとされる．これが歩行によって移動する．歩行での重心移動は，上下左右方向へ正弦曲線を描く（図36）．

- 上下移動：上下4.5〜5.0 cm．立脚中期で最高となり，初期接地で最低となる．1歩行周期で2回の上下移動が行われる．
- 左右移動：左右3〜4 cm．立脚中期で最大となり，初期接地で最小となる．1歩行周期で2回の左右移動が行われる．
- 前額面上での移動：ゆがんだ8の字となる．

### 2）身体各部の空間的分析

- 股関節：1歩行周期中において，屈曲30°，伸展15°を各1回ずつみられる．
- 膝関節：1歩行周期中において，屈曲15°，60°，伸展0°，0°を各2回ずつみられる．この屈曲と伸展が2回みられる作用を，特に二重膝作用（double knee action）という．
- 足関節：1歩行周期中において，背屈10°，0°，底屈10°，15°を各2回ずつみられる．
- 体幹：上部体幹と下部体幹は逆方向の回旋運動が行われる．

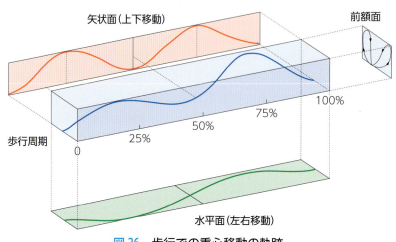

**図36　歩行での重心移動の軌跡**

- 骨盤：片側4°，両側8°の回旋が行われる．
- 下肢（大腿骨＋脛骨）軸の内旋運動：最大外旋位である遊脚初期から最大内旋位である荷重反応期でみられる．
- 下肢（大腿骨＋脛骨）軸の外旋運動：最大内旋位である荷重反応期から最大外旋位である遊脚初期でみられる．

### 3）歩行の5要素（重心移動に関与する因子：図37）

- 骨盤回旋：片側4°両側8°の回旋が行われる．立脚初期で内旋，遊脚初期で外旋する．メリットは同じ歩幅でも重心上下移動が軽減できる．
- 二重膝作用：初期接地から荷重反応期で膝関節屈曲，立脚終期で膝関節伸展，遊脚初期で膝関節屈曲，遊脚終期で膝関節伸展する．メリットは踵接地時の衝撃吸収と重心の上下移動を最小化できる．
- 足と膝の関係：膝関節伸展と足関節背屈，膝関節屈曲と足関節底屈の組み合わせがみられる．メリットは重心上下移動を最小化できる．
- 骨盤傾斜：片側5°で立脚中期にて下方傾斜する．メリットは重心上下移動を最小化できるが，デメリットは遊脚相で膝関節屈曲必要となる．
- 骨盤側方移動：3 cmの側方移動がみられる．大腿骨と脛骨が生理的外反という解剖学的特徴によって股関節内転位となり，重心の側方移動を最小化できる．

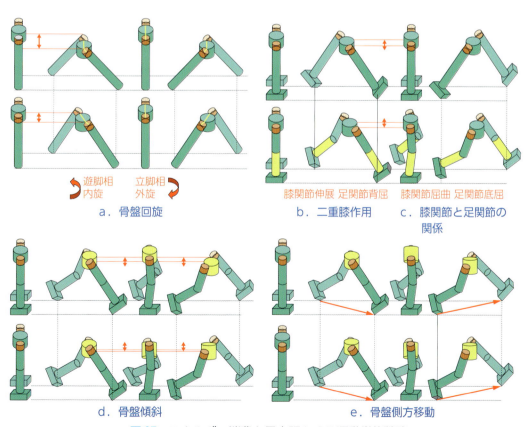

図37　エネルギー消費を最小限とする運動学的戦略

## 4）歩行時の上肢運動
- 腕の振り：体幹の回旋に対抗する動きが生じる．
- 肩関節屈曲30°：肩関節の内旋筋群が活動（大胸筋，広背筋上部，肩甲下筋）する．
- 肩関節伸展9°：肩関節の外旋筋群が活動（三角筋後部，大円筋，広背筋上部）する．

## 5）歩行と筋活動
安定性，加速性，減速性の3つの機能を有する．

### a．安定性
安定性には，等尺性運動が求められる．
- 脊柱起立筋：歩行周期の全般に活動することで体幹屈曲を防ぎ，左右動揺を抑制する．
- 前脛骨筋：遊脚相の全般に活動することで足関節を背屈位で安定させる．遊脚相から立脚相変換期に活動することで初期接地のための足関節を安定させる．
- 下腿三頭筋：立脚相の全般に活動することで下腿前傾を制御し足関節安定させる．
- 股関節外転・内転筋群：荷重反応期から立脚中期と立脚後期に活動することで骨盤安定させる．
- 大腿四頭筋，ハムストリングス：初期接地から荷重反応期で同時に活動することで股関節，膝関節を安定させる．

### b．加速性
加速性には，求心性運動が求められる．
- 下腿三頭筋：立脚終期から前遊脚相に活動することで前進する．
- 大殿筋：荷重反応期から立脚中期に活動することで前進・加速し，尻もち対策となる．

### c．減速性
減速性には，遠心性運動が求められる．
- ハムストリングス，大腿四頭筋：遊脚相から立脚相変換期で同時に活動することで遊脚相の下肢振り子運動を減速する．

## 6）歩行周期からみた筋活動（図38）
- 歩行周期全体：脊柱起立筋群（ES）が活動する．
- 立脚相前半：大殿筋（GMa），大腿四頭筋（Quad），中殿筋，ハムストリングス，前脛骨筋が活動する．
- 立脚中期：中殿筋（GMe），下腿三頭筋が活動する．
- 立脚後期：腓腹筋（GM），ヒラメ筋，後脛骨筋，長母指屈筋，腓骨筋群が活動する．
- 遊脚相前半：腸腰筋（Ilio），股関節内転筋群が活動する．
- 遊脚相後半：大腿四頭筋，ハムストリングス（Ham）が活動する．
- 遊脚相全体：前脛骨筋（TA），長指伸筋，長母指伸筋が活動する．

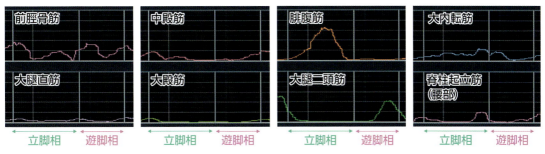

図 38 歩行時の筋活動

## 8. 歩行の理念型

歩行の理念型を各期で整理し表9, 10として示す.

表9 歩行の理念型（立脚相）

| 相 | 立脚相 | | | | |
|---|---|---|---|---|---|
| 期 | 両脚支持期 | 単脚支持期 | 単脚支持期 | | 両脚支持期 |
| 期 | 初期接地 | 荷重反応期 | 立脚中期 | 立脚終期 | 前遊脚期 |
| 英語 | initial contact | loading response | mid stance | terminal stance | pre-swing |
| 略語 | IC | LR | MSt | TSt | PS |
| 歩行周期での時間的割合と役割 | 0〜2% | 0〜10% | 10〜30% | 30〜50% | 50〜60% |
| | 衝撃吸収（踵部） | 衝撃吸収（足部と膝関節） | 側方への安定（股関節, 膝関節） | 落下の制御（下腿三頭筋） | 免荷 |
| | 荷重の安定（膝関節） | 荷重から安定へ（膝関節, 股関節） | 前方への安定（足関節, 膝関節） | 前方への安定（足関節, 膝関節） | トゥクリアランスの準備 |
| | ヒールロッカー踵接地衝撃吸収 | ヒールロッカー下肢全体の前方移動 | アンクルロッカー下腿の前傾 | フォアフットロッカー支持基底面より前の重心を制御 | フォアフットロッカー足関節底屈・股関節屈曲で膝関節屈曲制御 |
| 体幹 | 直立位 | 直立位 | 直立位 | 直立位 | 直立位 |
| 骨盤帯 | 5°前方回旋位 | 5°前方回旋位 | 中間位 | 5°後方回旋位 | 5°後方回旋位 |
| 股関節 | 30〜20°屈曲位 | 20°屈曲位 | 20°屈曲位〜5°伸展位 | 5〜15°伸展位 | 15〜10°伸展位 |
| 活動筋 | ハムストリングス | 大殿筋とハムストリングス | 中殿筋と TFL | ─ | 内転筋 |
| 膝関節 | 5°屈曲位 | 5〜15°屈曲位 | 15〜5°屈曲位 | 5〜0〜5°屈曲位 | 5〜40°屈曲位 |
| 活動筋 | 膝関節伸展筋 | 膝関節伸展筋 | 膝関節伸展筋 | ─ | ─ |
| 足関節 | 中間位 | 0〜10°底屈位 | 10°底屈位〜5°背屈位 | 5〜10°背屈位 | 10°背屈位〜15°底屈位 |
| 活動筋 | 前脛骨筋 | 前脛骨筋 | 下腿三頭筋 | 下腿三頭筋 | ─ |
| 距骨下関節 | 中間位から軽度内反位 | 軽度外反位 | 中間位 | 中間位 | 中間位 |
| 活動筋 | 前脛骨筋, 長母指・長指伸筋 | 前脛骨筋, 後脛骨筋 | 内反筋群, 外反筋群 | 内反筋群, 外反筋群 | ─ |
| MP 関節 | 25°背屈 | 中間位 | 中間位 | 30°背屈 | 60°背屈 |
| キーポイント | 踵接地 | 股関節伸展（30°屈曲位から20°屈曲位へ） | 側方安定 | 股関節伸展（5〜15°へ） | 膝関節屈曲（10〜40°へ） |
| | | 膝関節屈曲（5〜15°へ） | 下腿の前傾（足関節背屈5°, 膝関節屈曲5°） | 下腿三頭筋の遠心性運動 | |
| キー筋活動 | 前脛骨筋と膝関節伸展筋 | 膝関節伸展筋, 大殿筋 | 中殿筋, 膝関節伸展筋, 下腿三頭筋 | 下腿三頭筋 | 下腿三頭筋 |

表10 歩行の理念型（遊脚相）

| 相 | 遊脚相 | | |
|---|---|---|---|
| 期 | 遊脚初期 | 遊脚中期 | 遊脚終期 |
| 英語 | initial swing | mid swing | terminal swing |
| 略語 | IS | MSw | TSw |
| 歩行周期での時間的割合と役割 | 60〜75%<br>下肢の加速<br>トゥクリアランスの確保 | 75〜85%<br>歩幅の確保<br>トゥクリアランスの維持 | 85〜100%<br>下肢の減速<br>落下の制御 |
| 体幹 | 直立位 | 直立位 | 直立位 |
| 骨盤帯 | 5°後方回旋位 | 中間位 | 5°前方回旋位 |
| 股関節 | 10°伸展位〜15°屈曲位 | 15〜30°屈曲位 | 30〜20°屈曲位 |
| 活動筋 | 股関節屈筋 | 股関節屈筋 | ハムストリングス |
| 膝関節 | 40〜60°屈曲位 | 60〜25°屈曲位 | 25〜0〜5°屈曲位 |
| 活動筋 | ハムストリングス | 大腿二頭筋短頭 | 膝関節伸展筋 |
| 足関節 | 15〜5°底屈位 | 5°底屈位〜中間位 | 中間位 |
| 活動筋 | 前脛骨筋 | 前脛骨筋 | 前脛骨筋 |
| 距骨下関節 | 中間位 | 中間位 | 中間位 |
| 活動筋 | 前脛骨筋 | 前脛骨筋 | 前脛骨筋 |
| MP関節 | 中間位 | 中間位 | 25°背屈 |
| キーポイント | 膝関節屈曲（40〜60°へ） | 足関節背屈・股関節屈曲 | 膝関節伸展減速 |
| キー筋活動 | ハムストリングス | 前脛骨筋 | 前脛骨筋とハムストリングス |

## 1）初期接地（IC：initial contact）の理念型

| 相 | 立脚相 | 相 | 立脚相 |
|---|---|---|---|
| キーポイント | 踵接地 | 骨盤帯 | 5°前方回旋位 |
| キー筋活動 | 前脛骨筋と膝関節伸展筋 | 股関節 | 30〜20°屈曲位 |
| 歩行周期での時間的割合と役割 | 0〜2% | 活動筋 | ハムストリングス |
| | 衝撃吸収（踵部） | 膝関節 | 5°屈曲位 |
| | 荷重の安定（膝関節） | 活動筋 | 膝関節伸展筋 |
| | ヒールロッカー，踵接地時の衝撃吸収 | 足関節 | 中間位 |
| 体幹 | 直立位 | 活動筋 | 前脛骨筋 |

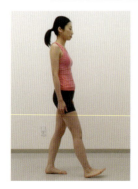
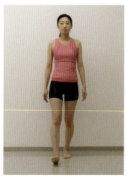
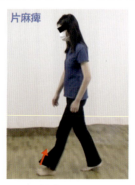
足関節背屈が不十分
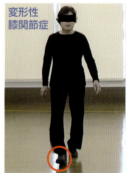
足部外反

## 2）荷重反応期（LR：loading response）の理念型

| 相 | 立脚相 | 相 | 立脚相 |
|---|---|---|---|
| キーポイント | 股関節伸展（30°屈曲位から20°屈曲位へ） | 体　幹 | 直立位 |
| | | 骨盤帯 | 5°前方回旋位 |
| | 膝関節屈曲（5～15°へ） | 股関節 | 20°屈曲位 |
| キー筋活動 | 膝関節伸展筋，大殿筋 | 活動筋 | 大殿筋とハムストリングス |
| 歩行周期での時間的割合と役割 | 0～10% | 膝関節 | 5～15°屈曲位 |
| | 衝撃吸収（足部と膝関節），荷重から安定へ（膝関節，股関節） | 活動筋 | 膝関節伸展筋 |
| | | 足関節 | 0～10°底屈位 |
| | ヒールロッカー，下肢全体の前方移動 | 活動筋 | 前脛骨筋 |

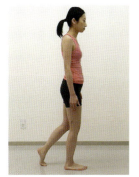 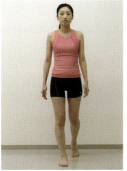 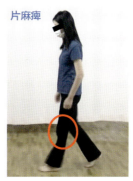 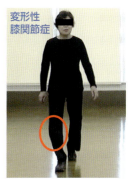

　　　　　　　　　　　　　　　　　　　　　　　　膝関節屈曲が不十分　　ラテラルスラスト

## 3）立脚中期（MSt：mid stance）の理念型

| 相 | 立脚相 | 相 | 立脚相 |
|---|---|---|---|
| キーポイント | 側方安定，下腿の前傾（足関節背屈5°，膝関節屈曲5°） | 股関節 | 20°屈曲位～5°伸展位 |
| | | 活動筋 | 中殿筋と大腿筋膜張筋 |
| キー筋活動 | 中殿筋，膝関節伸展筋，下腿三頭筋 | 膝関節 | 15～5°屈曲位 |
| 歩行周期での時間的割合と役割 | 10～30% | 活動筋 | 膝関節伸展筋 |
| | 側方への安定（股関節，膝関節） | 足関節 | 10°底屈位～5°背屈位 |
| | 前方への安定（足関節，膝関節） | 活動筋 | 下腿三頭筋 |
| | アンクルロッカー，下腿の前傾 | 距骨下関節 | 中間位 |
| 体　幹 | 直立位 | 活動筋 | 内反筋群，外反筋群 |
| 骨盤帯 | 中間位 | MP関節 | 中間位 |

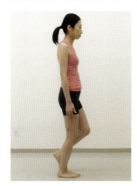 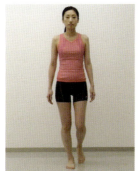 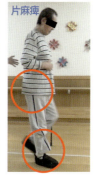 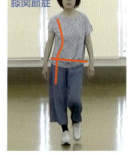

　　　　　　　　　　　　　　　　　　　　　　　　股関節伸展と下腿前傾が不十分　トレンデレンブルグ歩行

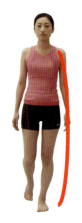 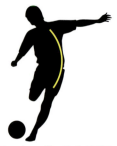 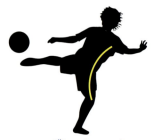

a．立脚側の抗重力伸展活動の理念型

b．サッカーボールをけるシーン
・ボールは前方へ‼
・立脚の固定作用により遊脚の運動性が向上し，自由度がある

c．ボレーシュート
・ボールは側方へ‼
・遊脚がやじろべえ作用となるため遊脚の自由度が制限されている

図39　立脚相の立脚中期における前額面上での抗重力伸展活動

サッカーボールを正確に前方へゴールするにはcよりもbのほうがコントロールしやすく，歩行も前方への重心移動能力が大切となる

　立脚中期は，歩行の動作分析でキーとなる相である．立脚側が遊脚下肢の運動を保証する固定作用を有するためには前額面上での立脚側の抗重力伸展活動が重要となる（図39）．

### a．狭義の動作分析

　対象者の頭部・肩甲帯・体幹・骨盤・股関節・膝関節のアライメントと理念型との違いに注目する（表11）．

　片麻痺の下肢では，病的な屈筋共同運動よりも，病的な伸筋共同運動が出現しやすく，メリットとしては支持性が確保できる．しかし，歩行は安定性から定位という重心移動が必要となる動作であるため，この病的な伸筋共同運動による支持からの脱却が必要となる．歩行は安定性がまずは優先されるため，立脚中期での安定性と脱却能力の分析が重要となる．

　パーキンソン病では左右差と回旋機能に着目する．具体的には左右の歩幅，上肢の振りの違い，歩行進路などを確認する．歩行は，安定性から定位という重心移動を必要とする動作であるが，パーキンソン病ではこれが非常に困難となっている．そのため立脚中期では過度な固定要素が体幹や上肢・下肢での運動の自由度に悪影響を及ぼしていないか，という観点での分析が重要となる．

　運動失調症では，支持基底面とアライメントの関係性に着目する．歩行は，安定性から定位という重心移動を必要とする動作であるが，運動失調症ではこれが過度に移動し制御困難となっている．そのため，体幹や上肢・下肢の運動がバランスをとるために過度に外転して代償運動を行っていることが多い．また逆に，立脚中期で膝関節をロッキングしていることも多い．したがって，支持下肢の立脚中期で本来有すべき適切な固定要素が過度な運動要素となってしまっていないか，という観点での分析が重要となる．

　人工骨頭置換術では，立脚中期側の股関節周囲の状況が運動連鎖として他の関節に及ぼしている影響に着目する．また，荷重時痛が立脚中期にどう影響しているかという観点での分析が重要となる．

表11 立脚中期でのチェックリスト

| | 部 位 | 理念型 | 逸脱した型 | 備 考 |
|---|---|---|---|---|
| 前額面 | 頭頸部 | ☐中間位 | ☐遊脚側への傾斜<br>☐立脚側への側屈 | |
| | 肩甲帯 | ☐挙上下制中間<br>☐立脚側への側方偏位 | ☐下制位<br>☐遊脚側への側方偏位 | 側方偏位は体幹・骨盤帯との関係しだい |
| | 上 肢 | ☐low ガード | ☐high ガード<br>☐middle ガード<br>☐ウェルニッケマン肢位 | |
| | 体 幹 | ☐中間位 | ☐立脚側への側屈<br>☐遊脚側への過度な側屈<br>☐立脚側への傾斜<br>☐遊脚側への傾斜 | |
| | 骨盤帯 | ☐立脚側への側方偏位<br>☐遊脚側への5°傾斜 | ☐側方偏位不足<br>☐過度な側方偏位<br>☐立脚側への傾斜<br>☐遊脚側への過度な傾斜 | |
| | 股関節 | ☐内外転中間位 | ☐外転位<br>☐過度な内転位 | 実際は骨盤に対する相対的な内転位 |
| | 膝関節 | ☐中間位 | ☐内反<br>☐過度な外反<br>☐側方偏位 | 大腿骨に対する脛骨10°外転位 |
| | 足関節 | ☐中間位 | ☐回内<br>☐回外<br>☐内返し位<br>☐外返し位 | 実際は軽度外反位 |
| 矢状面 | 頭頸部 | ☐中間位 | ☐前傾位<br>☐後傾位<br>☐頸部屈曲位<br>☐頸部伸展位 | |
| | 肩甲帯 | ☐前後傾中間位 | ☐前傾位<br>☐前方突出位<br>☐後傾位<br>☐後退位 | |
| | 上 肢 | ☐中間位 | ☐過度な屈曲位<br>☐過度な伸展位 | |
| | 体 幹 | ☐中間位 | ☐前傾位<br>☐後傾位<br>☐屈曲位（過度な後弯位）<br>☐伸展位（過度な前弯位） | |
| | 骨盤帯 | ☐中間位 | ☐過度な前傾位<br>☐後傾位<br>☐前方突出位<br>☐後退位 | 実際は10°前傾位 |
| | 股関節 | ☐伸展位 | ☐屈曲位<br>☐過度な伸展位 | |
| | 膝関節 | ☐10°屈曲位 | ☐伸展位（locking）<br>☐過伸展位（back knee）<br>☐過度な屈曲位 | |

表11 つづき

|  | 部　位 | 理念型 | 逸脱した型 | 備　考 |
|---|---|---|---|---|
| 矢状面 | 足関節 | □5°背屈位 | □底屈位<br>□過度な背屈位 |  |
|  | 足指関節 | □屈曲伸展中間位 | □底屈位<br>□背屈位 |  |
| 水平面 | 頭頸部 | □中間位 | □回旋位 |  |
|  | 肩甲帯 | □中間位 | □前方突出位<br>□後退位 |  |
|  | 上　肢 | □中間位 | □過度な内旋位<br>□過度な外旋位 |  |
|  | 体　幹 | □中間位 | □前方回旋位<br>□後方回旋位 |  |
|  | 骨盤帯 | □中間位 | □前方突出位<br>□後退位<br>□前方回旋位<br>□後方回旋位 |  |
|  | 股関節 | □内外旋中間位 | □外旋位<br>□内旋位 |  |
|  | 膝関節 | □中間位 | □外旋位<br>□内旋位 |  |
|  | 足関節 | □軽度外転位 | □内転位<br>□過度な外転位 |  |

　変形性膝関節症では，立脚中期側の膝関節周囲の状況が運動連鎖として他の関節に及ぼしている影響に着目する．また，ラテラルスラストや荷重時痛が立脚中期にどう影響しているかという観点での分析が重要となる．

### Clinical Tips 1

**傾斜（側方傾斜，前傾，後傾）と屈曲〔側屈，前屈（屈曲），後屈（伸展）〕と偏位（側方偏位，前方突出，後退）の違いとは**

　頸部，肩甲帯，体幹，骨盤帯において，傾斜はその部分がただ傾いている状態，屈曲はその部分の内部が曲がっている状態，偏位はその部分が移動している状態である．なお，頭部屈曲や骨盤側屈という運動は，本来存在しないことに注意する．

### 4）立脚中期での逸脱した型に対する広義の動作分析の進め方
❶片麻痺では骨盤後退，股関節伸展が不十分，膝関節ロッキング，膝折れ，体幹側屈．
❷パーキンソン病では股関節伸展が不十分，体幹前傾位．
❸運動失調症では骨盤側方偏位が不十分，膝関節ロッキング，体幹側屈．
❹大腿骨骨頭置換術後では骨盤側方偏位が不十分，トレンデレンブルグ徴候．
❺変形性膝関節症ではラテラルスラスト，骨盤側方偏位が不十分．

❻腰痛症では腰椎の過度な前弯位．

　以上がよくみられる狭義の動作分析の結果である．これらは前額面・矢状面・水平面のどこかの面で生じる運動ではなく，すべての面で運動に関与し，症状が出現する．広義の動作分析では，まず，特に確認しやすい面について分析していくと問題点の整理がしやすくなる．そのため，ここでは前額面・矢状面・水平面の順に，よくみられる現象に対する動作分析の進め方を解説していく．

### a．逸脱した型を確認する

【前額面でよくみられる逸脱した型】

❶骨盤側方偏位が不十分．
❷体幹の側屈．
❸トレンデレンベルグ徴候．
❹膝関節のラテラルスラスト．

【矢状面でよくみられる逸脱した型】

❶股関節伸展が不十分．
❷膝関節ロッキング．
❸膝折れ．
❹体幹の前傾．
❺腰椎の過度な前弯．

【水平面でよくみられる逸脱した型】

❶骨盤帯の後退．
❷肩甲帯の後退．
❸股関節の外旋．
❹体幹の後方回旋．

### b．機能的制限の評価を行う

　立脚中期に相当する機能的制限の評価としては，片足立ち保持が最もシンプルで確認しやすい．立位，片足立ちという姿勢分析結果，つまり静的な状態と立脚中期という動的な状態の関連性を評価していくこととなる．ここで見逃していけないことは，動作は単に姿勢と姿勢を結びつけて構成されているわけではなく，静的から動的に変化するためには重心移動という要素が大きく関わってくることに留意する．いきなり片足立ちを行うのではなく，体重計で立位時の両足への荷重比を確認し，側方移動に伴う逸脱した型がどの程度の体重移動で，どの関節から出現してくるかを確認しておくとよい．それによって，重心移動という要素がどの程度，どの部位に影響しているかを検討していく．また，同じ荷重量でも時間経過に伴い，徐々に逸脱した型が出現することもある．この場合は単純な疲労の問題なのか，筋緊張の維持という問題なのかを検討していくことが大切となる．特に重心移動には動作の速さのコントロール能力が大きく影響し，難易度が変化する．トレーニングとしては静的な段階から動的な段階に進めていくこととなるため，まず静的な機能的制限の評価が重要となってくる．また，モトメトリーとして機能的制限の評価を行うことは，なぜこの量をかけると崩れてくるのか，どこまでの荷重なら耐えられるからこのような動作となっているといった広義の動作分析としても役立つ．

　これらの考え方にのっとり，半歩前型立位からの片足立ち保持の機能的制限の評価を行っ

ていく．立脚中期は，単純な重心の側方移動ではなく，前方への移動が最も大切な目的となるからである．これは荷重応答期から立脚中期のフェーズの静的な評価ともなる．例えば，片脚ブリッジや膝立ちからの片膝立ち位など，支持基底面を大きくして重心を低くし，重力に抗した運動が要される関節数を少なくした時の機能的制限の評価も行われることがある．また本来，動作分析は介入を加えないものとされているが，ある関節を理念型に設定する介入（徒手による固定や装具着用）を行うと，他の関節運動がどうなるかの確認が臨床ではよく行われる．例えば，膝関節を弾性包帯で固定することで，他の関節の逸脱した型の出現が軽減されれば，膝に大きな問題があると推測できる．

### c．機能障害の評価を行う

動作分析の結果と機能的制限の関係性から行うべき機能評価を考え実施する．これは動作の逸脱した型の原因追究，つまり犯人捜しの作業となる．そのためには，逆にこの要素は関係していないというアリバイ的評価を行うことも重要である．

【前額面での逸脱した型】
❶骨盤の側方偏位が不十分．
❷体幹の側屈．
❸トレンデレンベルグ徴候．
❹膝関節のラテラルスラスト．

立脚側の下肢への重心移動ができないのか，逆に可能であるが過大偏位してしまい，不安定となるため，移動しないのか．簡単にいうならば，移動の問題としてアクセルできないのか，制御の問題としてブレーキできないのか，調整の問題としてスピードコントロールできないのか，これらを検討していく．例えば，骨盤帯を取り巻く股関節周囲筋および体幹筋力，異常筋緊張によって骨盤帯ではできない立脚側への重心側方移動を代償的に頭部および体幹の側方移動で行っている可能性も考えられる．

#### ⅰ）関節可動域検査

股関節内転の可動域制限と外転筋の異常筋緊張が混在していることがある．大腿筋膜張筋の短縮が疑われる時は，整形学的検査として Ober test を実施する．足部の内がえし，および外がえしも確認し，足部の可動域制限がより近位部の関節運動を制限していないかを検討する．

#### ⅱ）筋力検査

歩行では 10% MVC にも満たないため，筋活動の機能を確認する．具体的には最大限どの程度筋力があるか，あまりにも筋力低下が著しく問題となってはいないかを裏づけるための評価となる．そして，それが等尺性から求心性と遠心性運動に切り替えが可能かによって，このフェーズ前後の能力が変わってくる．

トレンデレンブルグがみられた場合の股関節外転筋力低下については，筋力検査が開放性運動連鎖（OKC：open kinetic chain）の検査であり，検査肢位が股関節外転 45° での筋力評価となっていることに留意する．そのため，股関節内転・外転中間位での等尺性から遠心性運動の筋機能を検討する．また，CKC としての筋機能に問題を有していることもある．中殿筋だけではなく，大殿筋上部線維，大腿筋膜張筋も外転作用を有することに留意する．拮抗筋としては股関節内転筋の同時収縮機能も検討する．この拮抗筋の異常筋緊張が外転筋の筋活動を抑制していることもある．片麻痺などでは，立脚相で必要となる下肢の伸展運動では病的な伸筋共同運動が優位であるため，股関節が内転位での初期接地のままで股関節が内転位

となっていることもある．この場合は，筋緊張の評価も行う．

　股関節伸展筋力の低下があると，骨盤前方突出と前方回旋の機能が低下するため，荷重反応期からの移行が不十分となっている可能性がある．片足ブリッジで骨盤が挙上側へシフトしてこないケースなどは，この可能性がある．また，体幹屈曲・伸展・回旋筋力の低下が関与していることもある．この場合は，筋力の量的要素よりも筋力のバランスを検討する．なかでも内腹斜筋・外腹斜筋や対側広背筋といった回旋筋群の筋活動性が問題となることがある．例えば，おしぼりは垂直に立てておくには，おしぼりをねじるとたやすくなる．つまり，回旋要素は立脚中期の支持性に大切な要素となる．いずれにしても，活動張力としての筋力というよりも静止張力としての筋緊張や筋活動のバランスに注目する．

### ⅲ）筋緊張検査

　外転筋の筋緊張異常として，筋緊張が低下しており，側方移動が制御できない可能性を検討する．逆に筋緊張を高めて，股関節の過度な外転位の固定となっている可能性も検討する．また，拮抗筋である内転筋の筋緊張異常も確認する．筋緊張を高めて側方移動を過小に制御している可能性を検討するが，この場合は股関節外旋位を伴うことが多い．例えば，大腿四頭筋の筋緊張異常として，筋緊張が低下しており，股関節を外旋させ，内転筋で重心の前方移動を代償している可能性も検討する．逆に筋緊張を高めて，重心の前後移動の制御を優先させている可能性も検討する．体幹筋の筋緊張異常としては，筋緊張が低下しており，側方移動が制御できない可能性，逆に筋緊張を高めて，上部体幹で側方移動を行っている可能性を検討する．これらは，荷重下で適切な筋緊張を有しているかをブリッジや膝立ち位で確認することもある．具体的には，これらの動作で骨盤側方移動を誘導した際に，依存的であれば筋緊張が低いと考え，誘導に抵抗するようであれば，筋緊張が高まっていると考える．

### ⅳ）立ち直り反応検査

　頭部や体幹の適度な正中位への側屈としての立ち直り反応が低下しているため，骨盤を側方移動できない場合がある．なお，立ち直り反応は側屈位ではなく，側屈運動であることに留意して検査し，その運動が生じない理由となる機能障害を検討する．具体的には，起き上がり（on hand からの長座位，on hand から座位）での立ち直り反応と座位での立ち直り反応を確認する．座位では側方リーチにて機能制限の評価も実施する．

### ⅴ）下肢変形の確認

　ラテラルスラストはもちろんのこと，膝関節の内反により側方移動が不十分となっている可能性がある．そのため大腿脛骨角（FTA：femoro-tibial angle）など構築学的要素を確認し，骨盤の側方偏位との関係性を検証していく．

### ⅵ）脚長差

　長いほうの下肢には体重をかけずらいため，骨盤の側方偏位が生じていない可能性がある．一般には下肢長3cm以上差があると，伸び上がり歩行など異常歩行を呈するとされている．この場合は，歩高して骨盤の側方偏位に変化があるか確認する．また遊脚側が長いため，その代償として体幹を側屈することもある．

### ⅶ）高次能機能検査

　半側空間無視や身体失認，プッシャー症候群などの影響についても，必要ならば機能障害の評価として確認する．

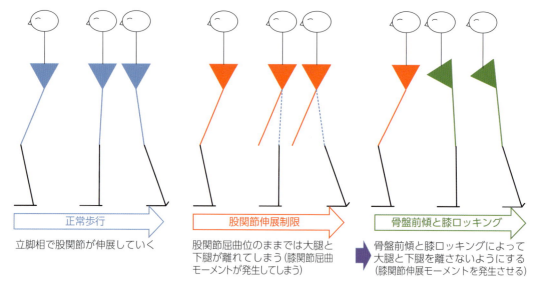

図40 股関節伸展制限と膝関節ロッキングの関係性

### viii）痛 み

荷重時痛があるため，立脚中期での体重移動が困難となっている可能性も考えられる．この場合は，立位から一側に少しずつ荷重をかけていき，痛みの増悪と荷重側下肢のアライメント変化の関係を確認する．

【矢状面でよくみられる逸脱した型】
❶股関節伸展が不十分．
❷膝関節ロッキング．
❸膝折れ．
❹体幹の前傾．
❺腰椎の過度な前弯．

### ⅰ）関節可動域検査

股関節伸展の可動域制限を確認し，これが筋短縮なのか，筋緊張異常により重心移動を伴う際に制限が強まっているのかを確認する．その際，Thomas test や Ely test にて筋短縮の確認を行う．股関節伸展制限は，膝関節のロッキング，それに伴う体幹前傾または骨盤前傾位に対する過度な腰椎の前弯にも影響する（図40）．また足関節背屈の可動域制限が，下腿の前傾を阻害し，膝関節のロッキングや歩行という重心の前方移動に対する代償として体幹前傾，腰椎の過度な前弯が生じていることもある．

### ⅱ）筋力検査

膝関節伸展と股関節伸展の筋力検査を行う．膝関節伸展筋力が低下していると膝の安定性が保証されず，骨性支持を得ようとする膝ロッキングや，膝折れを生じる可能性がある．股関節伸展筋力が低下していると，初期接地から荷重反応期での股関節伸展活動が保証されないため骨盤の前方突出が不十分となり，立脚中期以降の股関節伸展が不十分となっていることも考えられる．また，片麻痺などでは病的な伸筋共同運動が出現し，このような逸脱した

型が生じていることもある．

　ⅲ）**筋緊張検査**

　膝関節伸展筋群，足関節底屈筋群，股関節屈筋群，腰部伸筋群の筋緊張検査を行う．膝関節伸展筋群は，亢進していても低下していても膝関節のロッキングは生じる．特に低下していると膝折れが生じる．足関節底屈筋群は亢進していることが多く，これが足関節底屈位を引き起こし，下腿前傾を阻害して膝関節がロッキングしていることもある．また，膝関節のロッキングは関節運動としての股関節伸展が不十分であるため生じていることもある．

　ⅳ）**感覚検査**

　特に膝関節の深部感覚の低下が，これらの逸脱した型を生じさせる原因となっていることもある．

　【水平面でよくみられる逸脱した型】

　❶骨盤帯の後退．

　❷肩甲帯の後退．

　❸股関節の外旋．

　❹体幹の後方回旋．

　これらは関節可動域の確認など機能障害の確認は必要となるが，むしろ寝返りや起き上がりといった回旋を必要とする動作での逸脱性との関係性を検証していく必要がある．また，片麻痺などでは上肢・下肢の病的な共同運動や異常筋緊張の影響も確認する．

### d．治療介入を行い，再度の動作分析を行う

　機能障害と機能的制限にアプローチし，立脚中期の最もポピュラーな機能的制限の指標となる片足立ちが変化することで，立脚中期の動作がどのように変化したかを再度動作分析する．片足立ちの変化を客観的に示すためにも，保持時間や荷重量といったモトメトリーのデータを計測することをいつも心がけておく．

　トレーニングに向けては，このフェーズからの自由度を高めていく必要性があるタイプなのか，逆にこのフェーズでの過度な自由度を狭めていく必要があるタイプなのかを対象者によって判断していくことがポイントになる．例えば，片麻痺ではこのフェーズでの過度な固定性は病的な症状によって崩れない状態の結果として現れているのか，それとも不安定性の代償として過度に固定しているのか．トレーニングとしては，姿勢を保持するトレーニングから徐々に，このフェーズ前後に重心移動の幅を広げていく時の異常な筋緊張を調整していくことを意識する．運動失調症では，より同時収縮としての等尺性運動による固定性向上を意識する．パーキンソン病では，過度な固定性を崩していくために求心性と遠心性運動のトレーングを意識する．つまり，トレーニングにおいては姿勢と動作をつなぎ合わせるために疾患のどの特性が弊害となっているのかを考えることが大切となる．

　トレーニングは広義の動作分析後に，問題点を抽出して機能的制限に対するアプローチとして実施することとなるが，その手技は画一的ではない．機能障害の程度によって，手技を変える工夫がセラピストには必要とされる．それには動作と機能的制限，機能障害との関連性を検討していく広義の姿勢・動作分析能力が重要となる．

## 5）立脚終期（TSt：terminal stance）の理念型

| 相 | 立脚相 | 相 | 立脚相 |
|---|---|---|---|
| キーポイント | 股関節伸展（5～15°へ），下腿三頭筋の遠心性運動，足関節背屈位 | 体　幹 | 直立位 |
| | | 骨盤帯 | 5°後方回旋位 |
| キー筋活動 | 下腿三頭筋 | 股関節 | 5～15°伸展位 |
| 歩行周期での時間的割合と役割 | 30～50% | 活動筋 | ― |
| | 落下の制御（下腿三頭筋） | 膝関節 | 5～0～5°屈曲位 |
| | 前方への安定（足関節，膝関節） | 活動筋 | ― |
| | フォアフットロッカー，支持基底面より前の重心を制御 | 足関節 | 5～10°背屈位 |
| | | 活動筋 | 下腿三頭筋 |

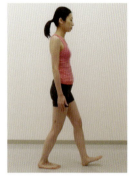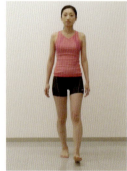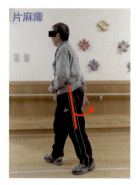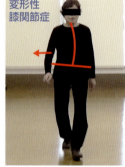

股関節伸展の不十分，股関節過度な外旋　　骨盤左下制，体幹右側屈，右上肢外転

## 6）前遊脚期（PS：pre-swing）の理念型

| 相 | 立脚相 | 相 | 立脚相 |
|---|---|---|---|
| キーポイント | 膝関節屈曲（5～40°へ） | 体　幹 | 直立位 |
| キー筋活動 | 下腿三頭筋 | 骨盤帯 | 5°後方回旋位 |
| 歩行周期での時間的割合と役割 | 50～60% | 股関節 | 15～10°伸展位 |
| | 免　荷 | 活動筋 | 内転筋 |
| | トゥクリアランスの準備 | 膝関節 | 5～40°屈曲位 |
| | フォアフットロッカー，足関節底屈・股関節屈曲での膝関節屈曲制御 | 活動筋 | ― |
| | | 足関節 | 10°背屈位～15°底屈位 |
| | | 活動筋 | ― |

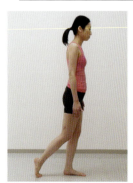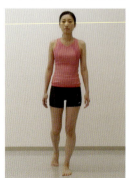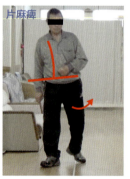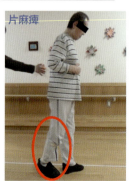

左骨盤過度な挙上，左股関節過度な外旋，体幹過度な右傾斜　　膝関節屈曲，MP関節背屈が不十分

## 7）遊脚初期（IS：initial swing）の理念型

| 相 | 遊脚相 | 相 | 遊脚相 |
|---|---|---|---|
| キーポイント | 膝関節屈曲（40〜60°へ） | 股関節 | 10°伸展位〜15°屈曲位 |
| キー筋活動 | ハムストリングス | 活動筋 | 股関節屈筋 |
| 歩行周期での時間的割合と役割 | 60〜75% | 膝関節 | 40〜60°屈曲位 |
|  | 下肢の加速 | 活動筋 | ハムストリングス |
|  | トゥクリアランスの確保 | 足関節 | 15〜5°底屈位 |
| 体　幹 | 直立位 | 活動筋 | 前脛骨筋 |
| 骨盤帯 | 5°後方回旋位 |  |  |

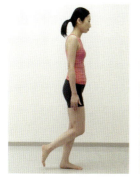 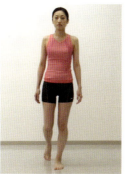 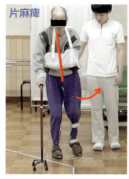 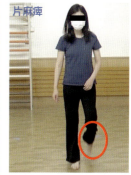

体幹過度な右傾斜，左股関節過度な外旋　　足部内がえし

## 8）遊脚中期（MSw：mid swing）の理念型

| 相 | 遊脚相 | 相 | 遊脚相 |
|---|---|---|---|
| キーポイント | 足関節背屈・股関節屈曲 | 股関節 | 15〜30°屈曲位 |
| キー筋活動 | 前脛骨筋 | 活動筋 | 股関節屈筋 |
| 歩行周期での時間的割合と役割 | 75〜85% | 膝関節 | 60〜25°屈曲位 |
|  | 歩幅の確保 | 活動筋 | 大腿二頭筋短頭 |
|  | トゥクリアランスの維持 | 足関節 | 5°底屈位〜中間位 |
| 体　幹 | 直立位 | 活動筋 | 前脛骨筋 |
| 骨盤帯 | 中間位 |  |  |

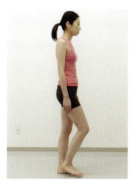 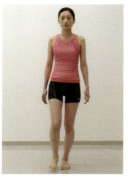 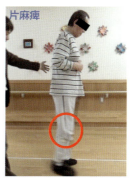 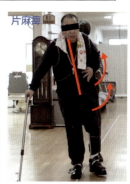

膝関節屈曲が不十分　　股関節外旋位，体幹骨盤後方回旋位，体幹傾斜

## 9）遊脚終期（TSw：terminal swing）の理念型

| 相 | 遊脚相 | 相 | 遊脚相 |
|---|---|---|---|
| キーポイント | 膝関節伸展減速 | 股関節 | 30〜20°屈曲位 |
| キー筋活動 | 前脛骨筋とハムストリングス | 活動筋 | ハムストリングス |
| 歩行周期での時間的割合と役割 | 85〜100% | 膝関節 | 25〜0〜5°屈曲位 |
| | 下肢の減速 | 活動筋 | 膝関節伸展筋 |
| | 落下の制御 | 足関節 | 中間位 |
| 体　幹 | 直立位 | 活動筋 | 前脛骨筋 |
| 骨盤帯 | 5°前方回旋位 | | |

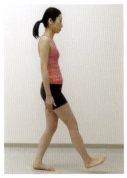
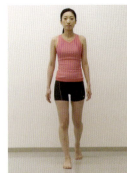
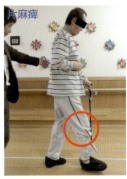
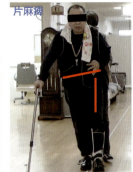

右膝関節伸展が不十分　　左股関節内転位

## 9．機能的制限の評価

　10m歩行での速度と歩数を確認する．また，持久性として6分間歩行テスト（6MWT：6 minutes walk test）を行うこともある．立ち上がり，歩行，ターンし，再び歩行し，ターンして着座する timed up and go test（TUG）は歩行のみならず，立ち上がり動作の機能制限の評価ともなる．特にパーキンソン病では，回旋要素，目標物に対する突進現象，動作開始の無動・寡動といった疾患の特性を含む，有益な機能的制限の評価となる．

### 文　献

1) Collin C, et al：Assessing motor impairment after stroke：a pilot reliability study. *J Neurol Neurosurg Psychiatry* **53**：576-579, 1990
2) Kumamoto T, et al：Effects of movement from a postural maintenance position on lumbar hemodynamic changes. *J Phys Ther Sci* **28**：1932-1935, 2016
3) Götz-Neumann K（著），月城慶一，他（訳）：観察による歩行分析．医学書院，2005

# III 症例動作分析の実際

## ● 動作分析を始める前に

- 本章の症例は，すべて Web 動画として収録されており，以下に動作分析についてのポイントを述べる．
- 「動作観察（狭義の動作分析）」と「考えられる検査・測定項目」を組み合わせたものが「動作分析」として記載している．考えられる検査・測定項目は，それぞれが「または (and, or)」で存在している．例えば，本書では【ROM 制限（頭頸部伸展），または筋力低下（頭頸部伸展），または M-tonus 異常（頭頸部屈筋群）】と検査・測定項目を記載している．そのため，その結果と動作観察の整合性が合わない時は，他の検査・測定項目も検討する必要がある．なお，前述の「（頭頸部伸展）」などは対象者の制限因子を記している．
- 寝返り，起き上がり，立ち上がりの相分けは，臨床での簡便性を重視して，最もシンプルな相分けとしている．
- 寝返り，起き上がり，立ち上がりの戻りに関する相分けについては本書では通常の動作方向での相分けで表現している．そのため，筋活動の表現とは逆になることがあるので注意する．
- 写真は目かくしの処理がされている人が対象者で逸脱型（基本的には左側に掲載），そうでない人が理念型（基本的には右側に掲載）として示している．
- 文中の略語については，関節可動域（ROM：range of motion），徒手筋力検査法（MMT：manual muscle test），筋トーヌス（M-tonus：muscle tonus），ブルンストローム片麻痺機能検査（BRS：Brunnstrom recovery stage），大腿脛骨角（FTA：femoro tibial angle），下肢伸展挙上（SLR：straight leg raise）である．

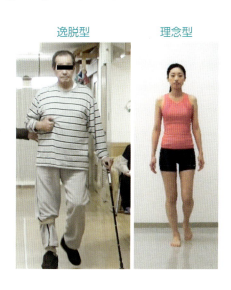

逸脱型　　理念型

## ● 軽度弛緩性麻痺を有する片麻痺

### 1．立ち上がり起立—矢状面

　開始姿勢の座位から両上肢で椅子を把持して立ち上がり，中腰位でいったん静止する．伸展相までは時間がかかるが実用レベルであり，終了姿勢の立位まで自立した立ち上がりである（起立）．

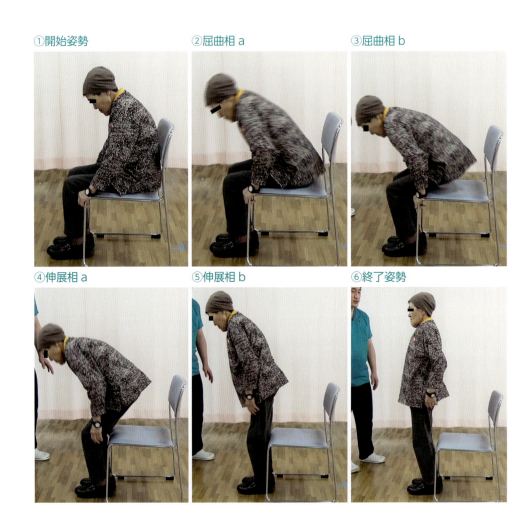

①開始姿勢　②屈曲相a　③屈曲相b　④伸展相a　⑤伸展相b　⑥終了姿勢

## 動作分析

### ①開始姿勢（図1）

　開始姿勢では，膝関節屈曲角度などの左右差は特にない．【ROM 制限（頭頸部伸展），または筋力低下（頭頸部伸展），または M-tonus 異常（頭頸部屈筋群），または感覚低下】のため頭頸

部屈曲位で視線は下方である．また，【ROM 制限（肩甲帯・肩関節・肘関節伸展），または筋力低下（肩甲帯伸展），または M-tonus 異常（肩甲帯周囲，肩関節・肘関節屈筋群），またはバランス低下（座位），または骨盤前傾の筋力低下（腸腰筋，大腿直筋，下部体幹伸展）】のため肩甲帯前方突出位，肩関節屈曲位，肘関節軽度屈曲位で上肢にて椅子を把持している．さらに【ROM 制限（体幹伸展），または筋力低下（上部体幹伸展），または M-tonus 異常（上部体幹屈筋群）】のため上部体幹屈曲位，下部体幹中間位，【ROM 制限（股関節屈曲，体幹伸展），または筋力低下（腸腰筋，大腿直筋，下部体幹伸展），またはバランス低下（座位），または感覚低下（殿部）】のため骨盤後傾位，股関節屈曲位，膝関節屈曲位，足関節背屈位である．

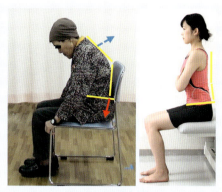

図1　開始姿勢

### ②屈曲相 a〜b（図2〜3）

　屈曲相 a では，【感覚低下】のため視線は下方で，【骨盤前傾の筋力低下，または筋力低下（股関節・膝関節伸展，足関節背屈），またはバランス低下（座位，中腰位）】のため上肢で椅子を把持したままとなる．【ROM 制限（股関節屈曲，SLR，体幹伸展），または筋力低下（腸腰筋，大腿直筋，下部体幹伸展），またはバランス低下（座位）】のため骨盤前傾および股関節屈曲は不十分となる．

　屈曲相 b では，【ROM 制限（体幹伸展），または筋力低下（体幹伸展），またはバランス低下（座位）】のため上部体幹屈曲位のままで，【骨盤前傾の筋力低下，または筋力低下（股関節・膝関節伸展，足関節背屈），またはバランス低下（座位，中腰位）】のため上肢で把持した椅子で引くように体幹を前傾する．そして，股関節屈曲および殿部は挙上するが，【ROM 制限（体幹伸展，股関節屈曲），またはバランス低下（中腰位），または筋力低下（下部体幹・股関節・膝関節伸展，足関節背屈）】のため上部体幹が伸展せず，骨盤前傾は不十分となり，体幹前傾も過剰となる．【筋力低下（膝関節伸展），または M-tonus 異常（膝関節伸筋群）】のため膝関節屈曲は不十分で，【筋力低下（股関節・膝関節伸展，足関節背屈），またはバランス低下（座位，中腰位）】のため上肢で椅子を押すような中腰位となる．

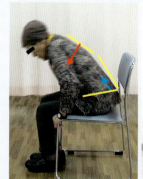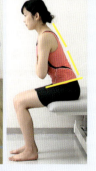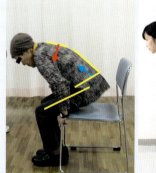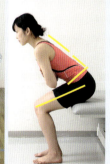

図2　屈曲相 a　　　　　　　　　　図3　屈曲相 b

### ③伸展相 a～b（図 4～5）

　伸展相 a では，【感覚低下（下肢），または立ち直り反応低下（頭頸部，体幹）】のため視線は下方のままで，上肢を椅子から離す際，【筋力低下（股関節・膝関節伸展，足関節背屈），またはバランス低下（中腰位）】のため，いったん動作が止まる．【ROM 制限（頭頸部・体幹伸展），または筋力低下（頭頸部・体幹伸展），または M-tonus 異常（頭頸部屈筋群，体幹屈筋群）】のため頭頸部伸展は不十分であり，上部体幹伸展も不十分な前傾位となる．

　伸展相 b では，【感覚低下（下肢），または立ち直り反応低下（頭頸部，体幹）】のため視線は下方のまま，股関節および膝関節は伸展し，体幹後傾するが【ROM 制限（頭頸部・体幹伸展），または筋力低下（頭頸部・体幹伸展），または M-tonus 異常（頭頸部・体幹屈筋群），または立ち直り反応低下（頭頸部，体幹）】のため頭頸部・体幹伸展は不十分で，【筋力低下（股関節伸展），または M-tonus 異常（股関節屈筋群・伸筋群）】のため股関節伸展に時間を要し，【ROM 制限（膝関節伸展），または筋力低下（膝関節伸展），または M-tonus 異常（膝関節伸筋群・膝関節屈筋群）】のため膝関節伸展は不十分となる．

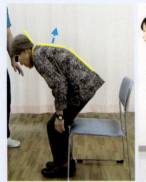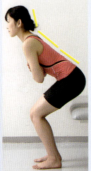

図 4　伸展相 a

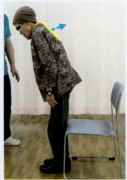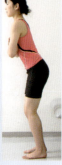

図 5　伸展相 b

### ④終了姿勢（図 6）

　終了姿勢では，股関節および膝関節の屈曲角度などの左右差は特になく，【ROM 制限（頭頸部伸展），または筋力低下（頭頸部伸展），または M-tonus 異常（頭頸部屈筋群），または感覚低下（下肢）】のため頭頸部軽度屈曲位で視線が下方となる．さらに【バランス低下（立位）】のため肩関節伸展位および肘関節軽度屈曲位，【ROM 制限（体幹伸展），または筋力低下（上部体幹伸展）】のため上部体幹軽度屈曲位，【バランス低下（立位）】のため下部体幹伸展位，【筋力低下（股関節伸展）】のため骨盤および股関節中間位，【ROM 制限（膝関節伸展），または筋力低下（膝関節伸展），または M-tonus 異常（膝関節伸筋群・屈筋群）】のため膝関節軽度屈曲位，【筋力低下（足関節背屈）】のため足関節背屈位となる．

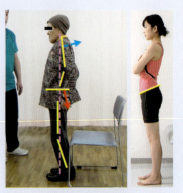

図 6　終了姿勢

## 動作分析から考える治療戦略

- 開始姿勢での骨盤後傾は，支持基底面を広げた姿勢保持の代償の可能性がある．
- 伸展相でハムストリングスの短縮により骨盤前傾，股関節・膝関節屈曲位であった姿勢が，最終姿勢では骨盤後傾，股関節中間位，膝関節軽度屈曲位となっていた可能性がある．
- stabilization strategy〔安定化戦略；force strategy（力戦略）〕を用いているため，中腰位でいったん静止し，伸展相に時間がかかっている．また，膝関節・股関節・体幹の協調した運動が不十分なため，動作のスムーズ性にかけている．
- トレーニングプログラムとしては，座位で前上方向へリーチトレーニングし，骨盤前傾および下部体幹伸展させたうえで上部体幹も伸展方向へ誘導する．
- 中腰位でのバランス低下による stabilization strategy の可能性があるため，中腰位で膝関節での vertical strategy（垂直戦略）をトレーニングし，momentum strategy（運動量戦略）を学習させるとよい．
- 伸展相 b で殿部が接床する程度の高さの椅子に着座して，その姿勢から終了姿勢にかけて両上肢バンザイを行わせることで，上部体幹伸展を誘導し，また背伸びをするように膝関節最終伸展も誘導する．

伸展相 a

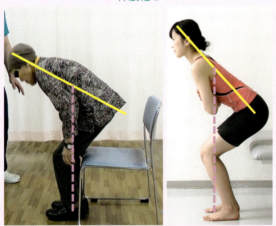

伸展相 a の逸脱型では，過度な体幹前傾による stabilization strategy がみられる

## 2．立ち上がり着座―矢状面

　開始姿勢の立位から中腰位で両上肢にて両大腿を把持し，屈曲相から急激に終了姿勢の座位となる自立した立ち上がりである（着座）．

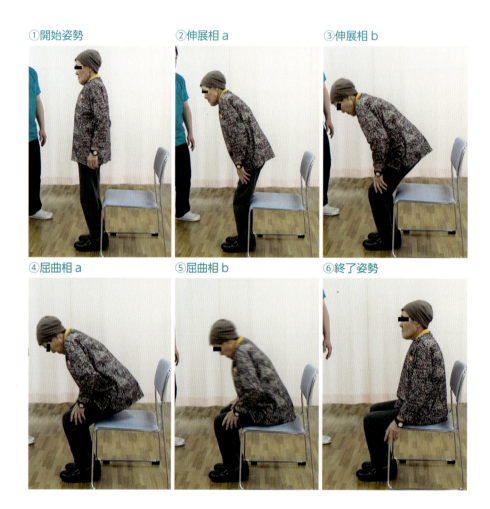

①開始姿勢　　②伸展相 a　　③伸展相 b
④屈曲相 a　　⑤屈曲相 b　　⑥終了姿勢

### 動作分析

#### ①開始肢位（図1）

　開始姿勢では，股関節および膝関節の屈曲角度などの左右差は特になく，【ROM 制限（頭頸部伸展），または筋力低下（頭頸部伸展），または M-tonus 異常（頭頸部屈筋群），または感覚低下（下肢）】のため頭頸部軽度屈曲位で視線は下方である．また，【バランス低下（立位）】のため肩関節伸展位，肘関節軽度屈曲位，【ROM 制限（体幹伸展），または筋力低下（上部体幹伸展）】のため上部体幹軽度屈曲位，【バランス低下（立位）】のため下部体幹伸展位，骨盤・股関

節中間位である．さらに【ROM 制限（膝関節伸展），または筋力低下（膝関節伸展），または M-tonus 異常（膝関節伸筋群・膝関節屈筋群）】のため膝関節軽度屈曲位，【筋力低下（足関節背屈）】のため足関節背屈位である．

### ②伸展相 a～b（図 2～3）

伸展相では，【ROM 制限（頭頸部伸展），または筋力低下（頭頸部伸展），または M-tonus 異常（頭頸部屈筋群），または感覚低下（下肢），または立ち直り反応低下（頭頸部）】のため頭頸部軽度屈曲位で視線は下方となる．また，【筋力低下（股関節・膝関節伸展，足関節背屈），またはバランス低下（中腰位）】のため手掌は大腿部におき，肩関節屈曲位で，【ROM 制限（体幹伸展），または筋力低下（上部体幹伸展），または立ち直り反応低下（体幹）】のため上部体幹屈曲位のまま体幹前傾し，股関節・膝関節屈曲位，足関節背屈位となる．【筋力低下（膝関節伸展），または M-tonus 異常（膝関節伸筋群・屈筋群）】のため左膝関節屈曲・伸展の動揺がみられる．

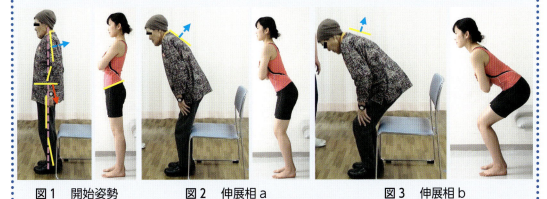

図 1　開始姿勢　　　　図 2　伸展相 a　　　　図 3　伸展相 b

### ③屈曲相 a～b（図 4～5）

屈曲相では，【感覚低下（下肢）】のため視線は下方で，【筋力低下（股関節・膝関節伸展，足関節背屈），またはバランス低下（中腰位）】のため手掌は大腿部においたままで，股関節・膝関節屈曲，足関節背屈し，【筋力低下（膝関節伸展），または M-tonus 異常（膝関節伸筋群）】のため左膝関節屈曲が一瞬強まり着座する．

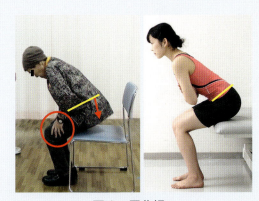 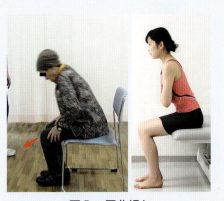

図 4　屈曲相 a　　　　　　　　　図 5　屈曲相 b

## ④終了姿勢（図6）

　終了姿勢では，股関節および膝関節屈曲角度などの左右差は特になく，【ROM 制限（頭頸部伸展），または筋力低下（頭頸部伸展），または M-tonus 異常（頭頸部屈筋群）】のため頭頸部軽度屈曲位で視線は前方となる．そして，【骨盤前傾の筋力低下（腸腰筋，大腿直筋，下部体幹伸展），またはバランス低下（座位）】のため肩関節および肘関節軽度屈曲位で手掌にて椅子を把持している．さらに【ROM 制限（体幹伸展），または筋力低下（上部体幹伸展），または M-tonus 異常（上部体幹屈筋群）】のため上部体幹屈曲位，【バランス低下（座位）】のため下部体幹中間位となる【ROM 制限（体幹伸展），または筋力低下（腸腰筋，大腿直筋，下部体幹伸展）】のため骨盤中間位，股関節・膝関節屈曲位，足関節背屈位となる．

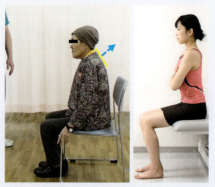

図6　終了姿勢

## 動作分析から考える治療戦略

・起立と着座では，上肢の使い方と座位姿勢が異なる．
・起立では重心前方移動のために上肢を用いて骨盤から体幹前傾，着座では上肢を大腿部に位置させて重心の後方移動を制御している可能性がある．
・開始姿勢では，ハムストリングスの短縮により骨盤後傾，股関節中間位，膝関節軽度屈曲位であった姿勢が，伸展相では骨盤前傾，股関節・膝関節屈曲位となっていた可能性がある．
・起立よりも着座では両上肢を大腿部に位置して，より stabilization strategy を用いていることが考えられ，また膝関節・股関節・体幹の協調した運動が不十分なため動作はスムーズさにかけている．
・下肢の筋力低下に起因する中腰位でのバランス低下による stabilization strategy の可能性があるため，中腰位で膝関節での vertical strategy をトレーニングして，momentum strategy を学習させるとよい．
・高齢者での着座動作においては momentum strategy を無理に行わせると，座面への急激な落下による脊椎圧迫骨折のリスクがあり，またその発見は遅れることがあるため注意する．
・トレーニングプログラムとしては中腰位の保持で等尺性運動を行い，立位から中腰位，中腰位から座位などにおける膝関節を中心とした遠心性運動を行うこれらを段階的に実施していく姿勢制御トレーニングなどが考えられる．

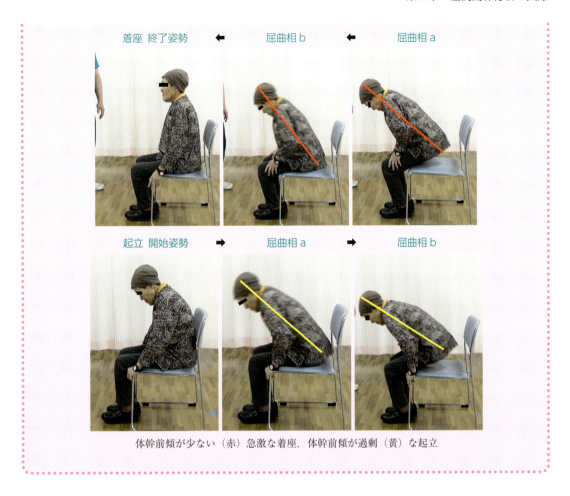

体幹前傾が少ない（赤）急激な着座，体幹前傾が過剰（黄）な起立

## 3．立ち上がり起立—前額面

　開始姿勢の座位から両上肢で椅子を把持して立ち上がり，終了姿勢の立位まで自立した立ち上がりである（起立）．

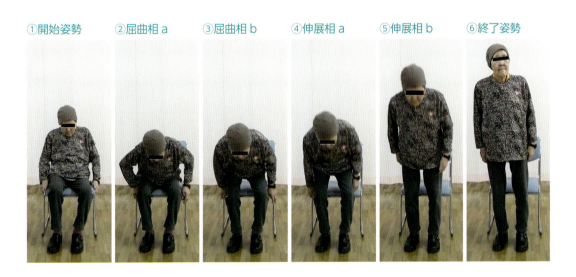

79

## 動作分析

### ①開始姿勢（図1）

開始姿勢では，【ROM 制限（頭頸部側屈），または筋力低下（頭頸部側屈），または M-tonus 異常（頭頸部側屈筋群），or バランス低下（座位），または感覚低下（下肢）】のため頭頸部右軽度側屈位，視線は下方である．また，【ROM 制限（肩甲帯下制），または M-tonus 異常（肩甲帯周囲筋群），またはバランス低下（座位）】のため肩甲帯左挙上位，肩関節軽度外転位，肘関節軽度屈曲位，両上肢で椅子を把持している．さらに，【ROM 制限（体幹側屈），または筋力低下（体幹回旋・側屈），または M-tonus 異常（体幹回旋・側屈筋群），またはバランス低下（座位）】のため上部体幹右側屈位・右軽度傾斜位，下部体幹左傾斜位，【ROM 制限（体幹側屈，股関節屈曲），または筋力低下（腸腰筋，大腿直筋，腰方形筋，下部体幹伸展），またはバランス低下（座位），または感覚低下（殿部）】のため骨盤左下制位，【ROM 制限（股関節内旋・内転），または筋力低下（股関節内旋・内転），または M-tonus 異常（股関節回旋・内転筋群），またはバランス低下（座位）】のため左股関節外旋・外転位である．

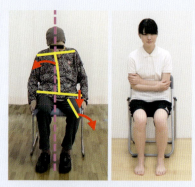

図1　開始姿勢

### ②屈曲相 a～b（図2～3）

屈曲相 a では，【感覚検査（下肢），またはバランス低下（座位，中腰位）】のため，視線は下方となる．さらに【バランス低下（座位，中腰位）】のため両上肢で椅子を把持し，【ROM 制限（体幹側屈），または筋力低下（体幹回旋・側屈），または M-tonus 異常（体幹回旋・側屈筋群），またはバランス低下（座位，中腰位）】のため体幹を右偏位し，両肘関節屈曲および肩関節水平外転（特に右）した上肢で椅子を引くように【バランス低下（座位，中腰位），または筋力低下（股関節・膝関節伸展，足関節背屈）】のため過剰に体幹前傾して離殿する．離殿後も【感覚低下（下肢），またはバランス低下（座位，中腰位）】のため視線は下方で，【バランス低下（座位，中腰位）】のため両上肢で椅子を把持する．

屈曲相 b では，【ROM 制限（頭頸部側屈，体幹側屈・回旋，股関節内旋・内転・外転），また

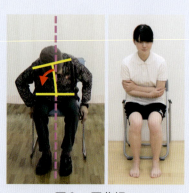

図2　屈曲相 a

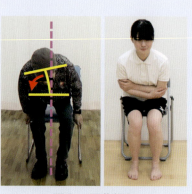

図3　屈曲相 b

は筋力低下（頭頸部側屈・回旋，体幹回旋・側屈，股関節外転・内転・伸展，膝関節伸展，足関節背屈），または M-tonus 異常（頭頸部側屈・回旋筋群，体幹回旋・側屈筋群，股関節外転・内転・回旋筋群，膝関節伸筋群，足関節背屈・底屈筋群），またはバランス低下（座位，中腰位）】のため頭頸部・肩甲帯・体幹・骨盤の右偏位が強まり，【ROM 制限（肩甲帯前方突出・後退），または M-tonus 異常（肩甲帯周囲筋群），またはバランス低下（座位，中腰位）】のため左肩甲帯高が高い状態での中腰位となる．

### ③伸展相 a〜b（図 4 〜 5 ）

伸展相 a では，【感覚低下（下肢），またはバランス低下（中腰位）】のため視線は下方で，【ROM 制限（肩甲帯下制），または M-tonus 異常（肩甲帯周囲筋群），またはバランス低下（中腰位），または下肢筋力低下（左右差）】のため左から右上肢の順に椅子から手掌を離す．また【ROM 制限（頭頸部側屈，体幹側屈・回旋），または筋力低下（頭頸部側屈，体幹回旋・側屈，股関節外転・内転），または M-tonus 異常（頭頸部側屈筋群，体幹回旋・側屈筋群，股関節外転・内転筋群），またはバランス低下（中腰位）】のため頭頸部・体幹・骨盤が右偏位し，さらに【ROM 制限（肩甲帯前方突出，後退），または M-tonus 異常（肩甲帯周囲筋群），バランス低下（中腰位）】のため左肩甲帯高が高い．

伸展相 b では，【感覚低下（下肢），またはバランス低下（中腰位，立位）】のため視線は下方で，また【ROM 制限（頭頸部側屈，体幹側屈・回旋），または筋力低下（頭頸部側屈，体幹回旋・側屈，股関節外転・内転・外旋・内旋），または M-tonus 異常（頭頸部側屈筋群，体幹回旋・側屈筋群，股関節外転・内転・外旋・内旋筋群），またはバランス低下（中腰位，立位）】のため頭頸部・体幹・骨盤が右偏位し，【ROM 制限（肩甲帯挙上・下制），または M-tonus 異常（肩甲帯周囲筋群），バランス低下（中腰位，立位）】のため左肩甲帯挙上となる．

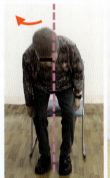
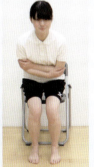
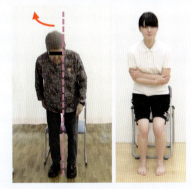

図 4　伸展相 a　　　　　　図 5　伸展相 b

### ④終了姿勢（図 6 ）

終了姿勢では，【ROM 制限（頭頸部側屈・回旋），または筋力低下（頭頸部側屈・回旋），または M-tonus 異常（頭頸部側屈筋群），または立ち直り反応低下（頭頸部），またはバランス低下】のため頭頸部右偏位・軽度右側屈位・右傾斜位・左後方回旋位，視線は前方となる．また，【ROM 制限（肩甲帯下制），または M-tonus 異常（肩甲帯周囲筋群），または立ち直り反応低下（頭頸部，体幹），またはバランス低下（立位）】のため肩甲帯右偏位・左挙上位，【ROM 制限（体幹側屈），または筋力低下（体幹回旋・側屈），または M-tonus 異常（体幹回旋・側屈筋群），

または立ち直り反応（体幹），またはバランス（立位）】のため上部体幹右偏位・右側屈位・右傾斜位，下部体幹右偏位となる．さらに【ROM制限（体幹側屈，股関節外転・内転），または筋力低下（体幹回旋・側屈，股関節外転・内転），またはM-tonus異常（体幹回旋・側屈筋群，股関節回旋・外転・内転筋群），または立ち直り反応低下（体幹），またはバランス低下（立位）】のため骨盤右偏位，【ROM制限（股関節外転・内転），または筋力低下（股関節外転・内転），またはM-tonus異常（股関節回旋筋群，外転・内転筋群），またはバランス低下（立位）】のため股関節左軽度外転位，【下肢長の左右差，またはFTA増大，またはROM制限（膝関節伸展），または筋力低下（膝関節伸展），または足部変形】のため膝関節軽度内反位となる．

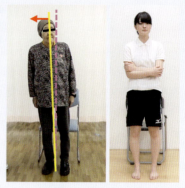

図6　終了姿勢

## 動作分析から考える治療戦略

- 立位時，左右の足底に体重計をおき，下肢荷重量の左右比較を行うと客観的な静的支持性の比較ができる．
- 可能であれば，座位の段階で左右の足底に体重計を置き，動作中の下肢荷重量の左右比較を行うと動的支持性の比較ができる．
- トレーニングプログラムとしては，中腰位での左下肢への荷重トレーニング，また中腰位での左下肢へ荷重しての右上肢挙上トレーニングが考えられる．

伸展相a

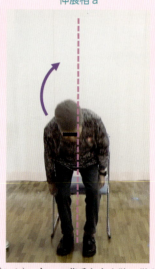

右偏位しているため（ピンク），左への荷重と右上肢の挙上で体幹伸展を促す（紫）

## 4．立ち上がり着座―前額面

開始姿勢の立位から中腰位で両上肢にて椅子を把持し，屈曲相から急激に最終姿勢の座位となる自立した立ち上がりである（着座）．

①開始姿勢　　②伸展相a　　③伸展相b　　④屈曲相a　　⑤屈曲相b　　⑥終了姿勢

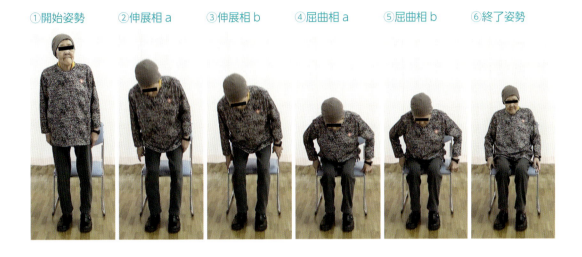

### 動作分析

#### ①開始姿勢（図1）

開始姿勢では，【ROM制限（頭頸部側屈・回旋），または筋力低下（頭頸部側屈・回旋），またはM-tonus異常（頭頸部側屈筋群），または立ち直り反応低下（頭頸部），またはバランス低下（立位）】のため頭頸部右偏位，軽度右側屈位，右傾斜位，左後方回旋位，視線は前方である．また，【ROM制限（肩甲帯下制），またはM-tonus異常（肩甲帯周囲筋群），または立ち直り反応低下（頭頸部，体幹），またはバランス低下（立位）】のため肩甲帯右偏位・左挙上位，【ROM制限（体幹側屈），または筋力低下（体幹回旋・側屈），またはM-tonus（体幹回旋・側屈筋群），または立ち直り反応低下（体幹），またはバランス低下（立位）】のため上部体幹右偏位・右側屈位・右傾斜位，下部体幹右偏位である．さらに【ROM制限（体幹側屈，股関節外転・内転），または筋力低下（体幹回旋・側屈，股関節回旋・外転・内転筋群），またはM-tonus異常（体幹回旋・側屈筋群，股関節回旋・外転・内転筋群），または立ち直り反応低下（体幹），またはバランス低下（立位）】のため骨盤右偏位，【ROM制限（股関節外転・内転），または筋力低下（股関節外転・内転），またはM-tonus異常（股関節回旋・外転・内転筋群），またはバランス低下（立位）】のため股関節左軽度

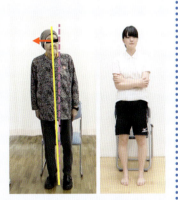

図1　開始姿勢

外転位,【下肢長の左右差,または FTA 増大,または ROM 制限（膝関節伸展），または筋力低下（膝関節伸展），または足部変形】のため膝関節軽度内反位である．

## ②伸展相 a～b（図 2～3）

伸展相 a では【感覚低下（下肢），またはバランス低下（中腰位，立位）】のため視線は下方となる．また,【ROM 制限（頭頸部側屈，体幹側屈・回旋，股関節外転・内転・外旋・内旋），または筋力低下（頭頸部側屈，体幹回旋・側屈，股関節外転・内転・外旋・内旋），または M-tonus 異常（頭頸部側屈筋群，体幹回旋・側屈筋群，股関節外転・内転・外旋・内旋筋群），またはバランス低下（中腰位，立位）】のため頭頸部・肩甲帯・体幹・骨盤が右偏位し，さらに【ROM 制限（肩甲帯挙上・下制），または M-tonus 異常（肩甲帯周囲筋群），またはバランス低下（中腰位，立位）】のため左肩甲帯挙上位し,【ROM 制限（体幹側屈・回旋，股関節外転・内転・外旋・内旋），または筋力低下（体幹回旋・側屈，股関節外転・内転・外旋・内旋），または M-tonus 異常（体幹回旋・側屈筋群，股関節外転・内転・外旋・内旋筋群），またはバランス低下（中腰位，立位）】のため右上肢で椅子を把持しようとする．

伸展相 b では【感覚低下（下肢），またはバランス低下（中腰位）】のため視線は下方のままで,【ROM 制限（体幹側屈・回旋），または筋力低下（体幹回旋・側屈），または M-tonus 異常（体幹側屈・回旋筋群），またはバランス低下（中腰位）】のため体幹右側屈・左後方回旋し,【ROM 制限（頭頸部側屈，体幹側屈・回旋），または筋力低下（頭頸部側屈，体幹回旋・側屈，股関節外転・内転），または M-tonus 異常（頭頸部側屈筋群，体幹回旋・側屈筋群，股関節外転・内転筋群），またはバランス低下（中腰位）】のため頭頸部・肩甲帯・体幹・骨盤の右偏位が強まり,【ROM 制限（肩甲帯前方突出，後退），または M-tonus 異常（肩甲帯周囲筋群），またはバランス低下（中腰位）】のため左肩甲帯高が高い．

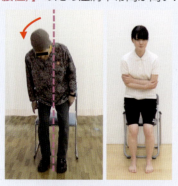
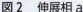
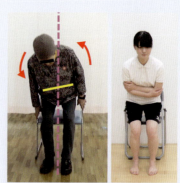

図 2　伸展相 a　　　　　　図 3　伸展相 b

## ③屈曲相 a～b（図 4～5）

屈曲相 a では,【筋力低下（体幹回旋・側屈，股関節外転・内転・外旋・内旋，膝関節伸展，足関節背屈），または M-tonus 異常（体幹回旋・側屈筋群，股関節外転・内転・外旋・内旋筋群，膝関節伸展筋群，足関節背屈・底屈筋群），またはバランス低下（中腰位，座位）】のため右上肢，左上肢の順に肘関節屈曲および肩関節水平外転した上肢で椅子を把持し，頭頸部・体幹・骨盤の右偏位が弱まる．

屈曲相 b では,【筋力低下（体幹回旋・側屈，股関節外転・内転・外旋・内旋，膝関節伸展，足関節背屈），または M-tonus 異常（体幹回旋・側屈筋群，股関節外転・内転・外旋・内旋筋

群,膝関節伸展筋群,足関節背屈・底屈筋群),またはバランス低下(中腰位,座位)】のため右殿部から着座し,頭頸部・肩甲帯が正中位となる.【ROM 制限(体幹側屈・回旋),または筋力低下(体幹回旋・側屈),または M-tonus 異常(体幹回旋・側屈筋群),またはバランス低下(中腰位,座位)】のため体幹右側屈し,【ROM 制限(肩甲帯挙上・下制),または M-tonus 異常(肩甲帯周囲筋群),またはバランス低下(中腰位,座位)】のため左肩甲帯挙上している.

### ④終了姿勢(図6)

終了姿勢では,【ROM 制限(頭頸部側屈),または筋力低下(頭頸部側屈),または M-tonus 異常(頭頸部側屈・回旋筋群),またはバランス低下(座位)】のため頭頸部右軽度側屈位し,【感覚低下(下肢),または立ち直り反応低下(頭頸部)】のため視線は下方となり【ROM 制限(肩甲帯下制),または M-tonus 異常(肩甲帯周囲筋群),またはバランス低下(座位)】のため肩甲帯左挙上位・右下制位,肩関節軽度外転位,肘関節軽度屈曲位,両上肢で椅子を把持している.また【ROM 制限(体幹側屈),または筋力低下(体幹回旋・側屈),または M-tonus 異常(体幹回旋・側屈筋群),またはバランス低下(座位),または立ち直り反応低下(体幹)】のため上部体幹右側屈位・右軽度傾斜位,下部体幹左傾斜位となる.さらに【ROM 制限(体幹側屈,股関節屈曲),または筋力低下(腸腰筋,大腿直筋,腰方形筋,下部体幹伸展),またはバランス低下(座位),または感覚低下(殿部)】のため骨盤左下制位,【ROM 制限(股関節外転・内転・外旋・内旋),または筋力低下(股関節外転・内転・外旋・内旋),または M-tonus 異常(股関節外転・内転・外旋・内旋筋群),またはバランス低下(座位)】のため股関節右内転位となる.

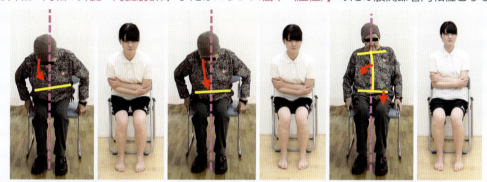

図4　屈曲相a　　　図5　屈曲相b　　　図6　終了姿勢

## 動作分析から考える治療戦略

・着座時,左右に体重計をおき,下肢荷重量の左右比較を行うと客観的な支持性の比較ができる.
・トレーニングプログラムとしては,頭部が正中位と右偏位に切り替わる高さでの中腰位の保持からゆっくりとした起立および着座のトレーニングが考えられる.

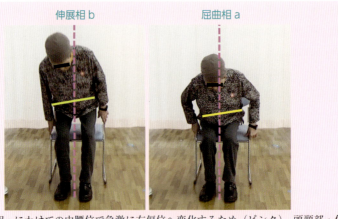

　伸展相 b から屈曲相 a にかけての中腰位で急激に右偏位へ変化するため（ピンク），頭頸部・体幹を正中位とした中腰位の保持からトレーニングし，その後，屈曲相と伸展相に運動範囲を広げていく．その際，骨盤帯も水平となるようにする（黄）

## 5．寝返り―背臥位から腹臥位

　背臥位から右側への側臥位を経た，半腹臥位までの自立した寝返りである．

①開始姿勢

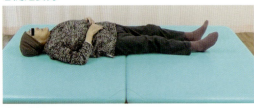

②屈曲相 a

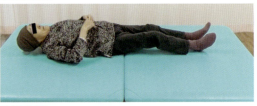

③屈曲相 b

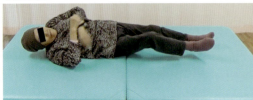

④屈曲相 c

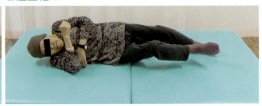

⑤屈曲相 d

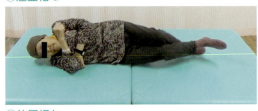

⑥伸展相 a

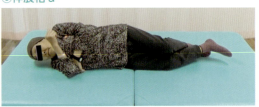

⑦伸展相 b

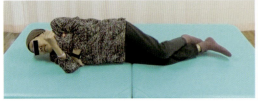

⑧終了姿勢

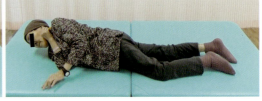

## 動作分析

### ①開始姿勢（図1）

　開始姿勢では，【ROM 制限（肩関節内転，肘関節・左膝関節伸展），または M-tonus 異常（肩関節内転筋群，肘関節・左膝関節屈筋群）】のため両肩関節軽度外転位，肘関節軽度屈曲位，左膝関節軽度屈曲位である．

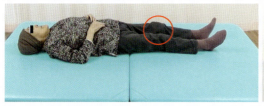
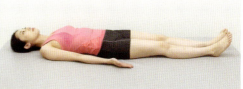

図1　開始姿勢

### ②屈曲相 a〜d（図2〜5）

　屈曲相では，【ROM 制限（頭頸部屈曲・回旋），または M-tonus 異常（頭頸部屈筋群・伸筋群）】のため不十分な頭頸部屈曲・回旋および右下肢屈曲となる．【ROM 制限（肩甲帯屈曲），または筋力低下（肩甲帯前方突出），または M-tonus 異常（肩甲帯周囲筋群），または BRS（Ⅲ，Ⅳ）】のため左肩甲帯は挙上し，左肩甲帯前方突出は不十分となる．【ROM 制限（体幹回旋），または筋力低下（体幹回旋），または M-tonus 異常（体幹回旋筋群），または立ち直り反応低下（頸部，体幹，骨盤）】のため分節的な体軸内回旋が不十分で骨盤も同時に前方回旋し，また【ROM 制限（股関節外転），または M-tonus 異常（股関節内転・屈筋群）】のため右下肢屈曲と右股関節内転が強まる．さらに【筋力低下（体幹回旋），または M-tonus 異常（肩甲帯周囲筋群，肩関節内転筋群），または BRS（Ⅲ），または立ち直り反応低下（頸部，体幹，骨盤）】のため左肩関節内転，左肩甲帯と骨盤が同時に前方回旋し，左下肢屈曲および右股関節内転が強まる．その後，右下肢は接床するが，【ROM 制限（左股関節外転，左膝関節伸展），または M-tonus 異常（股関節内転・屈筋群）】のため左下肢屈曲，左股関節内転，左膝関節屈曲した側臥位となる．

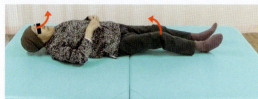
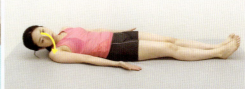

図2　屈曲相 a

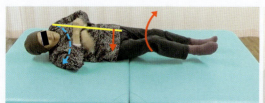
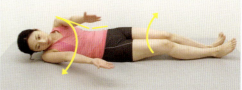

図3　屈曲相 b

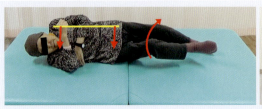 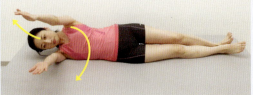

図4　屈曲相 c

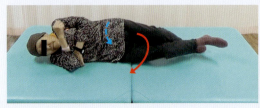 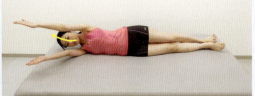

図5　屈曲相 d

### ③伸展相 a〜b（図6〜7）

　伸展相では，頭頸部伸展・回旋および左骨盤前方回旋するが【ROM 制限（体幹伸展，股関節伸展，膝関節伸展），または筋力低下（体幹伸展・回旋，股関節・膝関節伸展），または M-tonus 異常（体幹回旋筋群，左股関節屈筋群・伸筋群，左膝関節屈筋群），または立ち直り反応低下（頸部，体幹，骨盤）】のため体幹伸展および下肢伸展は不十分となる．左下肢が膝から接床すると左下肢は伸展するが不十分であり，また体幹伸展を強めるが【ROM 制限（右肩甲帯後退，体幹回旋），または筋力低下（右肩甲帯後退，体幹回旋），または M-tonus 異常（右肩甲帯周囲筋群，体幹回旋筋群）】のため右肩甲帯の後退および体幹の右後方回旋が不十分となる．

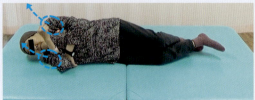 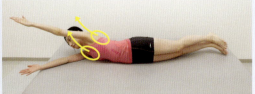

図6　伸展相 a

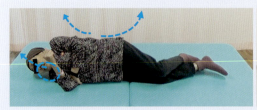 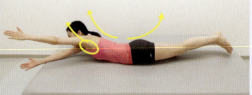

図7　伸展相 b

### ④終了姿勢（図8）

　終了姿勢では腹臥位まで移行せず，体幹伸展位のまま【ROM 制限（体幹回旋・伸展，左股関節・左膝関節伸展，右肩甲帯後退），または筋力低下（体幹回旋，左股関節・左膝関節伸展，右

肩甲帯後退)，または M-tonus 異常（体幹回旋筋群，左股関節・左膝関節屈筋群，右肩甲帯周囲筋群），または立ち直り反応低下（頸部，体幹，骨盤)】のため左股関節屈曲位，左膝関節屈曲位，右肩甲帯前方突出した半腹臥位で動作を終える．

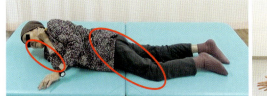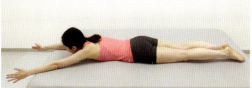

図8　終了姿勢

## 動作分析から考える治療戦略

- 片麻痺では，上肢は伸筋共同運動よりも屈筋共同運動に支配されやすいため，左上肢の病的な屈筋共同運動および肩甲帯の M-tonus 異常が出現している．
- 開始姿勢から屈曲相aへの移行において，頭頸部筋の使い方が逸脱型となっているため，顎を右肩に近づけるイメージの再学習が必要である．
- トレーニングプログラムとしては，頭頸部の屈曲・回旋，肩甲帯前方突出と後退，体幹の分節的な回旋運動のトレーニングが考えられる．

開始姿勢

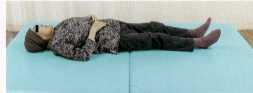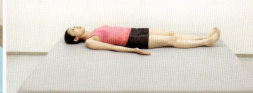

屈曲相a

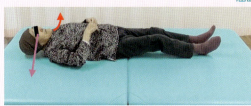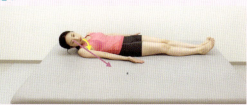

開始姿勢から屈曲相aへの運動開始において，両者とも頸部右側屈しているが，頸部の回旋方向が異なっているため，下顎の動き（赤と黄），視線（ピンク）も異なる

## 6．寝返り―腹臥位から背臥位

半腹臥位から左への側臥位を経た，背臥位までの自立した寝返りである．

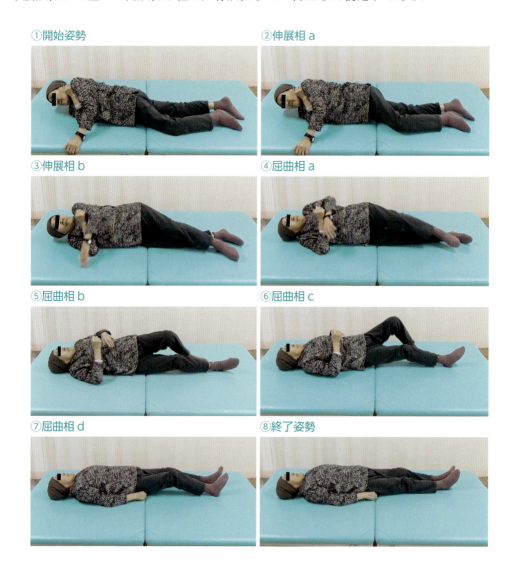

①開始姿勢　②伸展相a　③伸展相b　④屈曲相a　⑤屈曲相b　⑥屈曲相c　⑦屈曲相d　⑧終了姿勢

> ### 動作分析
>
> #### ①開始姿勢（図1）
>
> 　開始姿勢では，【ROM 制限（体幹回旋・伸展，左股関節・左膝関節伸展，右肩甲帯後退），または筋力低下（体幹回旋，左股関節・左膝関節伸展，右肩甲帯後退），または M-tonus 異常（体幹回旋筋群，左股関節・左膝関節屈筋群，右肩甲帯周囲），または立ち直り反応低下（頸部，体幹，骨盤）】のため体幹伸展位，左股関節・左膝関節屈曲位，右肩甲帯前方突出した半腹臥位である．

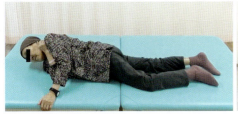

図1　開始姿勢

### ②伸展相 a〜b（図2〜3）

　伸展相では，骨盤左後方回旋，頭頸部回旋，左肩甲帯と骨盤を同時に後方回旋し，【立ち直り反応低下（頸部，体幹，骨盤），または ROM 制限（体幹回旋），または筋力低下（体幹回旋），または M-tonus 異常（体幹回旋筋群）】のため分節的な体軸内回旋は不十分である．【ROM 制限（肘関節伸展），または M-tonus 異常（肘関節屈筋群），または BRS（Ⅲ，Ⅳ）】のため肘関節屈曲位で側臥位となる．

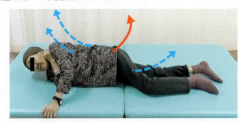

図2　伸展相 a

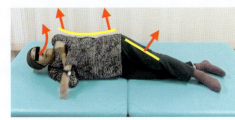

図3　伸展相 b

### ③屈曲相 a〜d（図4〜7）

　屈曲相では，左股関節伸展・外転し，【ROM 制限（左膝関節伸展，左 SLR），または M-tonus 異常（左膝関節屈筋群）】のため左膝関節屈曲位のまま左足底は接床となる．さらに左肩甲帯および骨盤は左後方回旋し，【ROM 制限（左膝関節伸展，左 SLR），または M-tonus 異常（左膝関節屈筋群）】のため左下肢が立膝位となる．左から右の順に下肢は伸展し，【ROM 制限（左膝関節伸展），または M-tonus 異常（左膝関節屈筋群）】のため左膝関節軽度屈曲位となる．

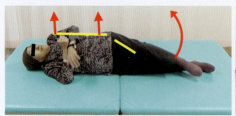 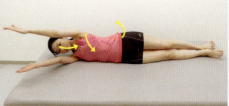

図4　屈曲相a

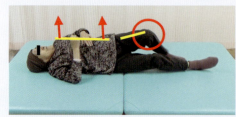 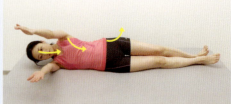

図5　屈曲相b

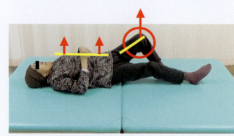 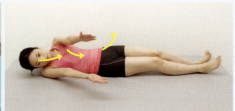

図6　屈曲相c

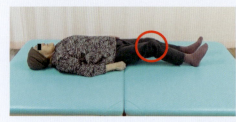 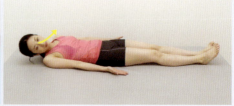

図7　屈曲相d

④**終了姿勢**（図8）

　終了姿勢では，両肩関節軽度外転位，【ROM制限（左膝関節伸展），またはM-tonus異常（左膝関節屈筋群）】のため左膝関節軽度屈曲位の背臥位となる．

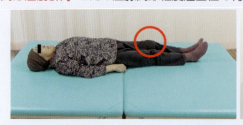 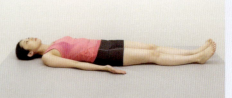

図8　終了姿勢

## 動作分析から考える治療戦略

・頭頸部・体幹・下肢の屈曲位（黄）から分節的な体軸内回旋が不十分なため，頭頸部・体幹・下肢を同時に伸展し，肩甲帯と骨盤を左後方回旋している（赤）．そのため，伸展相 a から伸展相 b にかけて下肢伸展からの体軸内回旋を誘導するトレーニングが考えられる．

伸展相 a  伸展相 b

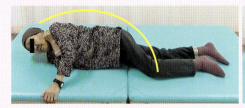 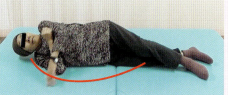

## 7．起き上がり―背臥位から端座位

背臥位から on elbow, 次に on hand を経て端座位となる右側への自立した起き上がりである．

①開始姿勢　　　　　　　　②屈曲相 a　　　　　　　　③屈曲相 b

④屈曲相 c　　　　　　　　⑤屈曲相 d　　　　　　　　⑥伸展相 a

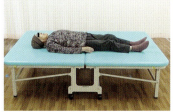 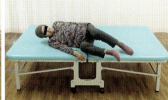 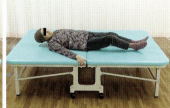

⑦伸展相 b　　　　　　　　⑧伸展相 c　　　　　　　　⑨伸展相 d

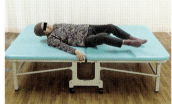 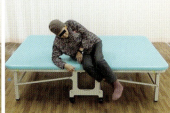 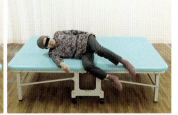

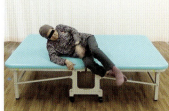 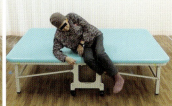 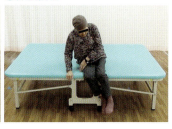

⑩終了姿勢

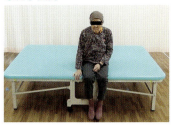

## 動作分析

### ①開始姿勢（図1）

開始姿勢では両肩関節軽度外転し，【ROM 制限（左膝関節伸展），または M-tonus 異常（左膝関節屈筋群）】のため左膝関節軽度屈曲位の背臥位である．

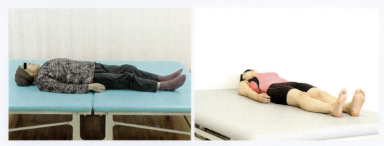

図1　開始姿勢

### ②屈曲相 a〜d（図2〜5）

屈曲相 a では，頭頸部右回旋および右肩関節外転から運動を開始し，右上肢でベッド端を把持するが，この時【ROM 制限（頭頸部屈曲，肩甲帯前方突出），または筋力低下（頭頸部屈曲），または M-tonus 異常（頭頸部・左膝関節屈筋群），または立ち直り反応低下（頸部，体幹）】のため頭頸部屈曲および左肩甲帯前方突出とリーチは不十分となる．

屈曲相 b では，頭頸部屈曲するが，【ROM 制限（肩甲帯前方突出），または筋力低下（肩甲帯前方突出，肩関節水平内転），または M-tonus 異常（肩甲帯周囲筋群），または BRS（Ⅲ，Ⅳ）】のため左肩甲帯前方突出とリーチは不十分となる．また，【筋力低下（体幹屈曲・回旋）】のため右下肢の過剰な屈曲および右股関節外転となる．

屈曲相 c では，【ROM 制限（肩甲帯前方突出，体幹回旋），または筋力低下（肩甲帯前方突出，体幹回旋），または M-tonus 異常（肩甲帯周囲筋群，体幹回旋筋群），または立ち直り反応低下（頸部，体幹，骨盤），または BRS（Ⅲ，Ⅳ）】のため左肩甲帯前方突出とリーチおよび上部体幹屈曲・回旋は不十分で，同時に左肩甲帯と骨盤が左前方回旋し，両下肢軽度屈曲となる．

屈曲相 d では，【ROM 制限（肩甲帯前方突出，体幹回旋・側屈），または筋力低下（体幹屈曲・回旋），または M-tonus 異常（肩甲帯周囲筋群，体幹回旋筋群），または BRS（Ⅲ，Ⅳ），または感覚低下（上肢），または立ち直り反応低下（頸部，体幹，骨盤）】のため分節的な体軸内回旋は不十分で，左肩甲帯前方突出と骨盤左前方回旋が同時にみられ，左上肢のリーチおよび体幹左側屈および右肩甲帯後退が不十分となり，肩甲帯を接床したまま on elbow に移行せずに左股関節内転し，両下肢の屈曲を強める．

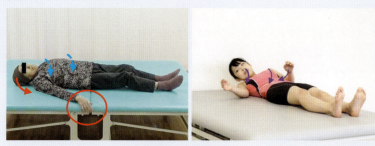

図2　屈曲相 a

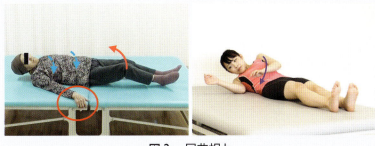

図3 屈曲相 b

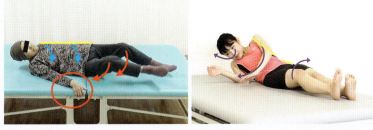

図4 屈曲相 c

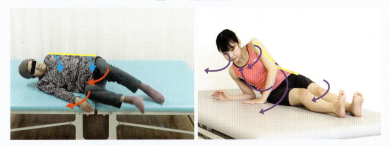

図5 屈曲相 d

### ③伸展相 a〜d（図6〜9）

　伸展相 a では，右肩関節外転角度を強めるが on elbow に移行せず，右下腿をベッド端から下垂させて両股関節を伸展し，【筋力低下（体幹屈曲・回旋）】のため右下腿の背面をベッド端に接する．左股関節内転および骨盤左前方突出するが，【ROM 制限（肩甲帯前方突出，体幹回旋・側屈），または筋力低下（肩甲帯前方突出，体幹屈曲・回旋），または M-tonus 異常（肩甲帯周囲筋群，体幹回旋筋群），または BRS（Ⅲ，Ⅳ），または感覚低下（上肢），または立ち直り反応低下（頸部，体幹，骨盤）】のため左肩甲帯と上部体幹が屈曲・回旋が不十分で on elbow に移行していないため，体軸内回旋と体幹の立ち直りが不十分となる．

　伸展相 b では，【筋力低下（体幹屈曲・回旋，右上肢）】のため右膝関節を屈曲して下垂した右下腿背面をベッド端に強く接し，頭頸部屈曲，体幹左側屈，左下肢屈曲，左肩甲帯前方突出させ，左下腿もベッド端から下垂し，左上肢屈曲，右肘関節屈曲，頭頸部左側屈，on elbow へと移行する．

　伸展相 c では，右肩関節水平伸展，右肘関節屈曲，左肩甲帯前方突出，骨盤左前方回旋し，on elbow となり，骨盤左下制となる．

　伸展相 d では，【筋力低下（体幹屈曲・回旋・側屈）】のため両下肢の回転モーメントを利用するように体幹左側屈および骨盤左下制して体幹を起こし，【バランス低下（座位）】のため右上肢でベッド端を把持しなおして on hand となる．

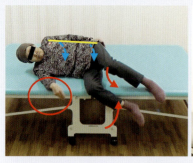 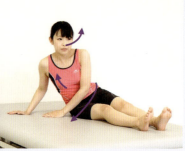

図 6　伸展相 a

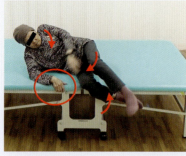 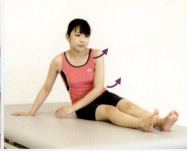

図 7　伸展相 b

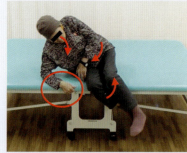 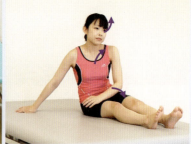

図 8　伸展相 c

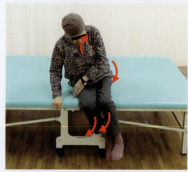 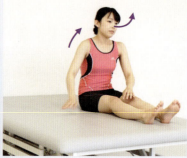

図 9　伸展相 d

④終了姿勢 (図 10)

終了姿勢では【バランス低下（座位）】のため右上肢でベッド端を把持し，【ROM 制限（頭頸部伸展），または筋力低下（頭頸部伸展），または M-tonus 異常（頭頸部屈筋群），またはバラ

ンス低下（座位）】のため頭頸部屈曲位となる．さらに【ROM制限（肩甲帯下制，肘関節伸展），またはM-tonus異常（肩甲帯周囲筋群，肘関節屈筋群），またはバランス低下（座位），またはBRS（Ⅲ）】のため左肩甲帯挙上位および左肘関節軽度屈曲位，【ROM制限（体幹側屈），または筋力低下（体幹側屈），またはM-tonus異常（体幹側屈筋群），またはバランス低下（座位）】のため体幹右軽度側屈位の端座位となる．

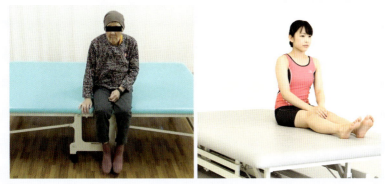

図10　終了姿勢

### 動作分析から考える治療戦略

- 片麻痺では，患側の肩甲帯前方突出と上肢リーチが不十分となるため，on elbowに移行できず，非患側の上肢に重心が近づかないため，起き上がり方向へ下肢を移動させることが多い．
- 片麻痺では，起き上がり方向への上部体幹回旋が不十分なため，on elbow側へ体重移動できず，また on handへの移行はベッド端から下垂した両下肢の重みによる回転モーメントを用いることが多く，そのため on handへの移行が遅くなることが多い．
- トレーニングプログラムとしては，on elbowまでの頭頸部屈曲・回旋，肩甲帯前方突出，体幹の分節的な回旋運動のトレーニングにより非患側の前腕での体重支持を促すことが考えられる．

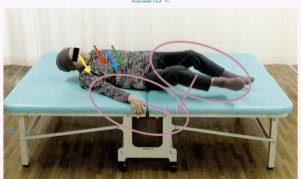

屈曲相 c

頭頸部屈曲・回旋（黄），左肩甲帯前方突出（赤）およびリーチ（緑），上部体幹の左前方回旋（青）が不十分なため起き上がりが困難となっている．この不足した力を補助するために，両下肢を屈曲・挙上した反動と両下肢を起き上がり方向へ移動し，右上肢でベッド端を把持して，これらにより発生した力のベクトルを起き上がり方向に導いて起き上がっているとも考えられる（ピンク）

## 8. 歩行―矢状面

右上肢でT字杖を使用し，靴を着用して，室内独歩レベルで2動作前型歩行である．

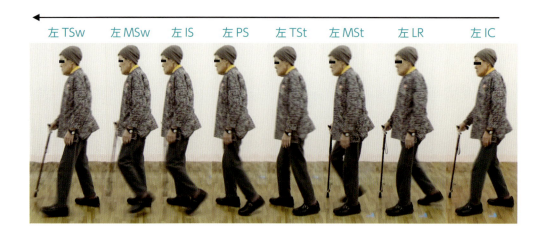

### 動作分析

　常時，【ROM制限（頭頸部伸展），または筋力低下（頭頸部伸展），またはM-tonus異常（頭頸部屈筋群），または立ち直り反応低下（頸部）】のため頸部軽度屈曲位で，【感覚低下（下肢），またはロンベルグ検査陽性】のため視線は下方である．また，【ROM制限（体幹伸展），または筋力低下（上部体幹伸展），またはM-tonus異常（上部体幹屈筋群），または立ち直り反応低下（体幹）】のため上部体幹軽度屈曲位である．さらに，【ROM制限（体幹回旋，肩甲帯前方突出・後退・挙上・下制，肩関節屈曲・伸展・内旋・外旋・水平内転・水平外転，肘関節伸展，手指伸展），またはM-tonus異常（体幹回旋筋群，肩甲帯周囲筋群，肩関節周囲筋群，肘関節屈筋群，手指屈筋群），またはBRS（Ⅰ，Ⅱ，Ⅲ，Ⅳ），またはバランス低下（立位）】のため，左上肢は肘関節軽度屈曲位で後方への振りが少なく，左TStでは肩甲帯前方突出が不十分で，左遊脚相にて後退し，左ISwで肘関節屈曲が軽度強まり，左LRで肘関節屈曲が最も弱まる．

#### ①左初期接地（IC：図1）

　左ICでは，【ROM制限（足関節背屈，膝関節伸展），または筋力低下（足関節背屈，膝関節伸展），またはM-tonus異常（足関節底屈筋群，膝関節伸筋群・屈筋群），またはBRS（Ⅲ，Ⅳ，Ⅴ），バランス低下（立位，右片足立ち）】のため左足関節背屈は不十分で，全足底で接地し，左膝関節伸展は不十分となる．

#### ②左荷重応答期（LR：図2）

　左LRでは，【ROM制限（膝関節伸展），または筋力低下（膝関節伸展，足関節底屈），またはM-tonus異常（膝関節伸筋群・屈筋群），またはBRS（Ⅲ，Ⅳ，Ⅴ）】のため左膝関節に過剰な屈曲がみられる．

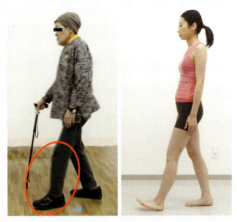
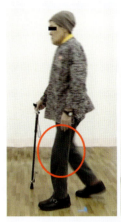
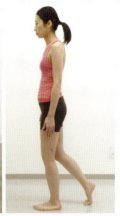

図1　左初期接地（IC）　　　　　図2　左荷重応答期（LR）

### ③左立脚中期（MSt：図3）

　左MStでは【ROM制限（体幹伸展，股関節伸展），または筋力低下（上部体幹伸展，股関節伸展），またはM-tonus異常（上部体幹屈筋群，股関節屈筋・伸筋群），またはBRS（Ⅲ，Ⅳ，Ⅴ）】のため上部体幹・骨盤軽度前傾位，骨盤後退位，左股関節伸展は不十分で，左膝関節軽度屈曲位でsnappingがみられる．

### ④左立脚終期（TSt：図4）

　左TStでは【ROM制限（体幹伸展・回旋，股関節・膝関節伸展，足関節背屈），または筋力低下（下部体幹伸展，体幹回旋，股関節・膝関節伸展），またはM-tonus異常（体幹回旋筋群，股関節屈筋・伸筋群，足関節底屈筋群）】のため骨盤左後退位，左股関節伸展および左足関節背屈は不十分となる．

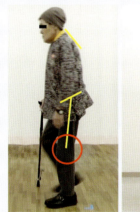
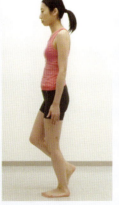
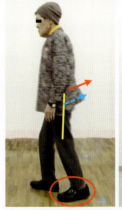
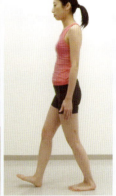

図3　左立脚中期（MSt）　　　　　図4　左立脚終期（TSt）

### ⑤左前遊脚期（PS：図5）

　左PSでは【ROM制限（足関節底屈，足部MP関節背屈），または筋力低下（足関節・足趾関節底屈）】のため左足関節底屈および左足部MP関節背屈は不十分となる．

### ⑥左遊脚初期（IS：図6）

左ISでは【ROM制限（股関節伸展），または筋力低下（股関節屈曲，膝関節伸展），またはBRS（Ⅲ，Ⅳ，Ⅴ）】のため左股関節屈曲位で膝関節は屈曲が不十分となる．

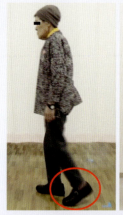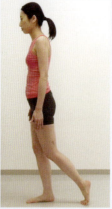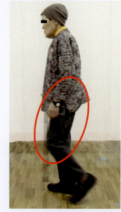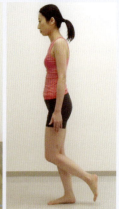

図5　左前遊脚期（PS）　　　　　　　図6　左遊脚初期（IS）

### ⑦左遊脚中期（MSw：図7）

左MSwでは【筋力低下（股関節屈曲），またはBRS（Ⅲ，Ⅳ），またはM-tonus異常（膝関節伸筋・屈筋群）】のため左股関節屈曲は不十分でトゥクリアランスが低下している．

### ⑧左遊脚終期（TSw：図8）

左TSwでは【ROM制限（足関節背屈，膝関節伸展），または筋力低下（足関節背屈，膝関節伸展），またはM-tonus異常（足関節底屈筋群，膝関節伸筋・屈筋群），またはBRS（Ⅲ，Ⅳ，Ⅴ）】のため左膝関節伸展は不十分となる．

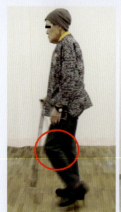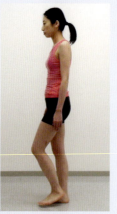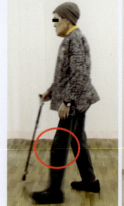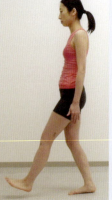

図7　左遊脚中期（MSw）　　　　　　図8　左遊脚終期（TSw）

## 動作分析から考える治療戦略

- BRS ステージⅤが不十分なため，IC での足関節背屈が不十分となっている可能性がある．
- TSt で一見股関節が伸展してるようにみえ，歩行様式も前型歩行となっているのは体幹前傾で代償している可能性が高い．
- BRS ステージⅤの立位で，股関節伸展位での膝関節屈曲の分離が不十分であるため，遊脚相での膝関節屈曲が保証されずトゥクリアランスが低下している可能性がある．
- トレーニングプログラムとしては，下肢分離の促通や MSt から TSt にかけての重心前方移動トレーニングが考えられる．
- 左 IC では，BRS ステージⅤの膝関節伸展位における足関節背屈の不十分が関与している可能性がある．左 IS では BRS ステージⅤの股関節伸展位における膝関節屈曲の不十分が関与している可能性がある．

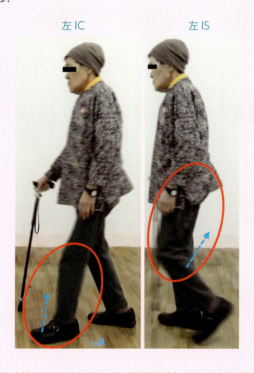

左IC　　　左IS

## 9．歩行―前額面

右上肢にてT字杖を使用し，靴を着用して室内独歩レベルでの2動作前型歩行である．

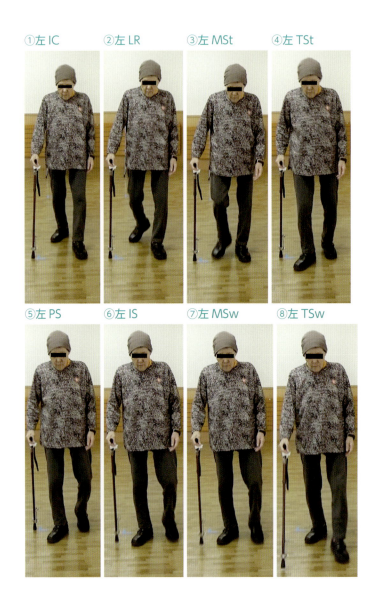

## 動作分析

　常時,【感覚低下（下肢）, またはロンベルグ検査陽性】のため視線は下方で,【ROM 制限（股関節内旋）, または筋力低下（股関節内・外旋）, またはバランス低下（立位）】のため右股関節外旋位である. 左上肢は【ROM 制限（肩甲帯前方突出・後退・挙上・下制, 肩関節屈曲・伸展・内旋・外旋・水平内転・水平外転, 肘関節伸展, 手指伸展）, または M-tonus 異常（肩甲帯周囲筋群, 肩関節周囲筋群, 肘関節屈筋群, 手指屈筋群）, または BRS（Ⅰ, Ⅱ, Ⅲ, Ⅳ）, またはバランス低下（立位）】のため左 LR から MSt で肩甲帯は下制し, TSw にて肩甲帯は挙上する.

### ①左初期接地（IC：図1）

　左 IC では【ROM 制限（股関節内転, 体幹側屈）, または筋力低下（股関節外転, 体幹側屈）, または M-tonus 異常（股関節内転・外転筋群, 体幹側屈筋群）, または BRS（Ⅵ）, またはバランス低下（立位）, または立ち直り反応低下（頸部, 体幹）】のため骨盤左偏位が不十分で, 左股関節外転位となる.

### ②左荷重応答期（LR：図2）

　左 LR では【ROM 制限（股関節内転, 体幹側屈）, または筋力低下（股関節外転, 体幹側屈）, または M-tonus 異常（股関節内転・外転筋群, 体幹側屈筋群）, または BRS（Ⅳ, Ⅴ, Ⅵ）, またはバランス低下（立位）, または立ち直り反応低下（頸部, 体幹）】のため頭頸部と肩甲帯の過剰な左偏位および体幹軽度左側屈となる.

### ③左立脚中期（MSt：図3）

　左 MSt では【FTA 増大, または脚長差（下肢長）, または ROM 制限（膝関節伸展, 股関節内転, 体幹側屈）, または筋力低下（股関節外転, 体幹側屈）, または M-tonus 異常（股関節内転・外転筋群, 体幹側屈筋群）, または BRS（Ⅵ）, またはバランス低下（立位）, または立ち直り反応低下（頸部, 体幹）】のため頭頸部と肩甲帯は過剰な左偏位, 体幹軽度左側屈であり, 左膝ラテラルスラストがみられる.

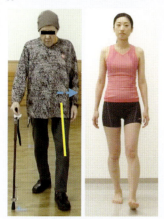
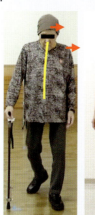
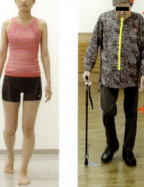
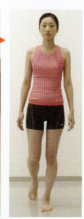

図1　左初期接地（IC）　　図2　左荷重応答期（LR）　　図3　左立脚中期（MSt）

### ④左立脚終期（TSt：図4）

　左TStでは【ROM制限（股関節内転・回旋・伸展，膝関節屈曲，足関節背屈，体幹回旋・側屈，頭頸部回旋・伸展），または筋力低下（股関節外転・外旋・内旋・屈曲，膝関節伸展，足関節底屈，体幹回旋・側屈，頭頸部回旋・伸展），またはM-tonus異常（股関節屈曲・伸展・内転・外転・内旋・外旋筋群，体幹回旋・側屈筋群，頭頸部屈曲・回旋筋群），またはBRS（Ⅳ，Ⅴ），またはバランス低下（立位），または立ち直り反応低下（頸部，体幹）】のため頭頸部と上部体幹は軽度右側屈となる．

### ⑤左前遊脚期（PS：図5）

　左PSでは【ROM制限（股関節内転・回旋・伸展，体幹回旋・側屈，頭頸部回旋・伸展），または筋力低下（股関節外転・回旋・屈曲，膝関節伸展，足関節底屈，体幹回旋・側屈，頭頸部回旋・伸展），またはM-tonus異常（股関節屈曲・伸展・内転・外転・内旋・外旋筋群，膝関節屈筋・伸筋群，体幹回旋・側屈筋群，頭頸部屈曲・回旋筋群），またはBRS（Ⅴ），またはバランス低下（立位），または立ち直り反応低下（頸部，体幹）】のため頭頸部と上部体幹は軽度右側屈位および右傾斜となる．

### ⑥左遊脚初期（IS：図6）

　左ISでは【ROM制限（股関節内転，体幹側屈，股関節内旋），または筋力低下（股関節外転，体幹側屈，股関節内旋），またはM-tonus異常（股関節内転・外転・外旋筋群，体幹側屈筋群），またはBRS（Ⅲ，Ⅳ，Ⅴ），またはバランス低下（立位），または立ち直り反応低下（頸部，体幹）】のため骨盤左挙上および股関節軽度外旋となる．

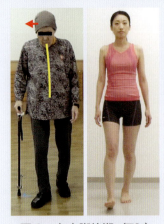
図4　左立脚終期（TSt）

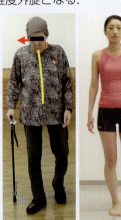
図5　左前遊脚期（PS）

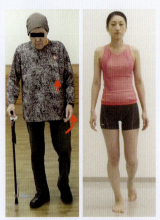
図6　左遊脚初期（IS）

### ⑦左遊脚中期（MSw：図7）

　左MSwでは【ROM制限（足関節背屈，膝関節伸展），または筋力低下（足関節背屈筋，膝関節伸展），またはM-tonus異常（足関節底屈筋群，膝関節伸筋・屈筋群），またはBRS（Ⅲ，Ⅳ，Ⅴ），または立ち直り反応低下（頸部・体幹・骨盤）】のため頭頸部と体幹は軽度右側屈・右傾斜し，骨盤左挙上となる．

### ⑧左遊脚終期（TSw：図8）

　左 TSw では【ROM 制限（頭頸部側屈・回旋・伸展，体幹側屈，股関節内旋），または筋力低下（頭頸部伸展・側屈，体幹回旋），または M-tonus 異常（股関節内転・外旋筋群，体幹回旋筋群），または BRS（Ⅲ，Ⅳ，Ⅴ）】のため頭頸部右側屈，体幹右傾斜，骨盤左挙上位，股関節外旋位となる．

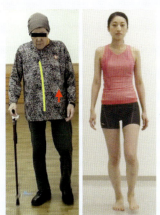 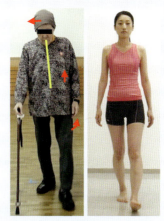

図7　左遊脚中期（MSw）　　　図8　左遊脚終期（TSw）

## 動作分析から考える治療戦略

- BRS ステージⅥの股関節外転機能が不十分であるため，骨盤挙上の代償が出現している可能性がある．
- トレーニングプログラムとしては，立位や左下肢支持での片足立ちにおける骨盤の側方移動に伴う支持脚側の体幹の立ち直り反応を促すトレーニングが考えられる．
- 左 MSt では頭頸部・肩甲帯・骨盤左偏位および骨盤右下制し，左 MSw（右 MSt）では頭頸部・肩甲帯・骨盤右偏位および骨盤左挙上する．

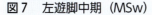

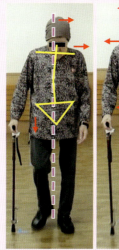 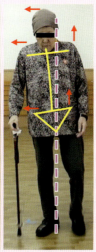

## 10. 階段昇降—昇段

　両上肢にて両手すりを把持し，靴を着用して，近位監視レベルにて3動作2足1段揃え型（右下肢→左下肢）の昇段である．なお，上肢の順は不規則である．

①開始姿勢　②右下肢遊脚相a　③右下肢遊脚相b　④右下肢遊脚相c　⑤右下肢遊脚相d

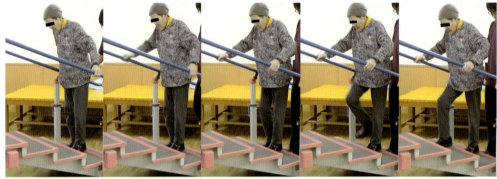

⑥左下肢遊脚相a　⑦左下肢遊脚相b　⑧左下肢遊脚相c　⑨左下肢遊脚相d　⑩終了姿勢

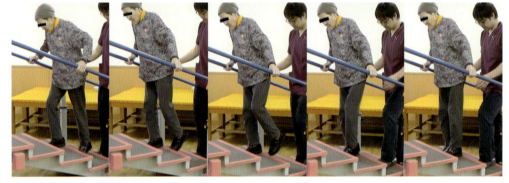

## 動作分析

### ①開始姿勢（図1）

　開始姿勢では，立位で【筋力低下（膝関節伸展，足関節底屈，股関節伸展），またはバランス低下（立位）】のため両手で手すりを使用し，【ROM制限（頭頸部伸展），または筋力低下（頭頸部伸展），またはM-tonus異常（頭頸部屈筋群），または立ち直り反応低下（頸部），またはバランス低下（立位）】のため頭頸部屈曲位で，【感覚低下（下肢），またはロンベルグ検査陽性，またはバランス低下（立位）】のため視線は下方である．さらに【ROM制限（体幹伸展），または筋力低下（上部体幹伸展），またはM-tonus異常（上部体幹屈筋群），または立ち直り反応低下（体幹），またはバランス低下（立位）】のため上部体幹前傾位である．

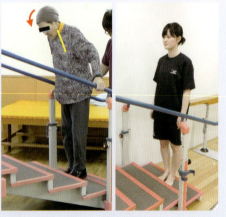

図1　開始姿勢

## ②右下肢遊脚相 a〜d（図2〜5）

　右下肢遊脚相では，【筋力低下（膝関節伸展，足関節底屈，股関節伸展），またはバランス低下（立位，片足立ち）】のため両手で手すりを使用し，【ROM制限（頭頸部伸展），または筋力低下（頭頸部伸展），またはM-tonus異常（頭頸部屈筋群），または立ち直り反応低下（頸部），またはバランス低下（立位，片足立ち）】のため頭頸部屈曲位で，【感覚低下（下肢），またはロンベルグ検査陽性，またはバランス低下（立位，片足立ち）】のため視線は下方となる．さらに【ROM制限（体幹伸展），または筋力低下（上部体幹伸展），またはM-tonus異常（上部体幹屈筋群），または立ち直り反応低下（体幹），またはバランス低下（立位，片足立ち）】のため上部体幹前傾位から右股関節・右膝関節屈曲で右下肢を離床し，右股関節・右膝関節屈曲を強め，右下肢は全足底接地となる．

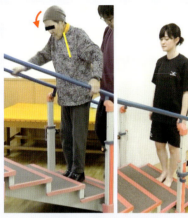
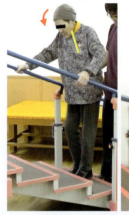

図2　右下肢遊脚相 a　　　　図3　右下肢遊脚相 b

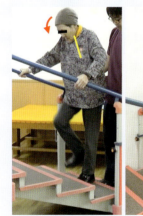
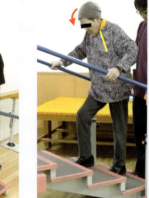

図4　右下肢遊脚相 c　　　　図5　右下肢遊脚相 d

## ③左下肢遊脚相 a〜d（図6〜9）

　左下肢遊脚相では，【筋力低下（膝関節伸展，足関節底屈，股関節伸展），またはバランス低下（立位，片足立ち）】のため両手で手すりを使用し，【ROM制限（頭頸部伸展），または筋力低下（頭頸部伸展），またはM-tonus異常（頭頸部屈筋群），または立ち直り反応低下（頸部），またはバランス低下（立位，片足立ち）】のため頭頸部屈曲位で，【感覚低下（下肢），またはロンベ

ルグ検査陽性，またはバランス低下（立位，片足立ち）】のため視線は下方となる．さらに【ROM制限（体幹伸展），または筋力低下（上部体幹伸展），またはM-tonus異常（上部体幹屈筋群），または立ち直り反応低下（体幹），またはバランス低下（立位，片足立ち）】のため上部体幹前傾位から【筋力低下（骨盤挙上，股関節屈曲），またはM-tonus異常（膝関節伸筋群），またはバランス低下（立位，片足立ち）】のため体幹前傾を強めて，左下肢は離床となる．また，【ROM制限（膝関節屈曲），または筋力低下（膝関節屈曲），またはM-tonus異常（膝関節伸筋群），またはBRS（Ⅲ，Ⅳ，Ⅴ），またはバランス低下（立位，片足立ち）】のため左膝関節屈曲は不十分で，【感覚低下，またはM-tonus異常（膝関節伸筋・屈筋群），またはBRS（Ⅳ，Ⅴ），またはバランス低下（立位，片足立ち）】のため左足先が段差に接触し，【筋力低下（股関節屈曲，膝関節屈曲），またはBRS（Ⅲ）】のため骨盤左挙上・後退して，【筋力低下（左股関節屈曲，膝関節屈曲），またはBRS（Ⅲ，Ⅳ），またはバランス低下（立位，片足立ち），または立ち直り反応低下（頸部，体幹）】のため体幹右側屈となる．【ROM制限（股関節・膝関節屈曲），または筋力低下（股関節・膝関節屈曲），または感覚低下，またはM-tonus異常（膝関節伸筋・屈筋群），またはBRS（Ⅲ，Ⅳ，Ⅴ），またはバランス低下（立位，片足立ち）】のため左股関節および左膝関節を屈曲するが不十分となる．そして，【BRS（Ⅲ），またはバランス低下（立位，片足立ち）】のため左股関節屈曲位のままで左膝関節伸展し接地となる．

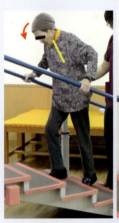 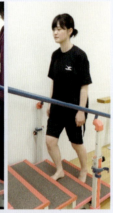

図6　左下肢遊脚相 a　　　　　　　　図7　左下肢遊脚相 b

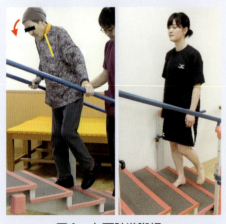 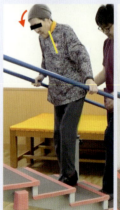 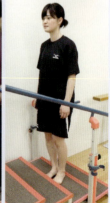

図8　左下肢遊脚相 c　　　　　　　　図9　左下肢遊脚相 d

## ④終了姿勢（図10）

　終了姿勢では左関節膝伸展し，体幹右側屈を正中位に戻した立位で，【筋力低下（膝関節伸展，足関節底屈，股関節伸展），またはバランス低下（立位）】のため両手で手すり使用し，【ROM制限（頭頸部伸展），または筋力低下（頭頸部伸展），またはM-tonus異常（頭頸部屈筋群），または立ち直り反応低下（頸部），またはバランス低下（立位）】のため頭頸部屈曲位で，【感覚低下（下肢），またはロンベルグ検査陽性，またはバランス低下（立位）】のため視線は下方となる．さらに【ROM制限（体幹伸展），または筋力低下（上部体幹伸展），またはM-tonus異常（上部体幹屈筋群），または立ち直り反応低下（体幹），またはバランス低下（立位）】のため上部体幹前傾位となる．

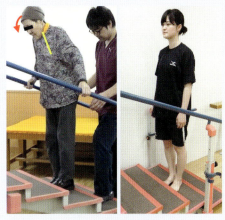

図10　終了姿勢

## 動作分析から考える治療戦略

- 左下肢屈曲の機能が不十分で，足部が接触しているため，骨盤挙上の代償が出現している可能性がある．
- BRSステージⅤが不十分にて，股関節中間位から伸展位での膝関節屈曲の分離が不十分な可能性がある．
- 片麻痺による病的な伸筋共同運動に支配されているため，膝関節伸筋群の筋緊張亢進の可能性がある．
- トレーニングプログラムとしては，左下肢遊脚での体幹側屈の代償を抑制した股関節屈曲のトレーニングが考えられる．
- 座位および立位のレベルから体幹側屈しない左股関節屈曲のトレーニングが考えられる．

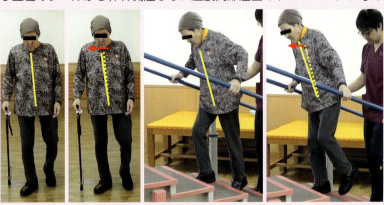

左MSwでの頭頸部・体幹右傾斜が階段で一段と出現している（赤）

## 11. 階段昇降—降段

　両上肢にて両手すり把持し，靴を着用して近位監視レベルにて2動作2足1段揃え型（左下肢→右下肢）の降段である．なお，上肢の順は不規則である．

①開始姿勢
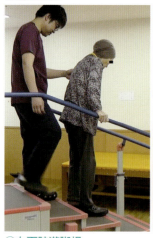

②左下肢遊脚相 a
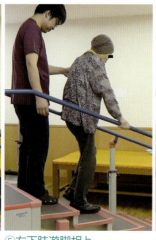

③左下肢遊脚相 b
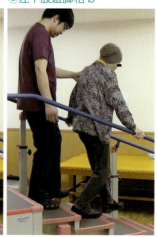

④右下肢遊脚相 a
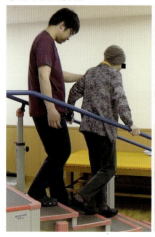

⑤右下肢遊脚相 b
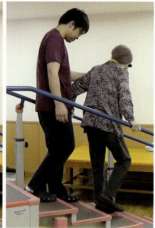

⑥終了姿勢
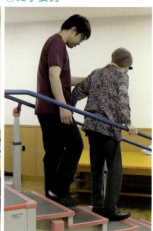

### 動作分析

　常時，両手で【筋力低下（膝関節伸展，足関節底屈，股関節伸展），またはバランス低下（立位，片足立ち）】のため手すり使用し，【ROM 制限（頭頸部伸展），または筋力低下（頭頸部伸展），またはM-tonus 異常（頭頸部屈筋群），または立ち直り反応低下（頸部），またはバランス低下（立位，片足立ち）】のため頭頸部屈曲位で，【感覚低下（下肢），またはロンベルグ検査陽性，またはバランス低下（立位，片足立ち）】のため視線は下方である．さらに【ROM 制限（体幹伸展），または筋力低下（上部体幹伸展），またはM-tonus 異常（上部体幹屈筋群），または立ち直り反応低下（体幹），またはバランス低下（立位，片足立ち）】のため上部体幹前傾位である．

## ①開始姿勢（図１）

　開始姿勢では，【筋力低下（膝関節伸展，足関節底屈，股関節伸展），またはバランス低下（立位）】のため両手で手すり使用し，【ROM 制限（頭頸部伸展），または筋力低下（頭頸部伸展），または M-tonus 異常（頭頸部屈筋群），または立ち直り反応低下（頸部），またはバランス低下（立位）】のため頭頸部屈曲位で，【感覚低下（下肢），またはロンベルグ検査陽性，またはバランス低下（立位）】のため視線は下方となる．さらに【ROM 制限（体幹伸展），または筋力低下（上部体幹伸展），または M-tonus 異常（上部体幹屈筋群），または立ち直り反応低下（体幹），またはバランス低下（立位）】のため上部体幹前傾位の立位となる．

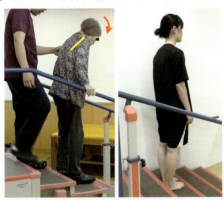

図１　開始姿勢

## ②左下肢遊脚相 a～b（図２～３）

　左下肢遊脚相では，【ROM 制限（頭頸部伸展），または筋力低下（頭頸部伸展），または M-tonus 異常（頭頸部屈筋群），または立ち直り反応低下（頸部），またはバランス低下（立位，片足立ち）】のため頭頸部屈曲位で，【感覚低下（下肢），またはロンベルグ検査陽性，またはバランス低下（立位，片足立ち）】のため視線は下方となる．さらに【ROM 制限（体幹伸展），または筋力低下（上部体幹伸展），または M-tonus 異常（上部体幹屈筋群），または立ち直り反応低下（体幹），またはバランス低下（立位，片足立ち）】のため上部体幹前傾位となる．そして【筋力低下（膝関節伸展，足関節底屈，股関節伸展），またはバランス低下（立位）】のため上肢で前方の手すりを把持し，左股関節・左膝関節屈曲位で【筋力低下（骨盤挙上，股関節屈曲），また

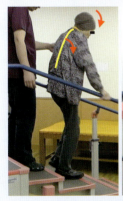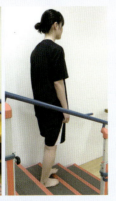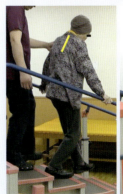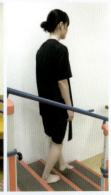

図２　左下肢遊脚相 a　　　　　　　　図３　左下肢遊脚相 b

は M-tonus 異常（膝関節伸筋群），または BRS（Ⅲ），または立ち直り反応低下（体幹），またはバランス低下（立位，片足立ち）】のため体幹右側屈で左下肢が離床となる．次に右股関節・右膝関節屈曲および足関節底屈を強め，左膝関節伸展して左下肢は全足底接地し，右下肢が離床となる．

### ③右下肢遊脚相 a～b（図 4～5）

　右下肢遊脚相では，【筋力低下（骨盤挙上，股関節屈曲），または M-tonus 異常（膝関節伸筋群），またはバランス低下（立位，片足立ち），または立ち直り反応低下（頸部，体幹）】のため体幹前傾を強める．

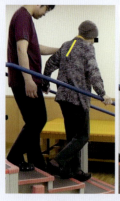
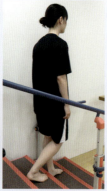

図 4　右下肢遊脚相 a

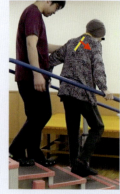
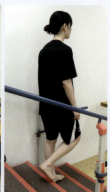

図 5　右下肢遊脚相 b

### ④終了肢位（図 6）

　終了姿勢では，【ROM 制限（股関節伸展，膝関節伸展），または筋力低下（股関節伸展，膝関節伸展），または M-tonus 異常（股関節伸展筋群，膝関節屈筋群），またはバランス低下（立位）】のため右股関節・右膝関節屈曲位のままで接床し，【筋力低下（膝関節伸展，足関節底屈，股関節伸展），またはバランス低下（立位）】のため両手で手すり把持したまま，【ROM 制限（頭頸部伸展），または筋力低下（頭頸部伸展），または M-tonus 異常（頭頸部屈筋群），または立ち直り反応低下（頸部），またはバランス低下（立位）】のため頭頸部屈曲位で，【感覚低下（下肢），またはロンベルグ検査陽性，またはバランス低下（立位）】のため視線は下方となる．さらに【ROM 制限（体幹伸展），または筋力低下（上部体幹伸展），または M-tonus 異常（上部体幹屈筋群），または立ち直り反応低下（体幹），またはバランス低下（立位）】のため上部体幹前傾位で立位となる．

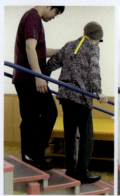
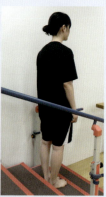

図 6　終了姿勢

## 動作分析から考える治療戦略

・左下肢の股関節伸展の機能が不十分で，体幹前傾が強まっている可能性がある．
・左への体重移動に伴う骨盤帯前側方の制御機能が低下しているため，体幹前傾を強めて重心移動を行っている可能性がある．
・トレーニングプログラムとしては，右下肢遊脚での体幹前傾の代償を抑制した骨盤帯制御のトレーニングが考えられる．
・歩行時の左 LR から MSt の骨盤帯前側方への制御機能向上のトレーニングが考えられる．

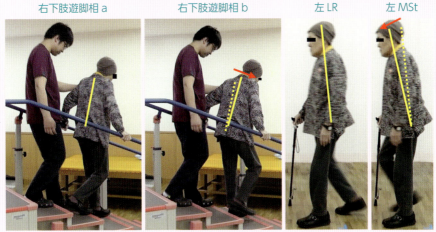

歩行でも左下肢に荷重がかかる左 LR から左 MSt で体幹前傾が強まっている

## ● 中等度痙性麻痺を有する片麻痺

### 1．立ち上がり起立─矢状面

　開始姿勢の座位から頭部より前方へ右上肢を屈曲し，体幹前傾は過度であるが終了姿勢の立位まで自立した立ち上がりである（起立）．

①開始姿勢
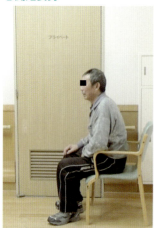

②屈曲相 a
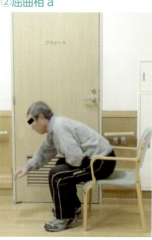

③屈曲相 b
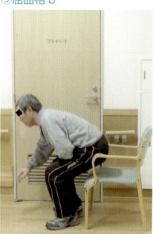

④伸展相 a
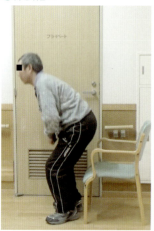

⑤伸展相 b
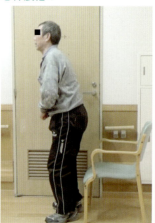

⑥終了姿勢
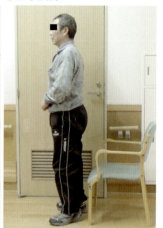

### 動作分析

　常時，【ROM 制限（肩甲帯，肩関節，肘関節，前腕），または筋力低下（肩甲帯，肩関節，肘関節，前腕），または M-tonus 異常（肩甲帯周囲筋群，肩関節・肘関節屈筋群），または BRS（Ⅲ）】のため左上肢はウェルニッケマン肢位である．

## ①開始姿勢（図1）

　開始姿勢では，【ROM制限（頭頸部屈曲・伸展），または筋力低下（頭頸部屈曲・伸展），またはM-tonus異常（頭頸部屈筋・伸筋群）】のため頭部伸展位および頸部屈曲位である．視線は前方で【ROM制限（体幹伸展），または筋力低下（上部体幹伸展），またはM-tonus異常（上部体幹屈筋群）】のため上部体幹屈曲位および下部体幹中間位である．さらに【ROM制限（股関節屈曲，体幹伸展），または筋力低下（腸腰筋，大腿直筋，下部体幹伸展），またはバランス低下（座位），または感覚低下（殿部）】のため骨盤後傾位で，股関節・膝関節屈曲位，足関節背屈位の端座位である．

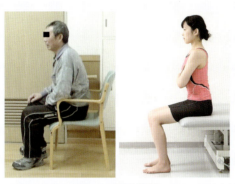

図1　開始姿勢

## ②屈曲相a～b（図2～3）

　屈曲相aでは，【感覚低下】のため視線は下方から前方で，【骨盤前傾の筋力低下（腸腰筋，大腿直筋，下部体幹伸展），またはバランス低下（座位，中腰位）】のため頭部より前方へ右上肢が屈曲し，【ROM制限（股関節屈曲，体幹伸展），または筋力低下（腸腰筋，大腿直筋，下部体幹伸展），またはバランス低下（座位）】のため骨盤前傾および股関節屈曲が不十分となる．

　屈曲相bでは，上部体幹が過度な屈曲位のまま体幹前傾，股関節屈曲，殿部挙上するが，【筋力低下（下部体幹伸展，股関節伸展，膝関節伸展，足関節背屈），またはM-tonus異常（上部体幹屈筋群），またはバランス低下（中腰位），または立ち直り反応低下（体幹）】のため体幹前傾が過剰で，【筋力低下（膝関節伸展），またはM-tonus異常（膝関節伸筋群）】のため膝関節屈曲が不十分で，頭頸部が伸展した中腰位となる．

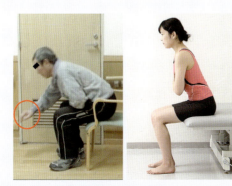
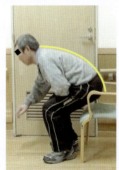
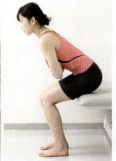

図2　屈曲相a　　　　　　　　　　図3　屈曲相b

## ③伸展相a～b（図4～5）

　伸展相a～bでは，視線は前方で，上肢は体側で下部体幹伸展し，【ROM制限（膝関節伸展），または筋力低下（膝関節伸展），またはM-tonus異常（膝関節伸筋・屈筋群）】のため膝関節伸展が遅い．

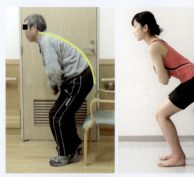

図4　伸展相a　　　　　　　図5　伸展相b

## ④終了姿勢（図6）

　終了姿勢では，【ROM制限〔股関節・膝関節伸展，足関節背屈（膝関節伸展位）〕，または筋力低下（股関節・膝関節伸展），またはM-tonus異常（股関節伸筋・屈筋群，膝関節伸筋・屈筋群）】のため股関節および膝関節が軽度屈曲位の立位である．

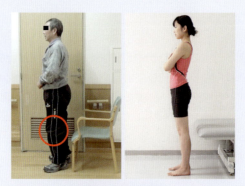

図6　終了姿勢

### 動作分析から考える治療戦略

・開始姿勢での骨盤後傾は，支持基底面を広げた姿勢保持における代償の可能性がある．
・ハムストリングスの短縮により，伸展相における膝関節屈曲位での骨盤前傾，股関節屈曲が，最終姿勢で，骨盤後傾，膝関節が軽度屈曲位となっていた可能性がある．
・トレーニングプログラムとしては，座位で前上方向へリーチトレーニングし，骨盤前傾および下部体幹伸展させたうえで上部体幹も伸展方向へ誘導する．

- 中腰位でのバランス低下による stabilization strategy の可能性があるため，中腰位で膝関節での vertical strategy をトレーニングし，momentum strategy を学習させる．

屈曲相 a　　屈曲相 b

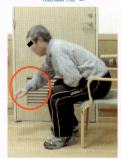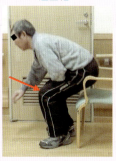

屈曲相で重心を前方に移動させる stabilization strategy として，上肢を前方に出してバランス制御している．屈曲相 a の上肢屈曲による上肢の慣性モーメントを用いて身体重心を前方にさらに移動しやすくしている可能性がある

## 2．立ち上がり着座—矢状面

　開始姿勢の立位から右手掌を右大腿前面，視線下方，体幹前傾が過度で，着座後に体幹後傾し，終了姿勢の座位となる自立した立ち上がりである（着座）．

①開始姿勢　　②伸展相 a　　③伸展相 b

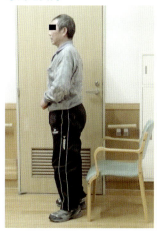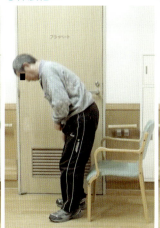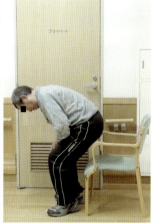

④屈曲相 a　　⑤屈曲相 b　　⑥終了姿勢

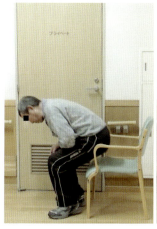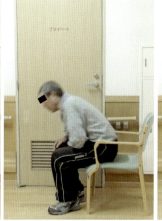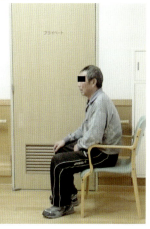

## 動作分析

　常時,【ROM 制限(肩甲帯, 肩関節, 肘関節, 前腕), または筋力低下(肩甲帯, 肩関節, 肘関節, 前腕), または M-tonus 異常(肩甲帯周囲筋群, 肩関節・肘関節屈筋群), または BRS(Ⅲ)】のため左上肢はウェルニッケマン肢位である.

### ①開始姿勢(図1)

　開始姿勢では【ROM 制限〔股関節・膝関節伸展, 足関節背屈(膝関節伸展位)〕, または筋力低下(股関節・膝関節伸展), または M-tonus 異常(股関節伸筋・屈筋群, 膝関節伸筋・屈筋群)】のため股関節・膝関節軽度屈曲位の立位である.

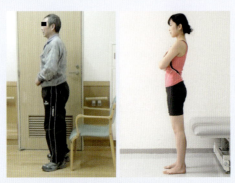

図1　開始姿勢

### ②伸展相 a〜b(図2〜3)

　伸展相 a では,【感覚低下(下肢)】のため視線は下方で,【ROM 制限(頭頸部伸展), または筋力低下(頭頸部伸展), または立ち直り反応低下(頸部)】のため頭頸部屈曲し,【筋力低下(股関節・膝関節伸展, 足関節背屈)】のため右手掌を右大腿前面に位置している.

　伸展相 b では,【ROM 制限(体幹伸展), または筋力低下(体幹伸展), または M-tonus 異常(体幹), または立ち直り反応低下(体幹)】のため体幹屈曲, 骨盤前傾, 股関節屈曲となる.【ROM 制限(膝関節伸展), または筋力低下(膝関節伸展), または M-tonus 異常(膝関節伸筋・屈筋群), または BRS(Ⅲ)】のため膝関節屈曲が不十分で,【ROM 制限(足関節背屈), ま

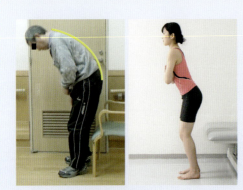

図2　伸展相 a

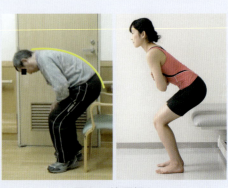

図3　伸展相 b

たは M-tonus 異常（足関節底屈筋群），または BRS（Ⅲ）】のため足関節背屈が不十分となる．

### ③屈曲相 a～b（図 4～5）

　屈曲相 a では，視線は下方から前方で，頭頸部は着座後に伸展し，【筋力低下（股関節・膝関節伸展，足関節背屈）】のため右手掌を右大腿前面に位置したまま，【ROM 制限（体幹伸展），または筋力低下（体幹伸展），または M-tonus 異常（体幹），または立ち直り反応低下（体幹），またはバランス低下（中腰位）】のため体幹が過度な前傾となる．

　屈曲相 b では【ROM 制限（股関節屈曲，体幹伸展），または筋力低下（下部体幹伸展，股関節屈曲・伸展，膝関節伸展）】のため骨盤前傾が不十分で，【ROM 制限（股関節屈曲，体幹伸展），または筋力低下（下部体幹伸展，股関節屈曲・伸展，膝関節伸展）】のため股関節屈曲が不十分なまま着座する．

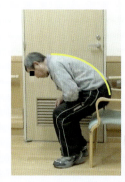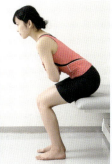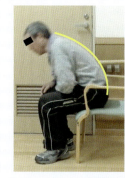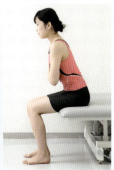

図 4　屈曲相 a　　　　　　　　　図 5　屈曲相 b

### ④終了姿勢（図 6）

　終了姿勢では【ROM 制限（頭頸部伸展），または筋力低下（頭頸部伸展），または M-tonus 異常（頭頸部屈筋群）】のため頭部伸展位および頸部屈曲位で，視線は前方となる．また，【ROM 制限（体幹伸展），または筋力低下（上部体幹伸展），または M-tonus 異常（上部体幹屈筋群）】のため上部体幹屈曲位，下部体幹中間位となる．さらに【ROM 制限（股関節屈曲，SLR，体幹伸展），または筋力低下（腸腰筋，大腿直筋，下部体幹伸展），またはバランス低下（座位），または感覚低下（殿部）】のため骨盤後傾位，股関節・膝関節屈曲位，足関節背屈位の端座位となる．

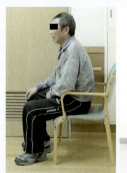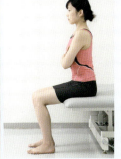

図 6　終了姿勢

### 動作分析から考える治療戦略

- 起立と着座では，上肢の使い方と頭頸部の伸展および体幹の屈曲が異なる．
- 起立では重心前方移動のために上肢を用いて体重を前方移動させ，伸展相で momentum strategy を用いていたが，着座では伸展相の段階から体幹を屈曲させ，stabilization strategy を用いて，重心の下方移動を制御している可能性がある．
- 特に着座では，膝関節・股関節・体幹の協調した運動が不十分なため動作のスムーズさに欠けている．
- 下肢の筋力低下に起因する中腰位におけるバランス低下による stabilization strategy での着座となっている可能性があるため，中腰位で膝関節での vertical strategy をトレーニングし，momentum strategy を学習させるとよい．
- 高齢者での着座動作においては，momentum strategy を無理に行わせると，座面への急激な落下による脊椎圧迫骨折のリスクがあり，またその発見は遅れることがあるため注意する．
- トレーニングプログラムとしては，中腰位保持での等尺性運動を行い，そして立位から中腰位，中腰位から座位などにおける膝関節を中心とした遠心性運動を行う．これらを段階的に実施していく姿勢制御トレーニングなどが考えられる．

着座の伸展相

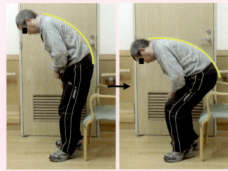

体幹を過剰の屈曲させて stabilization strategy での着座となっている可能性

起立の伸展相

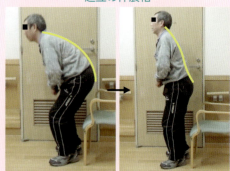

着座と起立では明らかに体幹の使い方が異なる

## 3．起居動作としての立ち上がり起立―矢状面

開始姿勢は左下肢前方および右下肢を引いた状態の端座位で，右上肢で右大腿前面に位置させて，終了姿勢の立位まで自立した立ち上がりである（起立）．

①開始姿勢　②屈曲相 a　③屈曲相 b

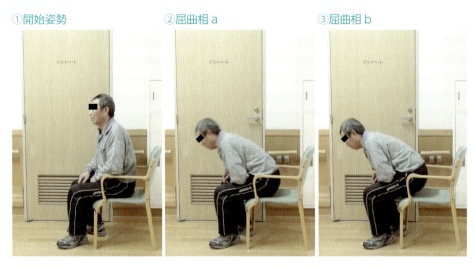

④伸展相 a　⑤伸展相 b　⑥終了姿勢

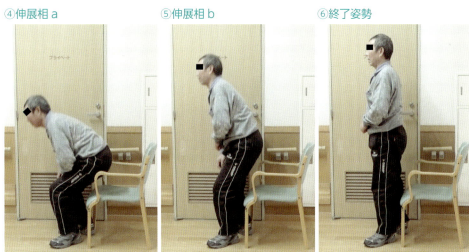

### 動作分析

**起居動作としての立ち上がりと基本動作としての立ち上がりの違い**

・開始姿勢では右下肢と右上肢の位置が異なる．
・起居動作としては，伸展相で体幹伸展が不十分で，基本動作としては屈曲相で過度な体幹前傾となる．

### ①障害学的分析（起居動作としての動作分析）

- 右下肢の位置が手前で，右上肢は右大腿部に位置する（図1a，2a）．
- 伸展相aで体幹伸展が不十分である．
- 両下肢の筋力低下に対して，右上肢で右大腿部を床方向へ押すことで，作用反作用による床反力を発生させて起立した可能性がある（図3a，4a）．
- 非患側である右下肢機能に依存した起立のため，伸展相bで体幹伸展が不十分となっていた可能性がある（図5a）．

### ②症候学的分析（基本動作としての動作分析）

- 右下肢の位置が左右同じであるが，基本動作の屈曲相では右上肢を頭部より前方に位置している（図1b，2b）．
- 屈曲相で過度な体幹の前傾がみられる（図2b，3b）．
- 右上肢を前方に位置させることで重心を前方移動し，伸展相で右肩関節伸展することで，広背筋などを用いた体幹伸展をしていた可能性がある（図4b）．
- 体幹伸展機能に依存した起立のため，伸展相で下部体幹の伸展がみられた可能性がある（図5b）．

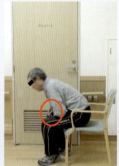
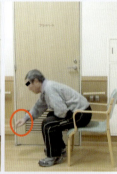

図1　開始姿勢　　　　　図2　屈曲相a

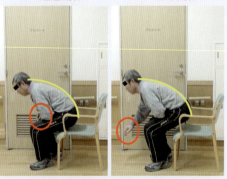
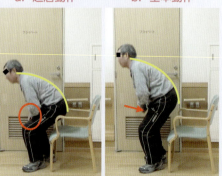

図3　屈曲相b　　　　　図4　伸展相a

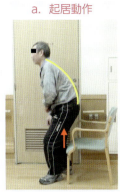 a．起居動作

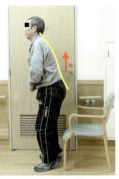 b．基本動作

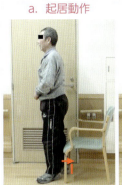 a．起居動作

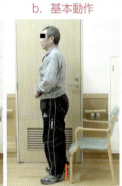 b．基本動作

右上肢は右大腿部，体幹は伸展不十分　　体幹伸展がみられる

図5　伸展相b

右下肢が手前に位置　　両下肢に左右差なし

図6　終了姿勢

## 4．起居動作としての立ち上がり着座─矢状面

開始姿勢は左下肢前方および右下肢を引いた状態の立位で，伸展相において左膝関節屈曲が不十分なまま，終了姿勢の端座位となる自立した立ち上がりである（着座）．

①開始姿勢　　②伸展相a　　③伸展相b

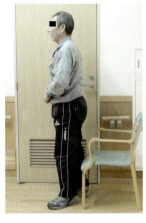 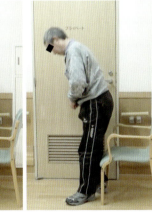 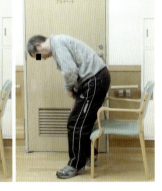

④屈曲相a　　⑤屈曲相b　　⑥終了姿勢

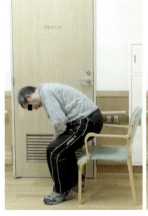 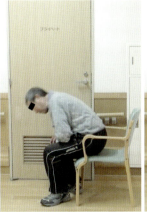 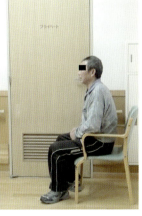

## 動作分析

### 起居動作としての立ち上がり（着座）と基本動作としての立ち上がり（着座）の違い

- 開始姿勢では右下肢と右上肢の位置が異なる．
- 起居動作としては，伸展相で左下腿前傾が不十分で，基本動作としては伸展相で過度な体幹前傾である．
- 起居動作では常時において視線は下方である．

### ①障害学的分析（起居動作としての動作分析）

- 右下肢の位置が手前である（図1a）．
- 伸展相で左膝関節伸展位および足関節底屈位である（図2a，3a）．
- 非患側である右下肢機能に依存した着座のため，伸展相で患側である左膝関節屈曲と足関節背屈が不十分となっていた可能性がある（図2a，3a）．

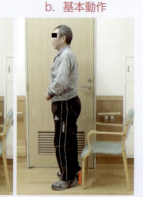

図1　開始姿勢
a. 起居動作　右下肢が手前
b. 基本動作　下肢に左右差なし

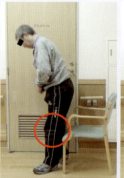

図2　伸展相 a
a. 起居動作　左膝関節伸展位，足関節底屈位で股関節屈曲位
b. 基本動作　体幹屈曲・前傾が過剰

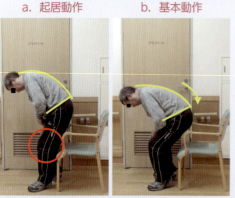

図3　伸展相 b
a. 起居動作　膝関節屈曲が不十分
b. 基本動作　体幹前傾が過剰

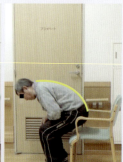

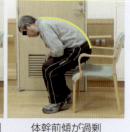

図4　屈曲相 a
a. 起居動作　頭頸部と体幹屈曲が過剰
b. 基本動作　体幹前傾が過剰

| a. 起居動作 | b. 基本動作 | a. 起居動作 | b. 基本動作 |
|---|---|---|---|

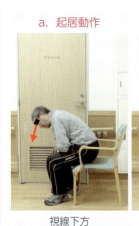 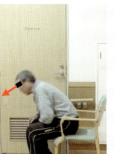 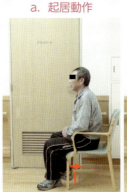 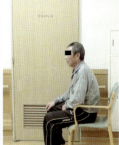

| 視線下方 | 視線前方 | 右下肢が手前 | 両下肢左右差なし |
|---|---|---|---|
| 図5　屈曲相b | | 図6　終了姿勢 | |

・屈曲相で体幹屈曲が過剰である（図4a）．
・常時，視線は下方である（図5a）．

### ②症候学的分析（基本動作としての動作分析）

・右下肢の位置が左右同じである（図1b）．
・伸展相において体幹前傾が過剰のため股関節・膝関節屈曲する（図2b，3b）．
・骨盤を早期に後傾させた，体幹背部靱帯組織に依存した着座のため，体幹前傾が過剰となっていた可能性がある（図3b，4b）．

## 5．歩行―矢状面

靴を着用し，室内において独歩レベルで前型歩行である．

| 左TSw | 左MSw | 左IS | 左PS | 左TSt | 左MSt | 左LR | 左IC |
|---|---|---|---|---|---|---|---|

### 動作分析

　常時，【ROM制限（肩甲帯前方突出・後退・挙上・下制，肩関節屈曲・伸展・外転・内転・内旋・外旋・水平内転・水平外転，肘関節伸展，手指伸展），またはM-tonus異常（肩甲帯周

囲筋群，肩関節周囲筋群，肘関節屈筋群，前腕回内筋群，手指屈筋群），または BRS（Ⅰ，Ⅱ，Ⅲ，Ⅳ），またはバランス低下（立位）】のため左上肢はウェルニッケマン肢位で左上肢の振りがなく，左遊脚相での肩甲帯挙上と後退がみられる【脚長差，または筋力低下（股関節屈曲），または M-tonus 異常（股関節内転・回旋筋群，体幹回旋筋群），または BRS（Ⅲ，Ⅳ），またはバランス低下（立位，片足立ち）】のため左膝関節屈曲およびトゥクリアランスが不十分のために左下肢分回し歩行となっている．

### ①左初期接地（IC：図1）

左 IC では【ROM 制限（足関節背屈），または筋力低下（足関節背屈），または M-tonus 異常（足関節底屈筋群），または BRS（Ⅲ，Ⅳ，Ⅴ），またはバランス低下（立位，片足立ち）】のため左足関節背屈が不十分のために前足底で接地となる．

### ②左荷重応答期（LR：図2）

左 LR では【ROM 制限（膝関節伸展），または筋力低下（膝関節伸展），または M-tonus 異常（膝関節伸筋・屈筋群，足関節底屈筋群），または BRS（Ⅲ，Ⅳ，Ⅴ），またはバランス低下（立位，片足立ち）】のため左膝関節が屈曲過剰となる．

### ③左立脚中期（MSt：図3）

左 MSt では【ROM 制限（股関節伸展，足関節背屈），または筋力低下（股関節伸展，膝関節伸展・屈曲），または M-tonus 異常（股関節屈筋群・伸筋群，膝関節屈筋群・伸筋群，足関節底屈筋群），または感覚低下（深部感覚），または BRS（Ⅲ）】のため左膝関節は snapping がみられる．

### ④左立脚終期（TSt：図4）

左 TSt では【ROM 制限（体幹伸展・回旋，股関節・膝関節伸展，足関節背屈），または筋力低下（下部体幹伸展，体幹回旋，股関節・膝関節伸展），または M-tonus 異常（体幹回旋筋群，股関節屈筋群・伸筋群，足関節底屈筋群）】のため骨盤前傾・後退位，左股関節伸展および左足関節背屈が不十分となる．

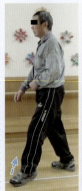
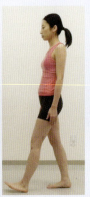
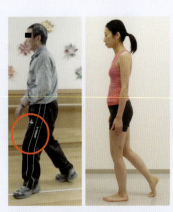
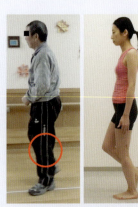

図1　左初期接地（IC）　　図2　左荷重応答期（LR）　　図3　左立脚中期（MSt）

第Ⅲ章　症例動作分析の実際

### ⑤左前遊脚期（PS：図5）

　左 PS では【ROM 制限（下部体幹伸展，体幹回旋，股関節伸展，膝関節屈曲，足関節背屈，MP 関節背屈），または筋力低下（体幹伸展・回旋，股関節屈曲・伸展，膝関節伸展，足関節底屈，MP 関節底屈），または M-tonus 異常（体幹屈筋群・伸筋群・回旋筋群，股関節屈筋群・伸筋群，膝関節伸筋群，足関節底屈筋群，MP 関節底屈筋群）】のため骨盤および体幹前傾位，足部 MP 関節背屈が不十分となる．

### ⑥左遊脚初期（IS：図6）

　左 IS では【ROM 制限（頭頸部回旋），または筋力低下（頭頸部回旋），または M-tonus 異常（頭頸部回旋筋群），または立ち直り反応低下（頭頸部）】のため頭頸部左後方回旋し，【M-tonus 異常（肩甲帯周囲筋群），または BRS（Ⅲ），または ROM 制限（肩甲帯下制・前方突出）】のため左肩甲帯挙上と後退がみられる【ROM 制限（体幹側屈），または筋力低下（体幹回旋），または M-tonus 異常（体幹回旋筋群），または BRS（Ⅲ），または立ち直り反応低下（体幹），またはバランス低下（立位，右片足立ち）】のため骨盤左挙上し，【ROM 制限（股関節伸展），または筋力低下（股関節屈曲・伸展，膝関節伸展），または M-tonus 異常（股関節屈筋群・伸筋群，膝関節伸筋群），または BRS（Ⅲ，Ⅳ，Ⅴ）】のため左股関節屈曲位での股関節屈曲となる．

### ⑦左遊脚中期（MSw：図7）

　左 MSw では【ROM（体幹側屈，膝関節屈曲），または筋力低下（体幹回旋，膝関節屈曲），または M-tonus 異常（体幹回旋筋群，膝関節伸筋群），または BRS（Ⅲ），または立ち直り反応低下（体幹），またはバランス低下（立位，右片足立ち）】のため骨盤左挙上がみられる【ROM 制限（膝関節屈曲，足関節背屈），または筋力低下（膝関節屈曲，足関節背屈），または M-tonus 異常（膝関節屈筋・伸筋群，足関節底屈筋群），または BRS（Ⅲ，Ⅳ，Ⅴ），または脚長差】のため左膝関節屈曲および左足関節背屈が不十分でトゥクリアランスが低下している．

### ⑧左遊脚終期（TSw：図8）

　左 TSw では【ROM 制限（下部体幹伸展，体幹回旋，股関節屈曲），または筋力低下（体幹回旋，股関節屈曲），または M-tonus 異常（体幹屈筋群・回旋筋群，股関節屈筋・回旋筋群），ま

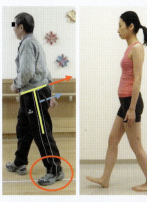
図4　左立脚終期（TSt）

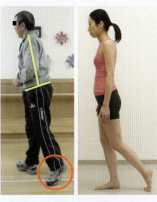
図5　左前遊脚期（PS）

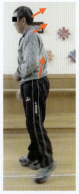
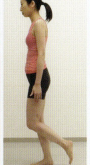
図6　左遊脚初期（IS）

127

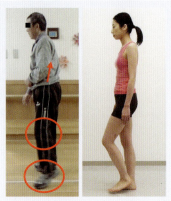
図7　左遊脚中期（MSw）

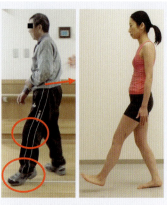
図8　左遊脚終期（TSw）

たは BRS（Ⅲ，Ⅳ，Ⅴ）】のため骨盤後傾・後退・左後方回旋がみられる【ROM 制限（膝関節伸展），または筋力低下（膝関節屈曲・伸展），または M-tonus 異常（膝関節伸筋・屈筋群，足関節底屈筋群）】のため左膝関節伸展が不十分で，【ROM 制限（足関節背屈），または筋力低下（足関節背屈），または M-tonus 異常（足関節底屈筋群），または BRS（Ⅲ，Ⅳ，Ⅴ，Ⅵ），またはバランス低下（立位，右片足立ち）】のため左足関節背屈が不十分となる．

## 動作分析から考える治療戦略

- BRS ステージⅤが不十分なため，IC での足関節背屈が不十分となっている可能性がある．
- TSt で股関節が伸展してるように一見みえ，また歩行様式も前型歩行となっているのは，体幹前傾で代償している可能性が高い．
- BRS ステージⅤとしての立位では，股関節伸展位における膝関節屈曲の分離が不十分であるため，遊脚相での股関節屈曲が保証されずトゥクリアランスが低下している可能性がある．
- トレーニングプログラムとしては麻痺の分離の促通と MSt から TSt にかけての重心前方移動トレーニングが考えられる．

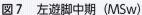

左 TSt では股関節伸展が不十分で，体幹前傾での代償

## 6．歩行―前額面

靴を着用し，室内において独歩レベルで前型歩行である．

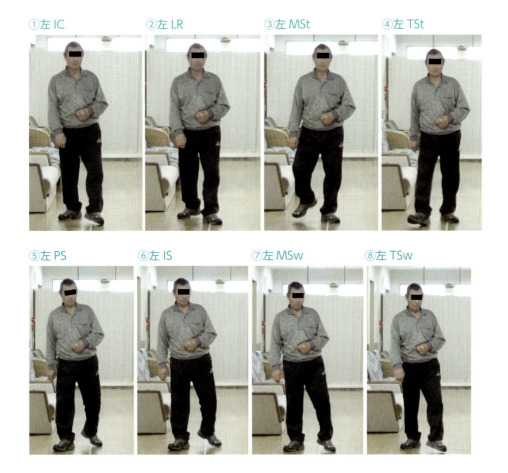

### 動作分析

　常時，【ROM 制限（股関節内旋），または筋力低下（股関節回旋），または M-tonus 異常（股関節回旋筋群），または BRS（上田の参考ステージⅥ）】のため両股関節外旋位で，【ROM 制限（肩甲帯下制・前方突出，肩関節屈曲・伸展・外転・外旋・水平内転・水平外転，肘関節伸展，手指伸展），または M-tonus 異常（肩甲帯周囲筋群，肘関節屈筋群，前腕回内筋群，手指屈筋群），または BRS（Ⅲ，Ⅳ），またはバランス低下（立位）】のため左上肢はウェルニッケマン肢位で振りがなく，左遊脚相での肩甲帯挙上と後退および右上肢の前方の振りに水平内転がみられ，【筋力低下（股関節屈曲），または M-tonus 異常（股関節内転・回旋筋群，体幹回旋筋群），または BRS（Ⅲ，Ⅳ，Ⅴ），または脚長差，またはバランス低下（立位，右片足立ち）】のため左下肢の分回し歩行がみられる．

### ①左初期接地（IC：図1）

　左ICでは，【ROM制限（頭頸部側屈），または筋力低下（頭頸部側屈），またはM-tonus異常（頭頸部側屈筋群），または立ち直り反応低下（頭頸部）】のため頭頸部左側屈がみられる．【ROM制限（体幹側屈），または筋力低下（体幹回旋），またはM-tonus異常（体幹回旋筋群），または立ち直り反応低下（体幹），バランス低下（立位，右片足立ち）】のため体幹右傾斜し，【ROM制限（股関節内転），または筋力低下（股関節外転），またはM-tonus異常（股関節内・外転筋群，体幹側屈筋群），またはBRS（Ⅲ，Ⅳ，Ⅴ，Ⅵ），またはバランス低下（立位，右片足立ち）】のため左股関節外転・外旋位で，【ROM制限（足関節背屈，足部外がえし），または筋力低下（足関節背屈，足部外がえし），またはM-tonus異常（足関節底屈筋群），またはBRS（Ⅲ，Ⅳ，Ⅴ，Ⅵ），またはバランス低下（立位，右片足立ち）】のため足関節内がえし・底屈，足部が外側接地となる．

### ②左荷重応答期（LR：図2）

　左LRでは，頭頸部の左側屈が弱まるが，【ROM制限（体幹側屈・回旋），または筋力低下（体幹側屈・回旋），またはM-tonus異常（体幹側屈・回旋筋群），またはバランス低下（立位，左片足立ち），または立ち直り反応低下（頸部，体幹）】のため体幹と骨盤の左偏位が不十分である．

### ③左立脚中期（MSt：図3）

　左MStでは，頭頸部・肩甲帯・体幹・骨盤が中間位であるが【バランス低下（左片足立ち）】のため右股関節外転位である．

### ④左立脚終期（TSt：図4）

　左TStでは，【ROM制限（体幹側屈・回旋），または筋力低下（体幹側屈・回旋），またはM-tonus異常（体幹側屈・回旋筋群），またはバランス低下（立位，左片足立ち），または立ち直り反応低下（頸部，体幹）】のため体幹右軽度側屈・右傾斜および右股関節外転位となる．

### ⑤左前遊脚期（PS：図5）

　左PSでは，【ROM制限（頭頸部側屈），または筋力低下（頭頸部側屈），またはM-tonus異

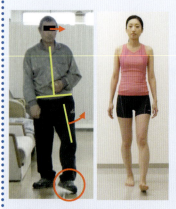
図1　左初期接地（IC）

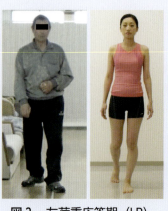
図2　左荷重応答期（LR）

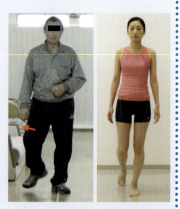
図3　左立脚中期（MSt）

常（頭頸部側屈筋群），または立ち直り反応低下（頭頸部）】のため頭頸部左側屈・左後方回旋がみられる．【ROM制限（体幹側屈），または筋力低下（体幹回旋，股関節屈曲），またはM-tonus異常（体幹回旋筋群），またはBRS（Ⅲ），または立ち直り反応低下（体幹），またはバランス低下（立位，右片足立ち）】のため体幹右側屈・右傾斜および骨盤左挙上位となる．

### ⑥左遊脚初期（IS：図6）

　左ISでは，【ROM制限（頭頸部側屈），または筋力低下（頭頸部側屈），またはM-tonus異常（頭頸部側屈筋群），または立ち直り反応低下（頭頸部）】のため頭頸部左側屈位，【ROM制限（肩甲帯下制・前方突出），またはM-tonus異常（肩甲帯周囲筋群），またはBRS（Ⅲ）】のため左肩甲帯挙上・後退がみられる．また【ROM制限（体幹側屈），または筋力低下（体幹回旋，股関節屈曲），またはM-tonus異常（体幹回旋筋群），またはBRS（Ⅲ），または立ち直り反応低下（体幹），またはバランス低下（立位，右片足立ち）】のため骨盤左挙上位となる．さらに【ROM制限（股関節内転・内旋，体幹側屈，膝関節屈曲），または筋力低下（股関節屈曲・外転，体幹側屈，膝関節屈曲），またはM-tonus異常（股関節内転・外旋筋群，体幹側屈筋群，膝関節伸筋群），またはBRS（Ⅲ，Ⅳ，Ⅴ），またはバランス低下（立位，右片足立ち）】のため左股関節外転・外旋位となる．

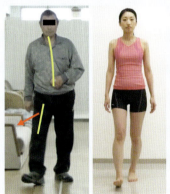 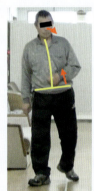 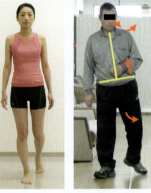

図4　左立脚終期（TSt）　　図5　左前遊脚期（PS）　　図6　左遊脚初期（IS）

### ⑦左遊脚中期（MSw：図7）

　左MSwでは，【ROM制限（頭頸部側屈），または筋力低下（頭頸部側屈），またはM-tonus異常（頭頸部側屈筋群），または立ち直り反応低下（頭頸部）】のため頭頸部左側屈位となる．また【ROM制限（体幹側屈），または筋力低下（体幹回旋），またはM-tonus異常（体幹回旋筋群），または立ち直り反応低下（体幹），またはバランス低下（立位，右片足立ち）】のため体幹左側屈・右傾斜位となる．さらに【ROM制限（股関節内転・内旋，膝関節屈曲・伸展，体幹側屈），または筋力低下（股関節・膝関節屈曲），またはM-tonus異常（膝関節伸筋群），またはBRS（Ⅲ，Ⅳ，Ⅴ），または脚長差，またはバランス低下（立位，右片足立ち）】のため骨盤左挙

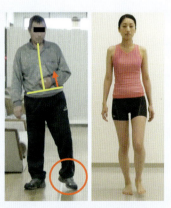

図7　左遊脚中期（MSw）

上位で,【ROM制限（足関節背屈,足部外がえし）,または筋力低下（足関節背屈,足部外がえし）,またはM-tonus異常（足関節底屈筋群）,またはBRS（Ⅲ,Ⅳ,Ⅴ,Ⅵ）,またはバランス低下（立位,右片足立ち）】のため足関節内がえし・底屈位となる.

### ⑧左遊脚終期（TSw：図8）

左TSwでは,【ROM制限（頭頸部側屈・回旋）,または筋力低下（頭頸部側屈・回旋）,またはM-tonus異常（頭頸部側屈筋群）,または立ち直り反応低下（頭頸部）】のため頭頸部左側屈・左後方回旋位となる.また【ROM制限（肩甲帯下制・前方突出）,またはM-tonus異常（肩甲帯周囲筋群）,またはBRS（Ⅲ）】のため左肩甲帯挙上・後退がみられる.さらに【ROM制限（体幹側屈）,または筋力低下（体幹回旋）,またはM-tonus異常（体幹回旋筋群）,または立ち直り反応低下（体幹）,またはバランス低下（立位,右片足立ち）】のため体幹左後方回旋位で【筋力低下（股関節屈曲）,またはBRS（Ⅲ,Ⅳ,Ⅴ）,または脚長差,またはバランス低下（立位,右片足立ち）】のため骨盤左挙上・後退・左後方回旋位となる.

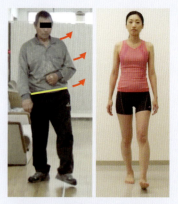

図8　左遊脚終期（TSw）

## 動作分析から考える治療戦略

- BRSステージⅥとして股関節外転機能が不十分であるため,骨盤挙上や体幹側屈・傾斜の代償が出現している可能性がある.
- トレーニングプログラムとしては,立位や片足立ちでの骨盤側方移動と,それに伴う体幹の立ち直り反応を促すトレーニングが考えられる.

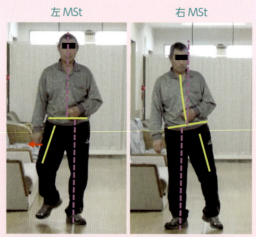

左MStでは右股関節外転でバランスをとっている可能性がある.右MStでは左下肢挙上を体幹側屈・傾斜と骨盤左挙上で代償している.

第Ⅲ章　症例動作分析の実際

## ●重度痙性麻痺を有する片麻痺

### 1．寝返り―背臥位から腹臥位，腹臥位から背臥位

【背臥位から右下側臥位までの自立した寝返り】

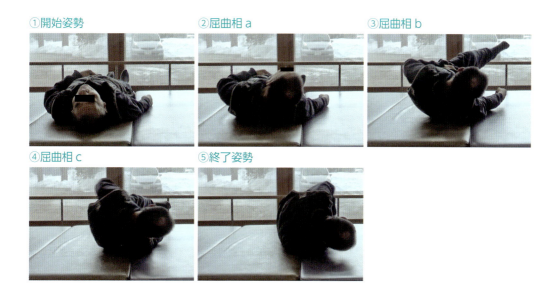

【右下側臥位から背臥位までの自立した寝返り】

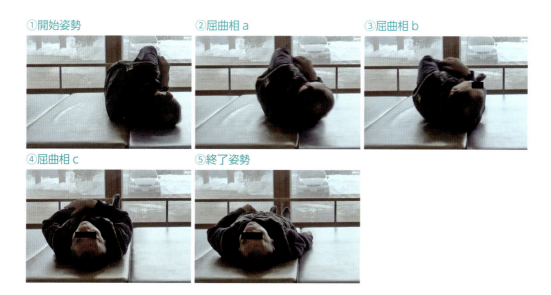

133

## 動作分析

### 背臥位から右下側臥位までの自立した寝返り

#### ①開始姿勢（図1）

　開始姿勢では，【ROM制限（肘関節伸展），またはM-tonus異常（肩関節水平内転・内転筋群，肘関節屈筋群），またはBRS（Ⅲ，Ⅳ）】のため左上肢のウェルニッケマン肢位で，左手掌を腹部においた背臥位である．

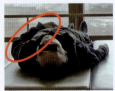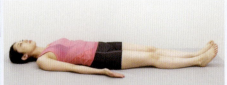

図1　開始姿勢

#### ②屈曲相a～c（図2～4）

　屈曲相a～bでは，頭頸部右側屈・回旋・軽度屈曲し，【ROM制限（肩甲帯前方突出，肩関節水平内転・屈曲・内転，肘関節伸展），またはM-tonus異常（肩甲帯前方突出・後退筋群，肩関節水平内転・屈曲・外転・内転筋群，肘関節屈筋群），またはBRS（Ⅲ，Ⅳ）】のため左肩甲帯前方突出が不十分で，【筋力低下（体幹回旋・屈曲，股関節屈曲），またはM-tonus異常（体幹回旋・屈筋群，股関節内転・屈曲・内旋筋群，膝関節伸筋群），またはBRS（Ⅲ）】のため左股関節屈曲・内転・内旋，下肢挙上位となる．

　屈曲相cでは，左股関節伸展・内転とともに【ROM制限（肩甲帯後退，体幹回旋，股関節外転），または筋力低下（肩甲帯後退，体幹回旋），またはM-tonus異常（肩甲帯後退・前方突出筋群，体幹回旋筋群，股関節屈曲・内転筋群），または立ち直り反応低下（頸部，体幹，骨盤）】のため骨盤と左肩甲帯の動きによる分節的な体軸内回旋が不十分なまま，【ROM制限（体幹回旋），または筋力低下（体幹回旋，肩甲帯前方突出），またはM-tonus異常（体幹回旋筋群，肩甲帯後退・前方突出筋群，膝関節伸筋群，股関節屈曲・伸展・内転筋群），またはBRS（Ⅲ），ま

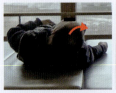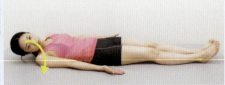

図2　屈曲相a

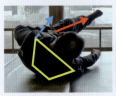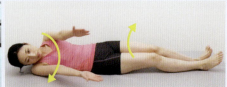

図3　屈曲相b

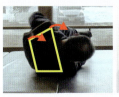 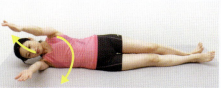

図4　屈曲相c

たは立ち直り反応低下（頸部，体幹，骨盤）】のため同時に左前方回旋となる．

### ③側臥位（終了姿勢：図5）

　終了姿勢では，右上肢にて左上肢を把持した【ROM制限（体幹伸展），または筋力低下（体幹伸展），またはM-tonus異常（肩甲帯前方突出筋群，体幹屈筋群）】のため体幹屈曲位の側臥位となる．

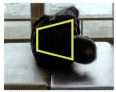 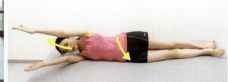

図5　側臥位（終了姿勢）

## 右下側臥位から背臥位までの自立した寝返り

### ①開始姿勢（側臥位：図6）

　開始姿勢では，右上肢にて左上肢を把持し，【ROM制限（体幹伸展），または筋力低下（体幹伸展），またはM-tonus異常（肩甲帯前方突出筋群，体幹屈筋群）】のため体幹屈曲位での側臥位である．

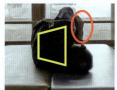 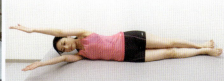

図6　開始姿勢（側臥位）

### ②屈曲相a～c（図7～9）

　屈曲相aでは，【ROM制限（肩甲帯後退，体幹回旋，股関節外転），または筋力低下（肩甲帯後退，体幹回旋），またはM-tonus異常（肩甲帯後退・前方突出筋群，体幹回旋筋群，股関節屈曲・内転筋群），または立ち直り反応低下（頸部，体幹，骨盤）】のため分節的な体軸内回旋が不十分なまま，【ROM制限（体幹回旋），または筋力低下（体幹回旋，肩甲帯後退），またはM-tonus異常（体幹回旋筋群，肩甲帯後退・前方突出筋群，膝関節伸筋群，股関節屈曲・伸展・内転筋群），またはBRS（Ⅲ），または立ち直り反応低下（頸部，体幹，骨盤）】のため肩甲帯・骨盤が同時に後方回旋する．

　屈曲相b～cでは，頭頸部・肩甲帯・骨盤を左後方回旋し，頭頸部・体幹伸展および左股関節伸展・外転する．

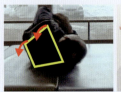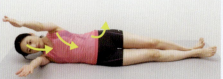

図7　屈曲相 a

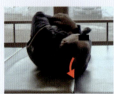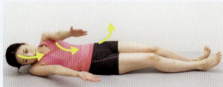

図8　屈曲相 b

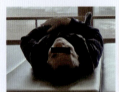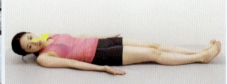

図9　屈曲相 c

### ③終了姿勢（図10）

終了姿勢では，【ROM 制限（肘関節伸展），または M-tonus 異常（肩関節水平内転・内転筋群，肘関節屈筋群），または BRS（Ⅲ，Ⅳ）】のため左上肢のウェルニッケマン肢位の背臥位となる．

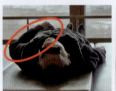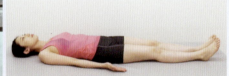

図10　終了姿勢

## 動作分析から考える治療戦略

- トレーニングプログラムとしては，側臥位で上部体幹中間位において骨盤帯の前方回旋と後退の反復による分節的な体軸内回旋のトレーニングが考えられる．

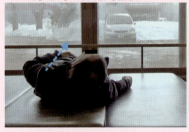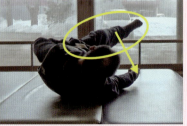

左肩甲帯前方突出の不十分（青）を左下肢の屈曲した重みで身体全体を前方回旋（黄）

第Ⅲ章　症例動作分析の実際

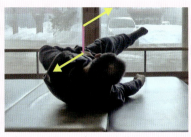
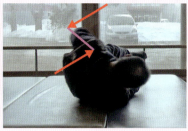

次に，屈曲した左下肢を伸展することで，肩甲帯・体幹・骨盤を前方回旋（赤）

左IC　　　　　　　　　左MSt

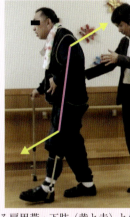
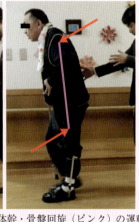

前述寝返りにおける肩甲帯・下肢（黄と赤）と体幹・骨盤回旋（ピンク）の運動と歩行での左ICから左MStでの肩甲帯と下肢（黄と赤）の運動と体幹・骨盤回旋（ピンク）の運動に関連性がみられる

## 2．起居動作としての寝返り―背臥位から腹臥位，腹臥位から背臥位

### 【枕を使用した背臥位から右下側臥位までの自立した寝返り】

①開始姿勢　　　　　②屈曲相a　　　　　③屈曲相b

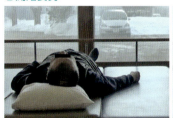
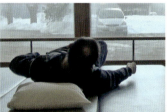
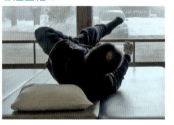

④屈曲相c　　　　　⑤終了姿勢

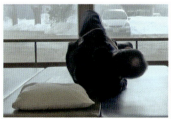
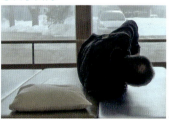

137

【右下側臥位から枕を使用した背臥位までの自立した寝返り】

①開始姿勢
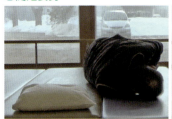

②屈曲相 a
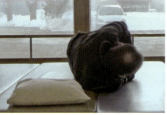

③屈曲相 b
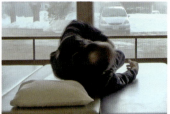

④屈曲相 c
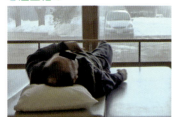

⑤終了姿勢
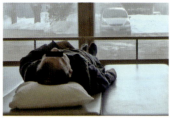

## 動作分析

### 枕を使用した背臥位から右下側臥位までの自立した寝返り

#### ①開始姿勢（図1）

開始姿勢では，【ROM 制限（肘関節伸展），または M-tonus 異常（肩関節水平内転・内転筋群，肘関節屈筋群），または BRS（Ⅲ，Ⅳ）】のため左上肢がウェルニッケマン肢位の背臥位である．

起居動作
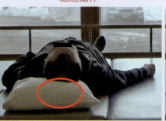

基本動作
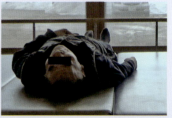

図1　開始姿勢

#### ②屈曲相 a〜c（図2〜4）

屈曲相 a〜b では，頭頸部右側屈・回旋・屈曲で，基本動作時よりも枕を使用しているため頸部屈曲が可能である．【ROM 制限（肩甲帯前方突出，肩関節水平内転・屈曲・内転，肘関節伸展），または M-tonus 異常（肩甲帯前方突出・後退筋群，肩関節水平内転・屈曲・外転・内転筋群，肘関節屈筋群），または BRS（Ⅲ，Ⅳ）】のため左肩甲帯前方突出が不十分だが，基本動作時よりも肩関節水平内転し，【筋力低下（体幹回旋・屈曲，股関節屈曲），または M-tonus 異常（体幹回旋・屈筋群，股関節内転・屈曲・内旋筋群，膝関節伸筋群），または BRS（Ⅲ）】のため

左股関節屈曲し，下肢は挙上するが，基本動作時より左股関節内転・内旋が少ない．

屈曲相cでは，左股関節伸展・内転とともに【ROM制限（肩甲帯後退，体幹回旋，股関節外転），または筋力低下（肩甲帯後退，体幹回旋），またはM-tonus異常（肩甲帯後退・前方突出筋群，体幹回旋筋群，股関節屈曲・内転筋群），または立ち直り反応低下（頸部，体幹，骨盤）】のため骨盤と左肩甲帯の動きによる分節的な体軸内回旋が不十分なまま，【ROM制限（体幹回旋），または筋力低下（体幹回旋，肩甲帯前方突出），またはM-tonus異常（体幹回旋筋群，肩甲帯後退・前方突出筋群，膝関節伸筋群，股関節屈曲・伸展・内転筋群），またはBRS（Ⅲ），または立ち直り反応低下（頸部，体幹，骨盤）】のため同時に左前方回旋となる．

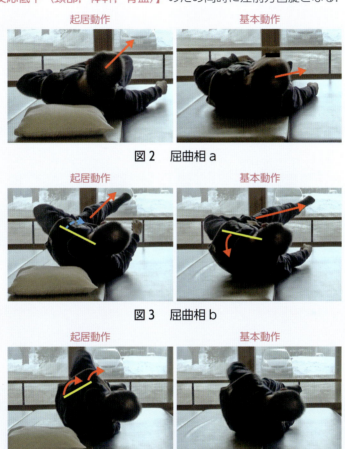

図2　屈曲相a

図3　屈曲相b

図4　屈曲相c

③**側臥位**（終了姿勢：図5）

終了姿勢では，右上肢にて左上肢を把持し，【ROM制限（体幹伸展），または筋力低下（体幹伸展），またはM-tonus異常（肩甲帯前方突出筋群，体幹屈筋群）】のため体幹屈曲位の側臥位となるが，基本動作時より左肩甲帯が前方回旋している．

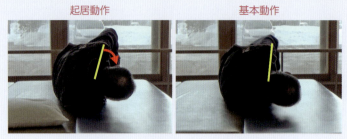

図5　側臥位（終了姿勢）

## 右下側臥位から枕を使用した背臥位までの自立した寝返り

### ①開始姿勢（側臥位：図6）

　開始姿勢では，右上肢にて左上肢を把持し，【ROM制限（体幹伸展），または筋力低下（体幹伸展），またはM-tonus異常（肩甲帯前方突出筋群，体幹屈筋群）】のため体幹屈曲位の側臥位である．

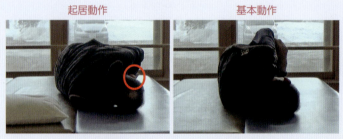

図6　開始姿勢（側臥位）

### ②屈曲相a～c（図7～9）

　屈曲相aでは，【ROM制限（肩甲帯後退，体幹回旋，股関節外転），または筋力低下（肩甲帯後退，体幹回旋），またはM-tonus異常（肩甲帯後退・前方突出筋群，体幹回旋筋群，股関節屈曲・内転筋群），または立ち直り反応低下（頸部，体幹，骨盤）】のため分節的な体軸内回旋が不十分なまま，【ROM制限（体幹回旋），または筋力低下（体幹回旋，肩甲帯後退），またはM-tonus異常（体幹回旋筋群，肩甲帯後退・前方突出筋群，膝関節伸筋群，股関節屈曲・伸展・内転筋群），またはBRS（Ⅲ），または立ち直り反応低下（頸部，体幹，骨盤）】のため肩甲帯・骨盤が同時に後方回旋するが，基本動作より頸部が屈曲位となる．

　屈曲相b～cでは，頭頸部左後方回旋するが，特に頸部伸展が基本動作時より少ない．さら

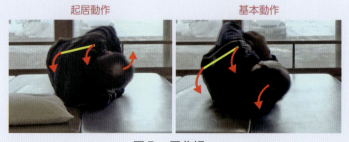

図7　屈曲相a

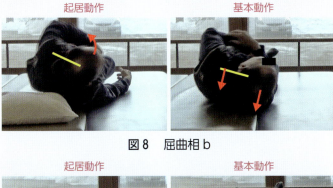

図8 屈曲相 b

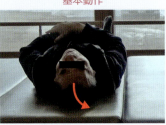

図9 屈曲相 c

に，左上肢を右手から離すが肩甲帯の過度な後退は生じず，頭頸部・肩甲帯・骨盤が左後方回旋し，頭頸部・体幹伸展して，左股関節伸展・外転する．

### ③終了姿勢（図10）

終了姿勢では，【ROM 制限（肘関節伸展），または M-tonus 異常（肩関節水平内転・内転筋群，肘関節屈筋群），または BRS（Ⅲ，Ⅳ）】のため左上肢のウェルニッケマン肢位の背臥位となる．

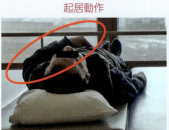
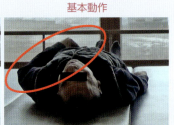

図10 終了姿勢

## 動作分析から考える治療戦略

- 起居動作としては，枕から頭部を移動させない寝返りが必要となることもあり，それには下となる肩甲帯の後退が必要となる．
- 枕を使用することで，左下肢内転が軽減され，下肢伸筋共同運動による肢関節内転筋群の筋 tonus 異常が抑制できる．
- 枕を使用することで肩甲帯の前方突出と後退の運動が理念型に近づくため，トレーニングとしては枕を使用した状況で肩甲帯の前方突出と後退による骨盤との分節的な体軸内回旋運動を行うとよい．

## 3．起き上がり―背臥位から長座位（水平面）

背臥位から右上肢の on elbow および on hand を経て，長座位となる自立した起き上がりである．

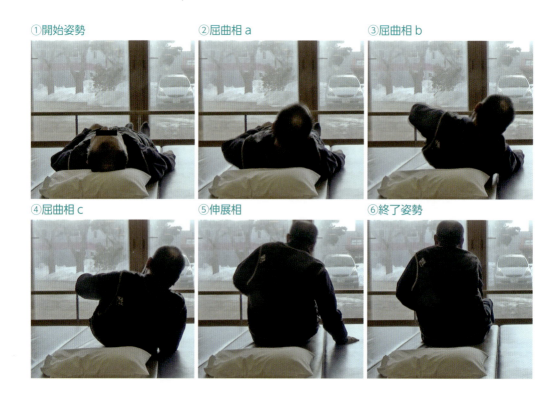

①開始姿勢　②屈曲相 a　③屈曲相 b
④屈曲相 c　⑤伸展相　⑥終了姿勢

## 動作分析

### ①開始姿勢（図1）

開始姿勢では，【ROM 制限（肩甲帯前方突出，肩関節水平内転・屈曲・内転，肘関節伸展），または M-tonus 異常（肩甲帯前方突出・後退筋群，肩関節水平内転・屈曲・外転・内転筋群，肘関節屈筋群），または BRS（Ⅲ）】のため左上肢のウェルニッケマン肢位の背臥位である．

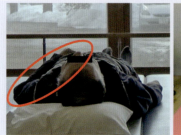 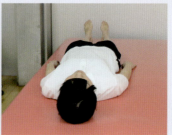

図1　開始姿勢

## ②屈曲相 a〜c（図2〜4）

　屈曲相 a では，頭頸部屈曲・右側屈・右回旋および体幹屈曲から体幹右回旋して on elbow になる際，【ROM 制限（肩甲帯前方突出，肩関節水平内転・屈曲・内転），または M-tonus 異常（肩甲帯前方突出・後退筋群，肩関節水平内転・屈曲・外転・内転筋群），または BRS（Ⅲ）】のため左肩甲帯後退がみられる．屈曲相 b〜c では，分節的な体軸内回旋として【ROM 制限（肩甲帯前方突出，体幹回旋），または筋力低下（肩甲帯前方突出，体幹回旋），または M-tonus 異常（肩甲帯後退・前方突出筋群，体幹回旋筋群），または立ち直り反応低下（頸部，体幹，骨盤）】のため体幹右回旋が不十分で右肩関節外転角度が少ないまま，【筋力低下（体幹回旋・屈曲，股関節屈曲），または M-tonus 異常（体幹回旋・屈筋群，股関節屈筋群，膝関節伸筋群），または BRS（Ⅲ）】のため左下肢は挙上し，【ROM 制限（体幹回旋），または筋力低下（体幹回旋），または M-tonus 異常（体幹回旋筋群），または BRS（Ⅲ），または立ち直り反応低下（頸部，体幹，骨盤）】のため骨盤左前方突出が不十分な on elbow となる．

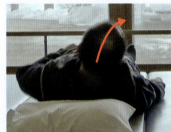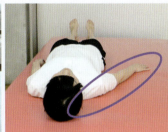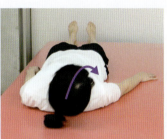

**図2　屈曲相 a**

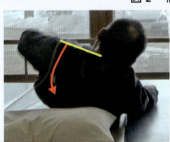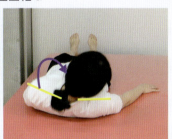

**図3　屈曲相 b**

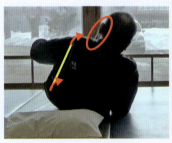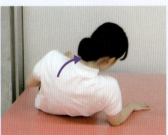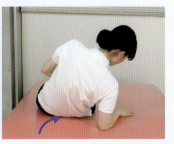

**図4　屈曲相 c**

## ③伸展相（図5）

　伸展相では体幹屈曲し，on hand となるが【M-tonus 異常（肩甲帯挙上筋群），または BRS（Ⅲ）】のため左肩甲帯が過剰に挙上する．

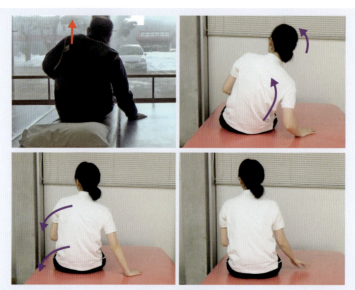

図5 伸展相

#### ④終了姿勢（図6）

終了姿勢では，【ROM制限（頭頸部・体幹側屈），または立ち直り反応低下（頭頸部，体幹），またはバランス低下（長座位）】のため頭頸部・体幹右軽度側屈および体幹左傾斜した長座位となる．

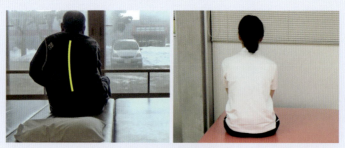

図6 終了姿勢

### 動作分析から考える治療戦略

- 片麻痺では，患側の肩甲帯前方突出と上肢リーチが不十分となるため，on elbow に移行できず，下肢方向に重心が近づかないため下肢を挙上し，その反動で起き上がることが多い．
- トレーニングプログラムとしては，on elbow までの頭頸部屈曲・回旋，肩甲帯前方突出，体幹の分節的な回旋運動のトレーニングにより非患側の前腕での体重支持を促すことが考えられる．
- on elbow から on hand の移行および on hand から長座位への移行においては，頭頸部・体幹の伸展・回旋・側屈が不十分で，骨盤の前方突出がみられていないため，長座位や on elbow での骨盤の前方突出運動や，長座位での前上方・側方リーチを用いた骨盤から体幹・頭頸部での立ち直り反応のトレーニングなどが考えられる．

第Ⅲ章 症例動作分析の実際

## 4．起き上がりの逆動作―長座位から背臥位（水平面）

長座位から on elbow および on hand を経ずに背臥位となる自立した起き上がりの逆動作である．

①開始姿勢　　②屈曲相 a　　③屈曲相 b　　④終了姿勢

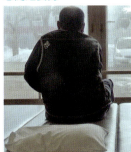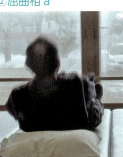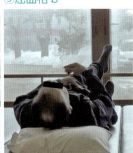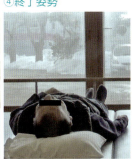

### 動作分析

#### ①開始姿勢（図1）

開始姿勢では，【ROM 制限（頭頸部・体幹側屈），または立ち直り反応低下（頭頸部，体幹），またはバランス低下（長座位）】のため頭頸部右軽度側屈および体幹右軽度側屈・左傾斜した長座位である．

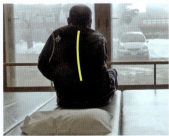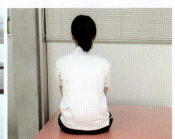

図1　開始姿勢

#### ②屈曲相 a～b（図2～3）

屈曲相 a～b では体幹が後傾し，【ROM 制限（肩甲帯前方突出，肩関節水平内転・屈曲・内転），または M-tonus 異常（肩甲帯前方突出・後退筋群，肩関節水平内転・屈曲・外転・内転筋群），または BRS（Ⅲ）】のため左肩甲帯後退がみられ，【筋力低下（体幹回旋・屈曲，股関節屈曲），または M-tonus 異常（体幹回旋・屈筋群，股関節屈筋群，膝関節伸筋群），または BRS（Ⅲ）】のため左下肢の挙上がみられる．

#### ③終了姿勢（図4）

終了姿勢では，【ROM 制限（肩甲帯前方突出，肩関節水平内転・屈曲・内転，肘関節伸展），または M-tonus 異常（肩甲帯前方突出・後退筋群，肩関節水平内転・屈曲・外転・内転筋群，肘関節屈筋群），または BRS（Ⅲ）】のため左上肢のウェルニッケマン肢位の背臥位となる．

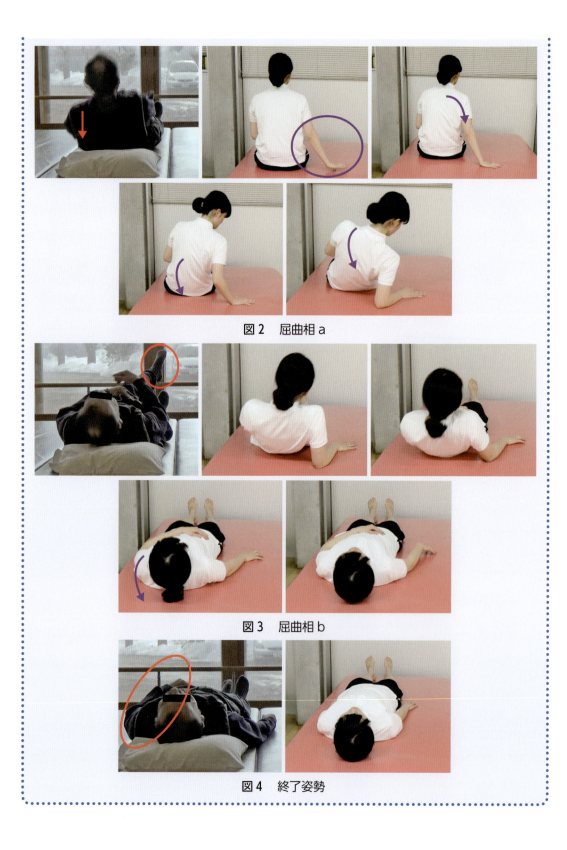

図2 屈曲相 a

図3 屈曲相 b

図4 終了姿勢

第Ⅲ章　症例動作分析の実際

## 5．起き上がり―背臥位から長座位（前額面）

背臥位から on elbow および on hand を経て，長座位となる自立した起き上がりである．

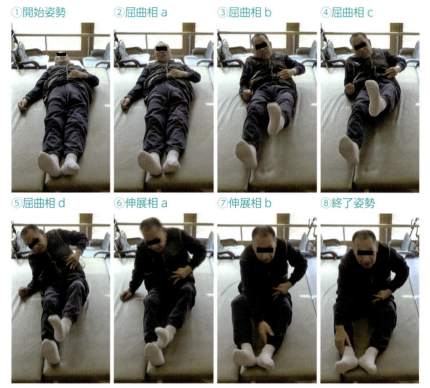

①開始姿勢　②屈曲相 a　③屈曲相 b　④屈曲相 c
⑤屈曲相 d　⑥伸展相 a　⑦伸展相 b　⑧終了姿勢

## 動作分析

### ①開始姿勢（図1）

　開始姿勢では，【ROM 制限（肩甲帯前方突出，肩関節水平内転・屈曲・内転，肘関節伸展），または M-tonus 異常（肩甲帯前方突出・後退筋群，肩関節水平内転・屈曲・外転・内転筋群，肘関節屈筋群），または BRS（Ⅲ）】のため左上肢のウェルニッケマン肢位である．さらに【ROM 制限（股関節外転・外旋，足関節背屈），または M-tonus 異常（股関節内転・内旋筋群，膝関節伸筋群，足関節底屈筋群），または BRS（Ⅲ）】のため左股関節内転・内旋位，左足関節底屈位である．

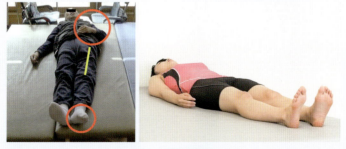

図1　開始姿勢

## ②屈曲相 a〜d（図 2〜5）

　屈曲相 a〜b では，頭頸部屈曲・右側屈・右回旋および体幹屈曲から体幹右回旋して on elbow になる際，【ROM 制限（肩甲帯前方突出，肩関節水平内転・屈曲・内転），または M-tonus 異常（肩甲帯前方突出・後退筋群，肩関節水平内転・水平外転・屈曲・外転・内転筋群，肘関節屈筋群），または BRS（Ⅲ）】のため左肩甲帯後退し，【筋力低下（体幹回旋・屈曲，股関節屈曲），または M-tonus 異常（体幹回旋・屈筋群，股関節屈筋群，膝関節伸筋群），または BRS（Ⅲ）】のため左下肢の挙上がみられる．

　屈曲相 c では【ROM 制限（肩甲帯前方突出，体幹回旋），または筋力低下（肩甲帯前方突出，体幹回旋），または M-tonus 異常（肩甲帯後退・前方突出筋群，体幹回旋筋群），または立ち直り反応低下（頸部，体幹，骨盤）】のため分節的な体軸内回旋として体幹右回旋が不十分で，右肩関節外転角度が少ないまま【ROM 制限（肩甲帯前方突出，肩関節水平内転・屈曲・内転），または M-tonus 異常（肩甲帯前方突出・後退筋群，肩関節水平内転・水平外転・屈曲・外転・内転筋群），または BRS（Ⅲ）】のため左肩甲帯後退と【筋力低下（体幹回旋・屈曲，股関節屈曲），または M-tonus 異常（体幹回旋・屈筋群，股関節屈筋群，膝関節伸筋群），または BRS（Ⅲ）】のため左下肢の挙上が強まる．

　屈曲相 d では体幹左前方回旋し，【筋力低下（体幹回旋・屈曲，股関節屈曲），または M-tonus 異常（体幹回旋・屈筋群，股関節屈曲・外旋筋群，膝関節伸筋・屈筋群，足関節底屈筋群，足部内がえし筋群），または BRS（Ⅲ）】のため左股関節屈曲・外旋，膝関節屈曲，足部内がえしがみられ on elbow となる．

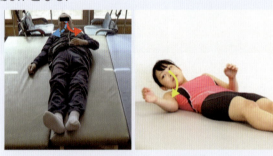

図 2　屈曲相 a

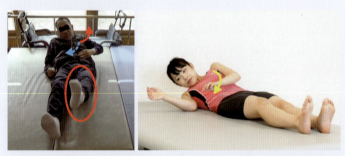

図 3　屈曲相 b

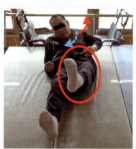
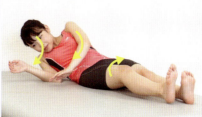

図4　屈曲相 c

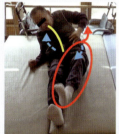
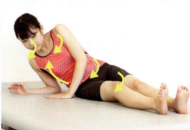
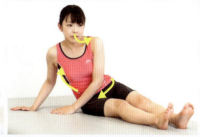

図5　屈曲相 d

### ③伸展相 a～b（図6～7）

伸展相 a～b では，体幹屈曲および骨盤左下制して on hand となる．

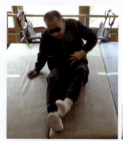
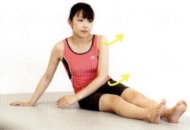
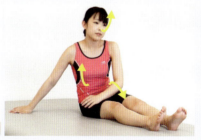

図6　伸展相 a

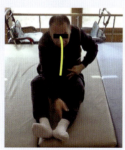
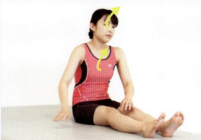

図7　伸展相 b

### ④終了姿勢（図8）

　終了姿勢では，【ROM制限（頭頸部・体幹側屈），または立ち直り反応低下（頭頸部・体幹），またはバランス低下（長座位）】のため頭頸部右軽度側屈および体幹右軽度側屈・左傾斜し，【BRS（Ⅲ）】のため左下肢を右上肢で伸展・外転させた長座位となる．

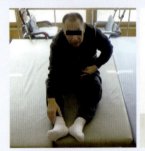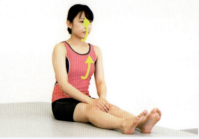

図8　終了姿勢

## 動作分析から考える治療戦略

- 片麻痺では，患側の肩甲帯前方突出と上肢リーチが不十分となるため，on elbowに移行できず，非患側の上肢に重心が近づかないため，起き上がり方向へ下肢を移動させることが多い．
- 片麻痺では，起き上がり方向への上部体幹回旋が不十分なため，on elbow側へ体重移動できず，両下肢の重みによる回転モーメントを用いることが多い．
- トレーニングプログラムとしては，on elbowまでの頭頸部屈曲・回旋，肩甲帯前方突出，体幹の分節的な回旋運動のトレーニングにより，非患側の前腕で体重支持することで頭頸部・体幹・骨盤の立ち直り反応を促すことが考えられる．

【on elbowへの移行（理念型）】

| 頭頸部の屈曲・回旋（赤） | 肩甲帯の前方突出（ピンク） | 体幹の体軸内回旋（ピンクと青） |

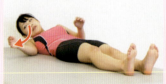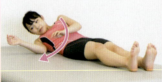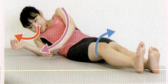

頭頸部屈曲・回旋（赤）および左肩甲帯前方突出（ピンク）に対する分節的な体軸内回旋が生じると，右股関節屈曲・内転・内旋筋群の筋トーヌスが高まる（青）

第Ⅲ章　症例動作分析の実際

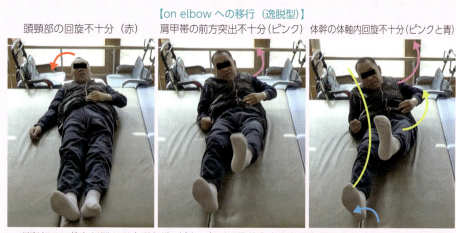

【on elbowへの移行（逸脱型）】
頭頸部の回旋不十分（赤）　肩甲帯の前方突出不十分（ピンク）　体幹の体軸内回旋不十分（ピンクと青）

頭頸部の回旋と側屈が理念型と逆（赤），左肩甲帯前方突出も理念型と逆（ピンク），右股関節の動きも理念型と逆（青）となっている．そのため，分節的な体軸内回旋が生じず，体幹右側屈と右股関節外転，左下肢挙上がみられ，理念型とはまったく逆の運動が生じている（黄）

## 6．起き上がりの逆動作─長座位から背臥位（前額面）

長座位からon handおよびon elbowを経て，背臥位となる自立した起き上がりの逆動作である．

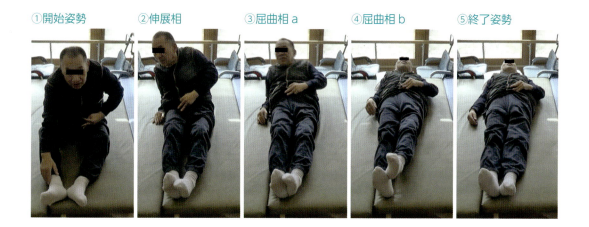

①開始姿勢　②伸展相　③屈曲相a　④屈曲相b　⑤終了姿勢

### 動作分析

　常時，【ROM制限（肩甲帯前方突出，肩関節水平内転・屈曲・内転，肘関節伸展），またはM-tonus異常（肩甲帯前方突出・後退筋群，肩関節水平内転・屈曲・外転・内転筋群，肘関節屈筋群），またはBRS（Ⅲ）】のため左上肢のウェルニッケマン肢位である．

151

### ①開始姿勢（図1）

開始姿勢では，【ROM 制限（頭頸部・体幹側屈），または立ち直り反応低下（頭頸部，体幹），またはバランス低下（長座位）】のため頭頸部右軽度側屈および体幹右軽度側屈・左傾斜し，右手を右下腿遠位部においた長座位である．

### ②伸展相（図2）

伸展相では，体幹後傾・右側屈・右傾斜し，右体側に右上肢で on hand となる．

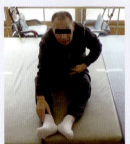
図1　開始姿勢

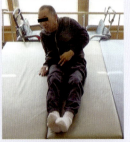
図2　伸展相

### ③屈曲相 a～b（図3～4）

屈曲相 a では，頭頸部屈曲位および肩甲帯と体幹を一塊として後傾し，【ROM 制限（肩甲帯後退・前方突出，体幹回旋），または筋力低下（肩甲帯前方突出・後退，体幹回旋），または M-tonus 異常（肩甲帯後退・前方突出筋群，体幹回旋筋群），または BRS（Ⅲ），または立ち直り反応低下（頸部，体幹，骨盤）】のため分節的な回旋が不十分なまま on elbow となる．

屈曲相 b では【筋力低下（体幹回旋・屈曲，股関節屈曲），または M-tonus 異常（体幹回旋・屈筋群，股関節屈筋群，膝関節伸筋群），または BRS（Ⅲ）】のため左下肢の挙上がみられる．

### ④終了姿勢（図5）

終了姿勢では【ROM 制限（肩甲帯前方突出，肩関節水平内転・屈曲・内転，肘関節伸展），または M-tonus 異常（肩甲帯前方突出・後退筋群，肩関節水平内転・屈曲・外転・内転筋群，肘関節屈筋群），または BRS（Ⅲ）】のため左上肢ウェルニッケマン肢位で，【ROM 制限（股関節外転・外旋，足関節背屈），または M-tonus 異常（股関節内転・内旋筋群，膝関節伸筋群，足関節底屈筋群），または BRS（Ⅲ）】のため左股関節内転・内旋位および左足関節底屈位の背臥位となる．

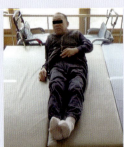
図3　屈曲相 a

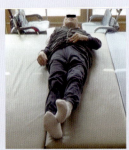
図4　屈曲相 b

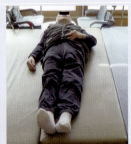
図5　終了姿勢

## 7. 起き上がり―背臥位から端座位

背臥位から on elbow および on hand を経て，端座位となる右側への自立した起き上がりである．

①開始姿勢
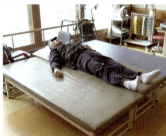

②屈曲相 a
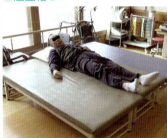

③屈曲相 b
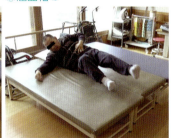

④屈曲相 c
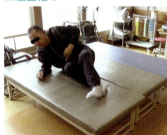

⑤屈曲相 d
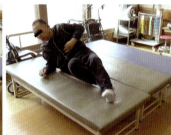

⑥屈曲相 e
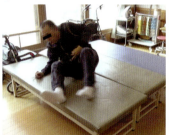

⑦屈曲相 f
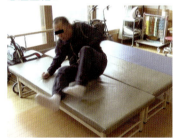

⑧伸展相 a
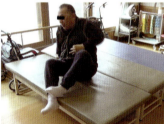

⑨伸展相 b
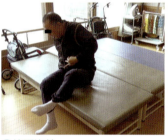

⑩伸展相 c
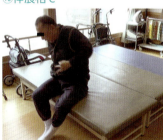

⑪伸展相 d
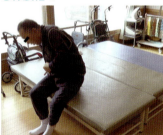

⑫終了姿勢
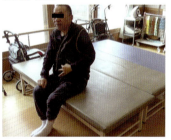

### 動作分析

　常時，【ROM 制限（肩甲帯前方突出，肩関節水平内転・屈曲・内転，肘関節伸展），または M-tonus 異常（肩甲帯前方突出・後退筋群，肩関節水平内転・屈曲・外転・内転筋群，肘関節屈筋群），または BRS（Ⅲ）】のため左上肢のウェルニッケマン肢位である．

## ①開始姿勢（図1）

開始姿勢では，【ROM制限（肩甲帯前方突出，肩関節水平内転・屈曲・内転，肘関節伸展），またはM-tonus異常（肩甲帯前方突出・後退筋群，肩関節水平内転・屈曲・外転・内転筋群，肘関節屈筋群），またはBRS（Ⅲ）】のため左上肢のウェルニッケマン肢位である．

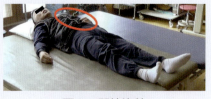

図1　開始姿勢

## ②屈曲相a〜f（図2〜7）

屈曲相a〜cでは，頭頸部屈曲・右回旋して右肩関節外転角度を強め，さらに頭頸部右側屈・右回旋し，【ROM制限（肩甲帯前方突出，肩関節水平内転・屈曲・内転），またはM-tonus異常（肩甲帯前方突出・後退筋群，肩関節水平内転・屈曲・外転・内転筋群），またはBRS（Ⅲ）】のため左肩甲帯後退，右股関節屈曲・内転・内旋，右膝関節屈曲し，【M-tonus異常（股関節内転・内旋筋群，膝関節伸筋群），またはBRS（Ⅲ）】のため左下肢を伸展した半側臥位である．【筋力低下（体幹屈曲）】のため両下肢屈曲とともに体幹屈曲しon elbowとなる．

屈曲相dでは，右踵をベッドに接床し，右下肢を伸展して殿部を移動するが，この時【M-tonus異常（膝関節伸筋群），またはBRS（Ⅲ）】のため左膝関節伸展が強まる．

屈曲相eでは，【筋力低下（体幹屈曲）】のため両股関節を過度に屈曲し，頭頸部・上部体幹屈曲して両下肢をベッド端に近づける．

屈曲相fでは，右膝関節を伸展させ，右下腿をベッド端から出し，【M-tonus異常（股関節屈曲・外転・外旋筋群，膝関節屈筋群），またはBRS（Ⅲ）】のため左股関節・膝関節屈曲位のon handとなる．

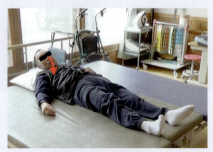

図2　屈曲相a

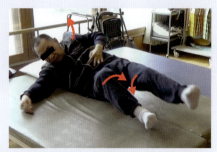

図3　屈曲相b

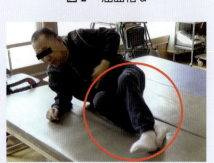

図4　屈曲相c

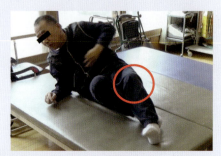

図5　屈曲相d

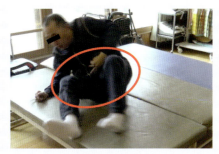

図6　屈曲相 e

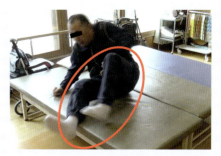

図7　屈曲相 f

### ③伸展相 a〜d（図8〜11）

　伸展相 a では，右上肢を体側に位置させ，【筋力低下（体幹屈曲），またはバランス低下（前方いざり）】のため右踵をベッド端に引っかけて右膝関節屈曲し，殿部を前方移動する．

　伸展相 b では，【M-tonus 異常（股関節屈曲・外転・外旋筋群，膝関節屈筋群），または BRS（Ⅲ）】のため左股関節屈曲・外転・外旋，左膝関節屈曲した端座位となり，左下肢をベッドから下垂する．

　伸展相 c〜d では，体幹屈曲・左前方回旋し，殿部を前方へ移動する．この時【M-tonus 異常（左手指）】のため左手指にクローヌスがみられる．

### ④終了姿勢（図12）

　終了姿勢では，【M-tonus 異常（股関節外旋筋群），または BRS（Ⅲ），または感覚低下（足底）】のため左股関節外旋位で，足底が完全に接床していない端座位となる．

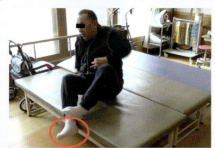

図8　伸展相 a

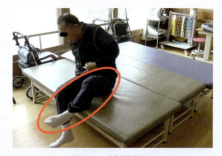

図9　伸展相 b

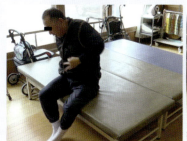

図10　伸展相 c

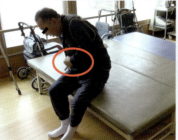

図11　伸展相 d

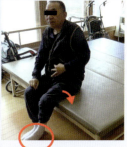

図12　終了姿勢

## 動作分析から考える治療戦略

- 枕を使用して端座位となる起き上がり（本動作）は，枕のない寝返りや長座位となる起き上がりと比較すると理念型に近い．
- 枕の使用と右肩関節外転位とすることで頭頸部屈曲回旋と左肩甲帯前方突出がみられることから，枕のない寝返りや長座位となる起き上がりのトレーニングでも枕を使用して，右肩関節外転位を開始姿勢とした状態でのトレーニングから導入するとよい．

枕のある起き上がり（本動作） 理念型 枕のない寝返り

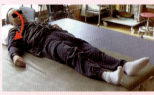 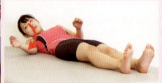 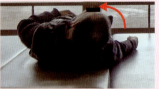

枕を使用にて頭頸部屈曲・回旋ができている　　下顎が起き上がり方向へ　　頭頸部屈曲・回旋が不十分で下顎が天井方向へ

枕のある起き上がり（本動作） 理念型 長座位となる起き上がり

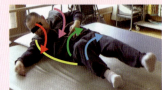 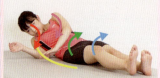 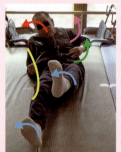

右股関節屈曲・内旋が過剰で，左肩甲帯前方突出が不十分であるが，動きは理念型に近い　　頭頸部屈曲・回旋（赤），肩甲帯前方突出（ピンク），股関節屈曲・内旋（青），体幹の立ち直り（黄），体軸内回旋（ピンクと緑）　　頭頸部・肩甲帯・股関節・体幹側屈が理念型とは逆である

枕のある起き上がり（本動作） 理念型 長座位となる起き上がり

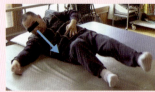 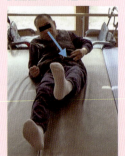

顔面がこれから向かう支持基底面方向を向いている　　顔面の向きが，これから向かう支持基底面と逆を向く

## 8．歩行—矢状面

室内で左下肢にSLBを着用し，右上肢でT字杖を使用しての近位監視レベルでの3動作前型歩行である．

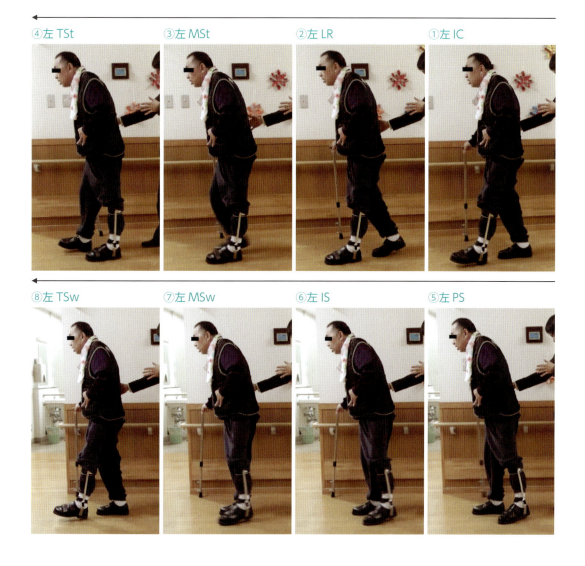

④左TSt　③左MSt　②左LR　①左IC

⑧左TSw　⑦左MSw　⑥左IS　⑤左PS

### 動作分析

常時，【ROM制限（頭頸部・体幹伸展），または筋力低下（頭頸部・体幹伸展），または立ち直り反応低下（頭頸部，体幹）】のため頭頸部屈曲位および上部体幹屈曲・前傾位し，【ROM制限（肩甲帯，肩関節，肘関節，前腕），または筋力低下（肩甲帯，肩関節，肘関節，前腕），またはM-tonus異常（肩甲帯・肩関節・肘関節周囲筋群），またはBRS（Ⅲ）】のため左上肢のウェ

ルニッケマン肢位である【筋力低下（股関節伸展・屈曲，膝関節伸展・屈曲，足関節底屈・背屈），またはバランス低下（立位，片足立ち）】のため左右ともトゥクリアランスが小さく，【ROM制限（股関節伸展，足関節背屈），または筋力低下（股関節屈曲・伸展，膝関節伸展・屈曲），またはバランス低下（片足立ち）】のため右下肢の歩幅が短くなる左右の不同がある．

### ①左初期接地（IC：図1）

左ICでは，踵接地がみられる．

### ②左荷重応答期（LR：図2）

左LRでは，【ROM制限（体幹・股関節伸展，足関節背屈），または筋力低下（体幹・股関節・膝関節伸展），またはM-tonus異常（股関節伸展・屈曲筋群，膝関節伸筋群），または立ち直り反応低下（体幹），またはバランス低下（半歩前立位）】のため体幹前傾し，【ROM制限〔足関節背屈，股関節伸展（膝関節屈曲位）〕，または筋力低下（膝関節伸展・屈曲，股関節伸展，足関節底屈），またはM-tonus異常（膝関節伸筋群，股関節屈筋群，足関節底屈筋群），またはBRS（Ⅲ），または感覚低下（深部）】のため左膝関節伸展位となる．

### ③左立脚中期（MSt：図3）

左MStでは，【ROM制限（体幹・股関節伸展，足関節背屈），または筋力低下（体幹・股関節・膝関節伸展），またはM-tonus異常（股関節伸展・屈曲筋群，膝関節伸筋群），または立ち直り反応低下（体幹），またはバランス低下（左片足立ち）】のため体幹前傾強まり，【ROM制限（股関節伸展，足関節背屈），または筋力低下（股関節伸展，膝関節伸展・屈曲），またはM-tonus異常（股関節屈曲・伸展筋群，膝関節屈筋・伸筋群，足関節底屈筋群），または感覚低下（深部感覚），またはBRS（Ⅲ）】のため左股関節屈曲位となる．さらに【ROM制限（股関節伸展，足関節背屈），または筋力低下（股関節伸展・屈曲，股関節伸展），またはM-tonus異常（膝関節伸筋群，足関節底屈筋群，股関節屈曲・伸展筋群），または感覚低下（膝深部），またはBRS（Ⅲ）】のため左膝関節lockingし，【ROM制限（足関節背屈，股関節伸展），または筋力低下（股関節伸展，膝関節伸展・屈曲），またはM-tonus異常（足関節底屈筋群，股関節屈曲・伸展筋群，膝関節屈筋・伸筋群），またはBRS（Ⅲ），またはバランス低下（左片足立ち）】のため左足関節底屈位となる．

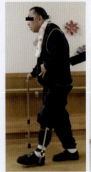 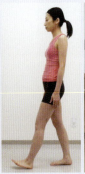 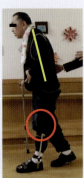 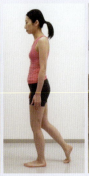 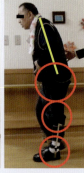 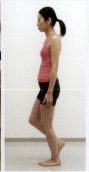

図1　左初期接地（IC）　　図2　左荷重応答期（LR）　　図3　左立脚中期（MSt）

### ④左立脚終期（TSt：図4）

　左 TSt では，【ROM 制限（股関節伸展，足関節背屈），または筋力低下（股関節伸展，膝関節伸展・屈曲），または M-tonus 異常（股関節屈曲・伸展筋群，膝関節屈筋・伸筋群，足関節底屈筋群），または感覚低下（深部感覚），または BRS（Ⅲ）】のため左股関節伸展が不十分となる．さらに【ROM 制限（足関節背屈，股関節伸展），または筋力低下（股関節伸展，膝関節伸展・屈曲），または M-tonus 異常（足関節底屈筋群，股関節屈曲・伸展筋群，膝関節屈筋・伸筋群），または BRS（Ⅲ），またはバランス低下（左片足立ち）】のため左足関節背屈が不十分となる．

### ⑤左前遊脚期（PS：図5）

　左 PS では，【ROM 制限（体幹・股関節伸展，足関節背屈），または筋力低下（体幹・股関節・膝関節伸展），または M-tonus 異常（股関節伸展・屈曲筋群，膝関節伸筋群），または立ち直り反応低下（体幹），またはバランス低下（半歩後の立位）】のため体幹前傾が強まり，【ROM 制限（MP 関節背屈），または筋力低下（足関節底屈），またはバランス低下（立位），または BRS（Ⅲ，Ⅳ，Ⅴ）】のため左足 MP 関節屈曲が不十分となる．

### ⑥左遊脚初期（IS：図6）

　左 IS では，【筋力低下（股関節伸展・屈曲，膝関節伸展・屈曲，足関節底屈・背屈），またはバランス低下（立位，右片足立ち）】のため左トゥクリアランスが小さい．

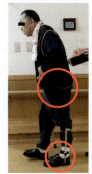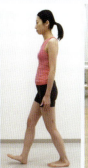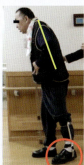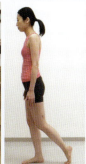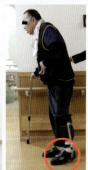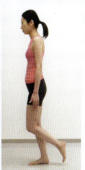

図4　左立脚終期（TSt）　　図5　左前遊脚期（PS）　　図6　左遊脚初期（IS）

### ⑦左遊脚中期（MSw：図7）

　左 MSw では，【ROM 制限（膝関節屈曲），または筋力低下（膝関節屈曲），または M-tonus 異常（膝関節伸筋群），または BRS（Ⅲ，Ⅳ，Ⅴ），またはバランス低下（立位，右片足立ち）】のため左膝関節屈曲が不十分となる．

### ⑧左遊脚終期（TSw：図8）

　左 TSw では，体幹伸展するが【ROM 制限（体幹・股関節伸展，足関節背屈），または筋力低下（体幹伸展，股関節屈曲・伸展，膝関節伸展），または M-tonus 異常（股関節伸展・屈曲筋群，膝関節伸筋群），または立ち直り反応低下（体幹），またはバランス低下（半歩前立位），または BRS（Ⅲ）】のため前傾位し，【バランス低下（右片足立ち）】のため右足 MP 関節屈曲が不十分となる．

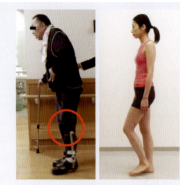
図7 左遊脚中期（MSw）

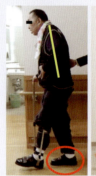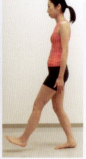
図8 左遊脚終期（TSw）

## 動作分析から考える治療戦略

- BRSステージVの立位で，股関節伸展位において膝関節屈曲の分離が不十分であるため，遊脚相での膝関節屈曲が保証されずトゥクリアランスが低下している可能性がある．
- TStで股関節が伸展にみえ，歩行様式も前型歩行となっているのは，体幹前傾で代償している可能性が高いからである．
- 左ICで左膝関節軽度屈曲位（青），装具にて足部ロッカー機能が行われず，左LRで下腿前傾が不十分（黄）である．左膝関節軽度屈曲ができずlockingおよび骨盤後退するため体幹前傾で体重移動（赤）する．

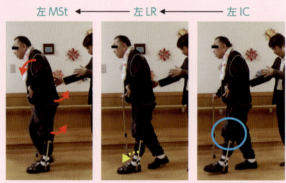

　左ICから左LRでの膝関節屈曲および股関節伸展運動を促し，体幹前傾による重心移動の代償を制御するトレーニングを行い左MStでの膝関節軽度屈曲位につなげる．左ICの姿勢で左足底部に台をおき，左膝関節屈曲位からの求心性膝関節伸展運動，そして両下肢で台にのり，右下肢を前に下す遠心性膝関節伸展運動をトレーニングする．立ち上がりで下腿の前傾と左膝関節の伸展のタイミングをトレーニングする

## 9. 歩行―前額面

室内で左下肢にSLBを着用し，右上肢でT字杖を使用しての近位監視レベルでの3動作前型歩行である．

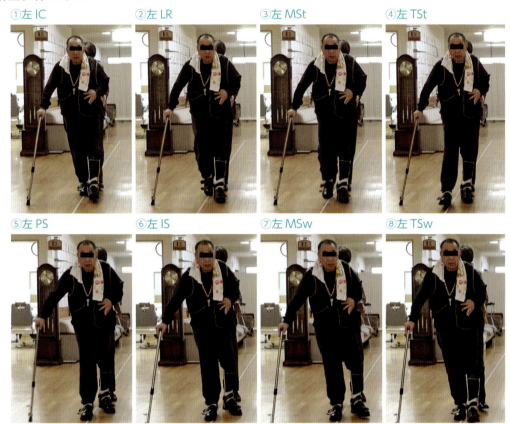

① 左IC　② 左LR　③ 左MSt　④ 左TSt
⑤ 左PS　⑥ 左IS　⑦ 左MSw　⑧ 左TSw

### 動作分析

　常時，【ROM制限（体幹側屈），または筋力低下（体幹回旋），またはM-tonus異常（体幹回旋筋群），または立ち直り反応低下（体幹），またはバランス低下（立位）】のため体幹右傾斜位およびT字杖の位置が過剰に外側し，【ROM制限（肩甲帯，肩関節，肘関節，前腕），または筋力低下（肩甲帯，肩関節，肘関節，前腕），またはM-tonus異常（肩甲帯・肩関節・肘関節周囲筋群），またはBRS（Ⅲ）】のため左上肢のウェルニッケマン肢位である．さらに【ROM制限（股関節内・外旋），または筋力低下（股関節内・外旋），またはM-tonus異常（股関節内旋・外旋筋群），またはBRS（Ⅲ）】のため歩行進路に向けて左下肢が外旋および右下肢が内旋し，【筋力低下（股関節伸展・屈曲，膝関節伸展・屈曲，足関節底屈・背屈），またはバランス低下（立位，片足立ち）】のため左右ともトゥクリアランスが小さい．【ROM制限（体幹側屈，膝関節屈曲，足関節背屈），または筋力低下（体幹回旋，膝関節屈曲，足関節背屈），またはM-tonus異常（体幹側屈筋群，膝関節伸筋・屈筋群，足関節底屈筋群），または脚長差，または立ち直り反応低下（体幹），またはバランス低下（立位，右片足立ち），またはBRS（Ⅲ，Ⅳ，Ⅴ）】のため左下肢に軽度分回し歩行がみられる．

### ①左初期接地（IC：図1）

　左ICでは，【ROM制限（体幹側屈），または筋力低下（体幹回旋），またはM-tonus異常（体幹側屈・回旋筋群），または立ち直り反応低下（体幹），またはバランス低下（立位，右片足立ち）】のため体幹左側屈・右傾斜，頭部から下ろした垂線が右足底のさらに外側に偏位しているが，踵接地はみられる．

### ②左荷重応答期（LR：図2）

　左LRでは骨盤左偏位するが，体幹は【ROM制限（体幹側屈），または筋力低下（体幹回旋），またはM-tonus異常（体幹側屈・回旋筋群），または立ち直り反応低下（体幹），またはバランス低下（立位，半歩前立位）】のため左側屈・右傾斜のままである．

### ③左立脚中期（MSt：図3）

　左MStでは骨盤左偏位し，体幹左側屈・右傾斜は軽減するが，【筋力低下（体幹回旋，股関節外転），またはM-tonus異常（体幹側屈・回旋筋群，股関節外転・内転筋群），またはバランス低下（立位，左片足立ち），またはBRS（Ⅲ）】のため骨盤右下制となる．

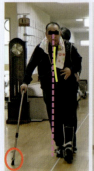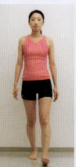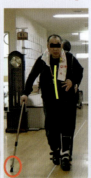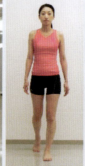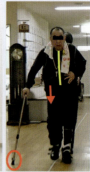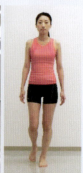

図1　左初期接地（IC）　　　図2　左荷重応答期（LR）　　　図3　左立脚中期（MSt）

### ④左立脚終期（TSt：図4）

　左TStでは，【ROM制限（体幹伸展・回旋，股関節伸展，足関節背屈），または筋力低下（体幹伸展，股関節伸展・屈曲），またはM-tonus異常（体幹側屈・回旋筋群，股関節屈曲・伸展内転・外転筋群，膝関節伸展筋群，足関節底屈筋群），またはバランス低下（半歩後の立位），またはBRS（Ⅲ）】のため骨盤左後方回旋し，【ROM制限（体幹側屈），または筋力低下（体幹回旋・側屈），またはM-tonus異常（体幹側屈・回旋筋群），または立ち直り反応低下（体幹），またはバランス低下（半歩後立位）】のため体幹右傾斜となる．

### ⑤左前遊脚期（PS：図5）

　左PSでは，【ROM制限（体幹側屈・回旋），または筋力低下（体幹回旋・側屈），またはM-tonus異常（体幹側屈・回旋筋群），または立ち直り反応低下（体幹），またはバランス低下（半歩後立位）】のため体幹右傾斜し，【M-tonus異常（股関節内旋・外旋・内転筋群，膝関節伸筋群），またはBRS（Ⅲ，Ⅳ，Ⅴ）】のため左股関節外旋となる．

## ⑥左遊脚初期（IS：図6）

　左ISでは，【ROM制限（肩甲帯下制・前方突出，体幹側屈・回旋），または筋力低下（体幹回旋・側屈），またはM-tonus異常（肩甲帯周囲筋群，体幹側屈・回旋筋群），または立ち直り反応低下（体幹），またはバランス低下（立位，右片足立ち），またはBRS（Ⅲ）】のため左肩甲帯挙上・後退および体幹左後方回旋・右傾斜し，さらに【ROM制限（体幹側屈，膝関節屈曲），または筋力低下（体幹回旋・側屈，膝関節屈曲），またはM-tonus異常（体幹側屈・回旋筋群，膝関節伸筋群，股関節内転筋群），または脚長差，または立ち直り反応低下（体幹），またはバランス低下（立位，右片足立ち），またはBRS（Ⅲ，Ⅳ，Ⅴ）】のため骨盤左挙上し，【ROM制限（股関節内旋・外旋），または筋力低下（股関節内旋・外旋），またはM-tonus異常（股関節内旋・外旋筋群），またはBRS（Ⅲ）】のため左股関節外旋となる．

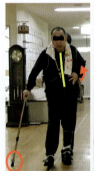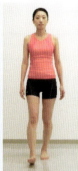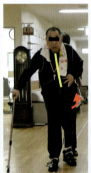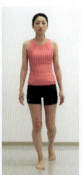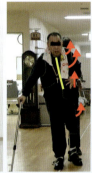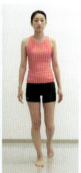

図4　左立脚終期（TSt）　　図5　左前遊脚期（PS）　　図6　左遊脚初期（IS）

## ⑦左遊脚中期（MSw：図7）

　左MSwでは，【ROM制限（肩甲帯下制・前方突出，体幹側屈・回旋），または筋力低下（体幹回旋・側屈），またはM-tonus異常（肩甲帯周囲筋群，体幹側屈・回旋筋群），または立ち直り反応低下（体幹），またはバランス低下（立位，右片足立ち），またはBRS（Ⅲ）】のため体幹右傾斜および左肩甲帯挙上・後退し，【ROM制限（体幹側屈・回旋，膝関節屈曲），または筋力低下（体幹回旋・回旋，膝関節屈曲），またはM-tonus異常（体幹側屈・回旋筋群，膝関節伸筋群，股関節内転筋群），または脚長差，または立ち直り反応低下（体幹），またはバランス低下（立位，右片足立ち），またはBRS（Ⅲ，Ⅳ，Ⅴ）】のため骨盤左挙上となる．さらに【ROM制限（股関節内旋・外旋），または筋力低下（股関節内旋・外旋），またはM-tonus異常（股関節内旋・外旋筋群），BRS（Ⅲ）】のため左股関節外旋し，【ROM制限（膝関節屈曲），または筋力低下（膝関節屈曲），またはM-tonus異常（膝関節伸筋・屈筋群，足関節底屈筋群），またはBRS（Ⅲ，Ⅳ，Ⅴ）】のため左膝関節屈曲が不十分となる．

## ⑧左遊脚終期（TSw：図8）

　左TSwでは，【ROM制限（体幹側屈・回旋），または筋力低下（体幹回旋・側屈），またはM-tonus異常（体幹回旋・側屈筋群），または立ち直り反応低下（体幹），またはバランス低下（半歩前の立位，右片足立ち）】のため体幹左側屈・右傾斜および左股関節内旋・外旋・中間位となる．

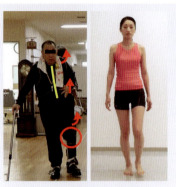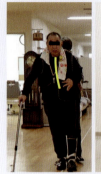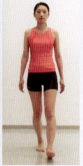

図7　左遊脚中期（MSw）　　　　　図8　左遊脚終期（TSw）

## 動作分析から考える治療戦略

- 左膝関節伸筋群の M-tonus が亢進しているため，膝関節の二重膝作用（ダブルニーアクション）が困難となり，遊脚相で骨盤挙上および下肢を分回している可能性がある．
- トレーニングプログラムとしては，左右ともに MSt で頭頸部・体幹・骨盤のアライメントが逸脱型となっているため，立位での骨盤左右シフトの制御トレーニングなどが考えられる．

　　　　　右 MSt（左 MSw）　　　　左 MSt（右 MSw）

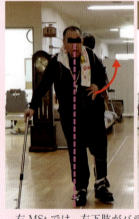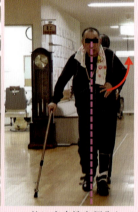

右 MSt では，左下肢がバランス的に安定性を優先しており，運動の自由度が少ない．左 MSt では，骨盤右下制しておりトゥクリアランスが不十分な左股関節外転筋の筋力低下，または左内転筋の筋緊張亢進が関与している．どちらの MSt も体幹の後方回旋が著しい（ピンク）

第Ⅲ章　症例動作分析の実際

## ● 重度痙性麻痺を有する片麻痺

### 1．歩行―装具あり（前額面）

　右上肢にて四点杖を使用し，左上肢スリングおよび左下肢プラスチックAFOを使用している．室内において近位監視レベルでの3動作前型歩行である．

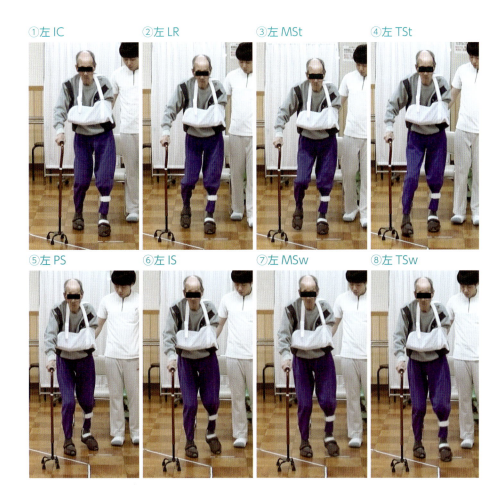

①左IC　②左LR　③左MSt　④左TSt
⑤左PS　⑥左IS　⑦左MSw　⑧左TSw

### 動作分析

　常時，【感覚検査（下肢深部，足底）】のため視線は下方で，【M-tonus異常（肩甲帯・肩関節周囲筋群），またはBRS（Ⅲ）】のため左肩甲帯挙上位である．【バランス低下（立位，半歩前立位）】のため体幹右傾斜し，【筋力低下（股関節屈曲），またはM-tonus異常（股関節内転・回旋筋群，体幹回旋筋群，膝関節伸筋群），またはBRS（Ⅲ，Ⅳ，Ⅴ），または脚長差（下肢長），またはバランス低下（立位，右片足立ち）】のため左下肢の分回し歩行がみられ，【M-tonus異常（体幹回旋筋群，股関節内転筋群，膝関節伸筋群，足関節底屈筋群），またはBRS（Ⅲ），また

165

はバランス低下（立位，右下肢半歩前の立位）】のため左下肢 MSt から PS で体幹・骨盤の左後方回旋が強くみられる．

### ①左初期接地（IC：図1）

左 IC では，【ROM 制限（体幹側屈），または筋力低下（股関節外転，体幹回旋），または M-tonus 異常（体幹回旋筋群，股関節内転筋群），または立ち直り反応低下（体幹），または BRS（Ⅲ），またはバランス低下（立位，右片足立ち）】のため骨盤右下制，体幹右側屈・右傾斜，体幹左前方回旋となる．

### ②左荷重応答期（LR：図2）

左 LR では，【ROM 制限（体幹側屈），または筋力低下（股関節外転，体幹回旋），または M-tonus 異常（体幹回旋筋群，股関節内転筋群），または立ち直り反応低下（体幹），または BRS（Ⅲ），またはバランス低下（立位，左片足立ち）】のため体幹右傾斜および骨盤左偏位となる．

### ③左立脚中期（MSt：図3）

左 MSt では，【ROM 制限（体幹側屈・回旋，股関節伸展，足関節背屈），または筋力低下（股関節外転，体幹回旋），または M-tonus 異常（体幹回旋筋群，股関節伸展・内転・屈曲・外旋・内旋筋群，膝関節伸筋群，足関節底屈筋群），または立ち直り反応低下（体幹），または BRS（Ⅲ），またはバランス低下（立位，左片足立ち）】のため体幹右傾斜，骨盤左偏位，体幹・骨盤左後方回旋となる．

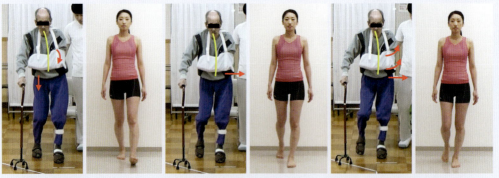

図1　左初期接地（IC）　　図2　左荷重応答期（LR）　　図3　左立脚中期（MSt）

### ④左立脚終期（TSt：図4）

左 TSt では，【ROM 制限（体幹側屈・回旋，股関節伸展，足関節背屈，足部外転），または筋力低下（股関節外転，体幹回旋），または M-tonus 異常（体幹回旋筋群，股関節伸展・内転・屈曲・外旋・内旋筋群，膝関節伸筋群，足関節底屈筋群），または立ち直り反応低下（体幹），または BRS（Ⅲ），またはバランス低下（立位，左片足立ち）】のため体幹右側屈・右傾斜，体幹・骨盤左後方回旋，骨盤左偏位，右股関節外転・内旋，右足部内がえし・内転となり，右踵接地がみられる．

### ⑤左前遊脚期（PS：図5）

　左PSでは，【ROM制限（体幹側屈・回旋，股関節伸展），または筋力低下（体幹回旋，股関節屈曲・回旋），またはM-tonus異常（体幹回旋筋群，股関節内転・屈曲・外旋・内旋筋群，膝関節伸筋群，足関節底屈筋群），または立ち直り反応低下（体幹），またはBRS（Ⅲ，Ⅳ，Ⅴ），または脚長差（下肢長），またはバランス低下（立位，右下肢半歩前の立位）】のため体幹右傾斜，骨盤右偏位，左股関節外旋・外転，右股関節内転・内旋，右足部外転となる．

### ⑥左遊脚初期（IS：図6）

　左ISでは，【ROM制限（体幹側屈・回旋，股関節伸展，膝関節屈曲），または筋力低下（体幹回旋，股関節屈曲・回旋），またはM-tonus異常（体幹回旋筋群，股関節内旋・外旋筋群，膝関節伸筋群，足関節底屈筋群），または立ち直り反応低下（体幹），またはBRS（Ⅲ，Ⅳ，Ⅴ），または脚長差（下肢長），またはバランス低下（立位，右片足立ち）】のため体幹右側屈・右傾斜，体幹・骨盤左前方回旋，右股関節軽度外転となる．

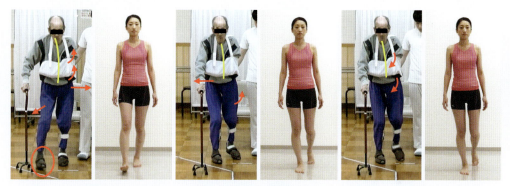

図4　左立脚終期（TSt）　　図5　左前遊脚期（PS）　　図6　左遊脚初期（IS）

### ⑦左遊脚中期（MSw：図7）

　左MSwでは，【ROM制限（体幹側屈・回旋，膝関節屈曲），または筋力低下（体幹回旋・側屈，膝関節屈曲），M-tonus異常（体幹側屈・回旋筋群，膝関節伸筋群），または脚長差（下肢長），または立ち直り反応低下（体幹），またはBRS（Ⅲ，Ⅳ，Ⅴ），またはバランス低下（立位，右片足立ち）】のため骨盤左挙上および体幹・骨盤左前方回旋し，さらに【ROM制限（股関節内転・内旋），または筋力低下（股関節外転・外旋），またはM-tonus異常（股関節内転・回旋筋群），またはBRS（Ⅲ，Ⅳ，Ⅴ，Ⅵ）】のため左股関節外転・外旋して，【ROM制限（膝関節屈曲），または筋力低下（膝関節屈曲），またはM-tonus異常（膝関節伸筋・屈筋群，足関節底屈筋群），またはBRS（Ⅲ，Ⅳ，Ⅴ）】のため左膝関節屈曲が不十分となる．

### ⑧左遊脚終期（TSw：図8）

　左TSwでは，【ROM制限（体幹側屈・回旋，膝関節伸展），または筋力低下（体幹回旋・側屈），またはM-tonus異常（体幹側屈・回旋筋群，膝関節屈筋・伸筋群），または立ち直り反応低下（体幹），またはBRS（Ⅲ，Ⅳ，Ⅴ），またはバランス低下（立位，右片足立ち）】のため体幹・骨盤左前方回旋し，【ROM制限（股関節外転・外旋），または筋力低下（股関節外転・外旋），

または M-tonus 異常（股関節内転・回旋筋群），または BRS（Ⅲ，Ⅳ，Ⅴ，Ⅵ）】のため左股関節内転・内旋となる．

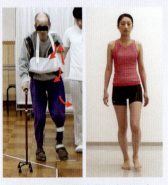
図7　左遊脚中期（MSw）

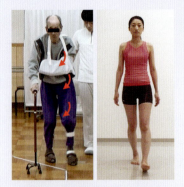
図8　左遊脚終期（TSw）

## 動作分析から考える治療戦略

- 骨盤の左右偏位がみられ，特に左 MSt 以降での骨盤後方回旋が著しいため，左 MSt から左 TSt での骨盤の左後方回旋を抑制するトレーニングをするとよい．
- 右 MSt では，杖を下方に押すことで（ピンク），骨盤左挙上しやすい（緑）．左 MSt では，杖を外側に押すことで（ピンク），骨盤左偏位しやすい（緑）．どちらの MSt も体幹の後方回旋が著しい（赤）．

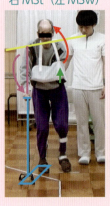
右 MSt（左 MSw）

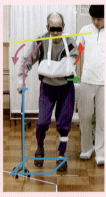
左 MSt（右 MSw）

## 2．歩行―装具あり（矢状面）

　右上肢にて四点杖を使用し，左上肢スリングおよび左下肢プラスチック AFO を使用している．室内において近位監視レベルでの 3 動作前型歩行である．

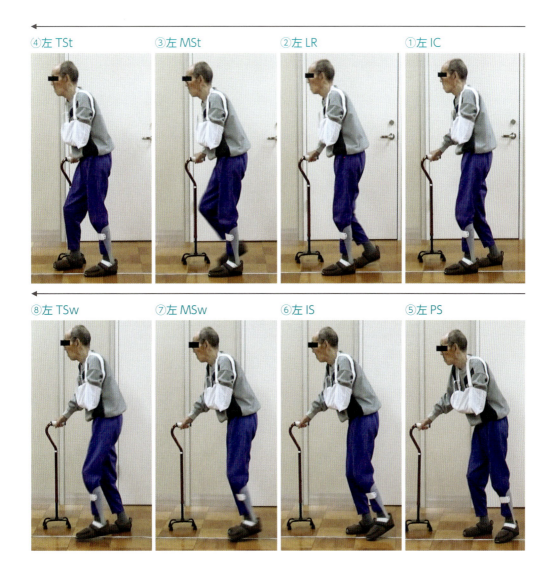

### 動作分析

　常時，【ROM 制限（頭頸部・体幹伸展），または筋力低下（頭頸部・体幹伸展），または M-tonus 異常（頭頸部・体幹屈筋群），または立ち直り反応低下（頭頸部，体幹）】のため頭部伸展位，頸部屈曲位，体幹前傾位である．【ROM 制限（股関節・膝関節伸展，SLR），または筋力低下（股関節・膝関節伸展），または M-tonus 異常（股関節・膝関節屈筋群），または BRS（Ⅲ，Ⅳ，Ⅴ）】のため両股関節・膝関節屈曲位で，【筋力低下（股関節伸展・屈曲，膝関節伸展・屈曲，足関節底屈・背屈），またはバランス低下（立位，片足立ち），または BRS（Ⅲ，Ⅳ，Ⅴ）】のた

め左下肢のトゥクリアランスが不十分である．【筋力低下（股関節屈曲・伸展，膝関節伸展・屈曲），またはバランス低下（片足立ち）】のため右下肢前の両脚支持期が長くなる左右の不同がある．

### ①左初期接地（IC：図1）

左ICでは，【ROM制限（足関節背屈，膝関節伸展，股関節屈曲，SLR），または筋力低下（足関節背屈，膝関節伸展・屈曲，股関節屈曲・伸展），またはM-tonus異常（足関節底屈筋群，膝関節屈筋群，股関節伸展筋群），またはBRS（Ⅲ，Ⅳ，Ⅴ），またはバランス低下（立位，右片足立ち）】のため左前足底または全足底接地で，左股関節屈曲および左膝関節伸展が不十分となる．

### ②左荷重応答期（LR：図2）

左LRでは，【ROM制限（体幹・股関節伸展，足関節背屈），または筋力低下（体幹・股関節・膝関節伸展），またはM-tonus異常（股関節伸展・屈曲筋群，膝関節伸筋群），または立ち直り反応低下（体幹），またはバランス低下（半歩前の立位，左片足立ち）】のため体幹前傾となる．

### ③左立脚中期（MSt：図3）

左MStでは，【ROM制限（体幹・股関節伸展，足関節背屈），または筋力低下（体幹・股関節・膝関節伸展），またはM-tonus異常（股関節伸展・屈曲筋群，膝関節伸筋群），または立ち直り反応低下（体幹），またはバランス低下（左片足立ち）】のため体幹前傾が強まり，【ROM制限（股関節伸展，足関節背屈），または筋力低下（股関節伸展・屈曲，膝関節伸展・屈曲），またはM-tonus異常（股関節屈曲・伸展筋群，膝関節屈筋・伸筋群，足関節底屈筋群），またはBRS（Ⅲ）】のため左股関節伸展が不十分となる．

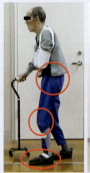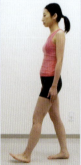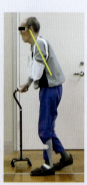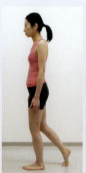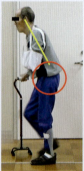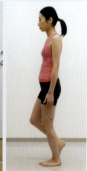

図1　左初期接地（IC）　　図2　左荷重応答期（LR）　　図3　左立脚中期（MSt）

### ④左立脚終期（TSt：図4）

左TStでは，【ROM制限（体幹伸展・回旋，股関節伸展，足関節背屈），または筋力低下（体幹伸展・回旋，股関節・膝関節伸展），またはM-tonus異常（体幹回旋，股関節屈曲・伸展筋群，膝関節伸筋群），または立ち直り反応低下（体幹），またはバランス低下（左片足立ち）】のため体幹・骨盤左後方回旋し，【ROM制限（股関節伸展，足関節背屈），または筋力低下（股関節伸展，膝関節伸展・屈曲），またはM-tonus異常（股関節屈曲・伸展筋群，膝関節屈筋・伸筋群，足関節底屈筋群），またはBRS（Ⅲ，Ⅳ，Ⅴ），またはバランス低下（左片足立ち）】のため左股関節伸展が不十分となる．

### ⑤左前遊脚期（PS：図5）

　左PSでは，【ROM制限（体幹伸展・回旋，股関節伸展・内旋），または筋力低下（体幹伸展・回旋，膝関節伸展），またはM-tonus異常（体幹回旋筋群，股関節伸展・屈曲筋群，膝関節伸筋群），またはBRS（Ⅲ，Ⅳ，Ⅴ），または立ち直り反応低下（体幹），またはバランス低下（半歩後立位）】のため体幹・骨盤左後方回旋および左股関節外旋し，【ROM制限（MP関節背屈），または筋力低下（足関節底屈），またはバランス低下（立位）】のため左足MP関節背屈が不十分となる．

### ⑥左遊脚初期（IS：図6）

　左ISでは，骨盤左前方回旋し，【ROM制限（膝関節屈曲），または筋力低下（膝関節屈曲，足関節底屈），またはM-tonus異常（膝関節伸筋群，足関節底屈筋群），またはBRS（Ⅲ，Ⅳ，Ⅴ），またはバランス低下（立位，右片足立ち）】のため左膝関節屈曲および左トゥクリアランス不十分な時と左股関節屈曲が過剰にてトゥクリアランスを保つ時がある．

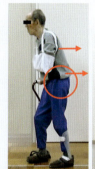 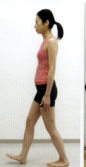 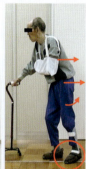 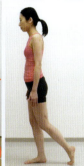 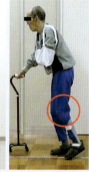 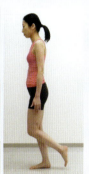

図4　左立脚終期（TSt）　　図5　左前遊脚期（PS）　　図6　左遊脚初期（IS）

### ⑦左遊脚中期（MSw：図7）

　左MSwでは，体幹・骨盤左前方回旋し，【ROM制限（股関節・膝関節屈曲），または筋力低下（膝関節屈曲），またはM-tonus異常（膝関節伸筋群），またはBRS（Ⅲ，Ⅳ，Ⅴ），またはバランス低下（立位，右片足立ち）】のため左股関節・膝関節屈曲が不十分となる．

### ⑧左遊脚終期（TSw：図8）

　左TSwでは，【ROM制限（体幹・股関節伸展），または筋力低下（体幹伸展，股関節屈曲・伸展，膝関節伸展・屈曲），またはM-tonus異常（股関節伸展・屈曲筋群，膝関節屈筋・伸筋群），または立ち直り反応低下（体幹），またはバランス低下（半歩前立位），またはBRS（Ⅲ，Ⅳ，Ⅴ）】のため体幹・骨盤は前傾し，左股関節屈曲および左膝関節伸展が不十分となる．

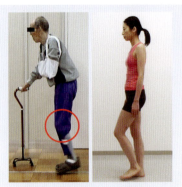
図7　左遊脚中期（MSw）

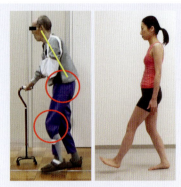
図8　左遊脚終期（TSw）

## 動作分析から考える治療戦略

- 左ICから左LRでの股関節の伸展，左LRから左MStでの体幹と股関節の伸展，左MStから左TStでの骨盤の前方回旋と股関節の伸展をトレーニングを行うとよい．
- 左ICでは，頭部からの垂線が膝関節近くをとおり，支持基底面の中央近くに存在する．左LRでは頭部からの垂線が支持基底面の前部に移動し，股関節・膝関節とは離れる．左MStでは頭部からの垂線が狭小化した支持基底面の前部に移動し，股関節・膝関節とは離れる．股関節屈曲位とすることでバランスをとっている可能性がある（黄）．
- 左TStでは，頭部からの垂線が新しい支持基底面の前部方向に移動し，骨盤が後方回旋する．また，骨盤が後方回旋してバランスをとっている可能性がある（黄）．

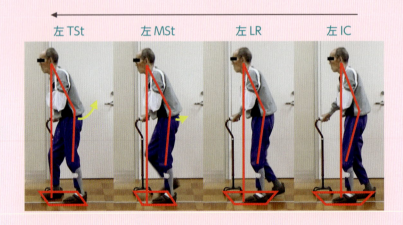

第Ⅲ章　症例動作分析の実際

## 3．歩行—装具なし（前額面）

右上肢にて四点杖を使用し，室内において近位監視レベルでの3動作前型歩行である．

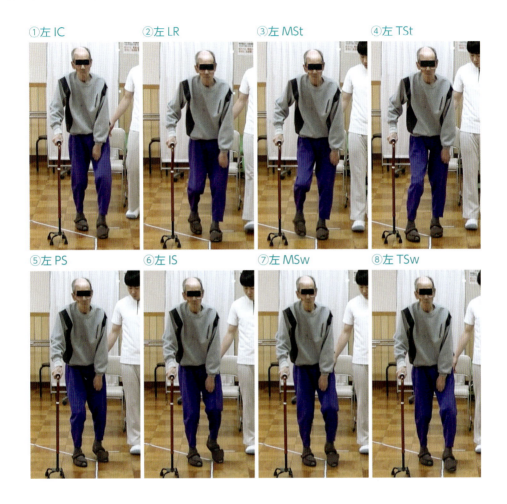

> ### 動作分析
>
> 　常時，【ROM制限（肩甲帯，肩関節，肘関節，前腕，手関節，手指関節），またはM-tonus異常（肩甲帯・肩関節・肘関節・前腕・手関節・手指関節周囲筋群），またはBRS（Ⅰ，Ⅱ，Ⅲ），または亜脱臼】のため左上肢の振りがなく，肩甲帯下制，肩関節水平内転・内転・内旋，膝関節伸展，前腕回内，手指伸展位である．さらに【ROM制限（体幹側屈・回旋），またはM-tonus異常（体幹回旋・側屈筋群），またはバランス低下（立位，半歩前の立位）】のため体幹左側屈し，【筋力低下（股関節屈曲），またはM-tonus異常（股関節内転・回旋筋群，体幹回旋筋群，膝関節伸筋群），またはBRS（Ⅲ，Ⅳ，Ⅴ），または脚長差，またはバランス低下（立位，右片足立ち）】のため左下肢の分回し歩行がみられ，【バランス低下（立位，片足立ち）】のため右下肢前の両脚支持期が長くなる左右の不同がみられる．

### ①左初期接地（IC：図1）

　左ICでは，【ROM制限（体幹側屈），または筋力低下（股関節外転，体幹回旋），またはM-tonus異常（体幹回旋筋群，股関節内転筋群，足関節底屈筋群），または感覚低下（深部），または立ち直り反応低下（体幹），またはBRS（Ⅲ），またはバランス低下（立位，右片足立ち）】のため体幹右傾斜および左股関節内転・内旋し，左全足底・前足底・足底外側接地の時がある．

### ②左荷重応答期（LR：図2）

　左LRでは，【ROM制限（頭頸部側屈・回旋，体幹側屈・回旋），または筋力低下（頭頸部回旋・側屈，体幹回旋・側屈），またはM-tonus異常（頭頸部回旋・側屈筋群，体幹回旋・側屈筋群），または立ち直り反応低下（頭頸部・体幹），またはバランス低下（立位，左片足立ち）】のため骨盤から左下肢全体が左偏位，頭頸部右偏位，上部体幹左側屈，体幹正中位となる．

### ③左立脚中期（MSt：図3）

　左MStでは，【ROM制限（体幹側屈・回旋，股関節伸展，足関節背屈），または筋力低下（股関節外転，体幹回旋，股関節伸展），またはM-tonus異常（体幹回旋筋群，股関節伸展・内転・屈曲・外旋・内旋筋群，膝関節伸筋群，足関節底屈筋群），または感覚低下（深部），または立ち直り反応低下（体幹），またはBRS（Ⅲ），またはバランス低下（立位，左片足立ち）】のため体幹左側屈，骨盤左偏位・右下制，体幹・骨盤左後方回旋，左膝関節伸展となる．

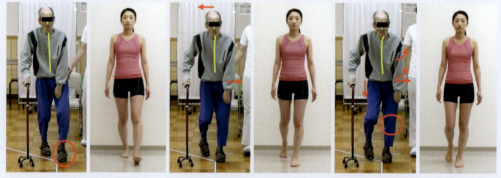

図1　左初期接地（IC）　　図2　左荷重応答期（LR）　　図3　左立脚中期（MSt）

### ④左立脚終期（TSt：図4）

　左TStでは，【ROM制限（体幹側屈・回旋，股関節伸展・外旋，足関節背屈，足部外転），または筋力低下（股関節外転・外旋，体幹回旋），またはM-tonus異常（体幹回旋筋群，股関節伸展・内転・屈曲・外旋・内旋筋群，膝関節伸筋群，足関節底屈筋群），または立ち直り反応低下（体幹），またはBRS（Ⅲ），またはバランス低下（立位，左片足立ち）】のため体幹・骨盤左後方回旋，骨盤右下制，右股関節内転・内旋，右足部内転位となる．

## ⑤左前遊脚期（PS：図5）

　左PSでは，【ROM制限（体幹側屈・回旋，股関節伸展），または筋力低下（体幹回旋，股関節屈曲・回旋，膝関節伸展），またはM-tonus異常（体幹回旋筋群，股関節内転・屈曲・外旋・内旋筋群，膝関節伸筋群，足関節底屈筋群），または立ち直り反応低下（体幹），またはBRS（Ⅲ，Ⅳ，Ⅴ），または脚長差，またはバランス低下（立位，右下肢半歩前の立位）】のため体幹右傾斜・左側屈，体幹・骨盤左後方回旋，骨盤右偏位・左挙上，左股関節外旋・外転位となる．

## ⑥左遊脚初期（IS：図6）

　左ISでは，【ROM制限（体幹側屈・回旋，股関節伸展），または筋力低下（体幹回旋・側屈，股関節屈曲・回旋），またはM-tonus異常（体幹回旋筋群，骨盤挙上筋群，股関節内転・外旋筋群，膝関節伸筋群，足関節底屈筋群），または立ち直り反応低下（体幹），またはBRS（Ⅲ，Ⅳ，Ⅴ），または脚長差，またはバランス低下（立位，右片足立ち）】のため体幹右傾斜・左側屈，骨盤左挙上，体幹・骨盤左前方回旋，左股関節屈曲・外転・外旋位となる．

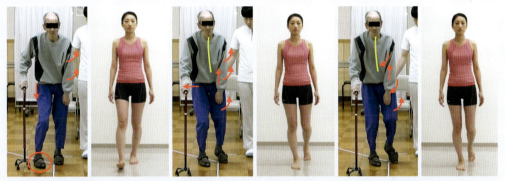

図4　左立脚終期（TSt）　　図5　左前遊脚期（PS）　　図6　左遊脚初期（IS）

## ⑦左遊脚中期（MSw：図7）

　左MSwでは，【ROM制限（体幹側屈・回旋，膝関節屈曲），または筋力低下（体幹回旋・側屈，股関節屈曲，膝関節屈曲），またはM-tonus異常（体幹側屈・回旋筋群，股関節屈曲・外旋筋群，膝関節伸筋・屈筋群，足関節底屈筋群），または脚長差，または立ち直り反応低下（体幹），またはBRS（Ⅲ，Ⅳ，Ⅴ），またはバランス低下（立位，右片足立ち）】のため骨盤左挙上と体幹左側屈が強まり，体幹・骨盤左前方回旋および左股関節外転・外旋位となる．

## ⑧左遊脚終期（TSw：図8）

　左TSwでは，【ROM制限（体幹側屈・回旋，膝関節伸展），または筋力低下（体幹回旋・側屈），またはM-tonus異常（体幹側屈・回旋筋群，膝関節屈筋・伸筋群），または立ち直り反応低下（体幹），またはBRS（Ⅲ，Ⅳ，Ⅴ），またはバランス低下（立位，右片足立ち）】のため体幹右傾斜および体幹・骨盤左前方回旋し，【ROM制限（股関節外転・外旋），または筋力低下（股関節外転・外旋），またはM-tonus異常（股関節内転・回旋筋群），またはBRS（Ⅲ，Ⅳ，Ⅴ，Ⅵ）】のため左股関節内転・内旋位となる．

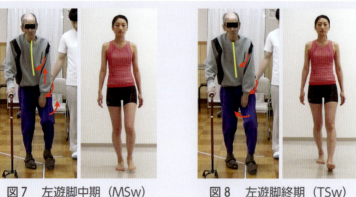

図7 左遊脚中期（MSw）　　　図8 左遊脚終期（TSw）

## 動作分析から考える治療戦略

- 装具なしでは，体幹は直立しているが，体幹左側屈（黄），頭頸部の過剰な立ち直り（赤），左MStで左肩甲帯側方移動がみられる（青）．
- 装具ありでは，体幹は過剰に前傾しているが，左MStでの骨盤側方移動がみられる（青）．
- 右下肢の歩幅が大きくなると左TStでの骨盤左後方回旋が強まってしまうため，まずはそろえ型歩行での安定性を目指すトレーニングをするとよい．

右MSt（左MSw）　　　　　　　　左MSt（右MSw）
装具なし　　装具あり　　　　　装具なし　　装具あり

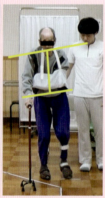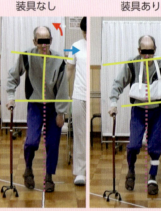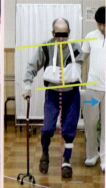

左肩甲帯下制，体幹左側屈　　左肩甲帯挙上，体幹左後方回旋　　左肩甲帯下制，体幹左側屈　　左肩甲帯挙上，体幹左後方回旋

## 4．歩行─装具なし（矢状面）

右上肢にて四点杖を使用し，室内近位監視レベルでの3動作前型歩行である．

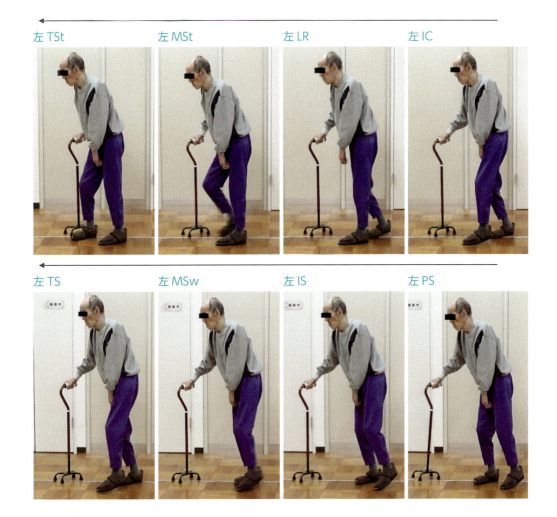

> **動作分析**
>
> 　常時，【ROM制限（頭頸部・体幹・股関節伸展），または筋力低下（頭頸部・体幹・股関節伸展），またはM-tonus異常（頭頸部・体幹・股関節屈筋群），または立ち直り反応低下（頭頸部，体幹）】のため頭部伸展位，頸部屈曲位，体幹前傾位，両股関節屈曲位で，【ROM制限（上肢），または筋力低下（上肢），またはM-tonus異常（上肢），またはBRS（Ⅰ，Ⅱ，Ⅲ）】のため左上肢の振りがなく，左肩甲帯下制，肩関節水平内転・内転・内旋，肘関節伸展，前腕回内，手指伸展位である．さらに【ROM制限（膝関節屈曲），またはM-tonus異常（膝関節伸筋群），またはBRS（Ⅲ，Ⅳ，Ⅴ）】のため左下肢の分回し歩行がみられ，【筋力低下（股関節屈曲・伸展，膝関節伸展・屈曲），またはバランス低下（片足立ち）】のため右下肢前の両脚支持期が長くなる左右の不同がある．

### ①左初期接地（IC：図1）

　左ICでは，【ROM制限（足関節背屈，膝関節伸展，股関節屈曲，SLR），または筋力低下（足関節背屈，膝関節伸展・屈曲，股関節屈曲・伸展），またはM-tonus異常（足関節底屈筋群，膝関節屈筋群，股関節伸展筋群），またはBRS（Ⅲ，Ⅳ，Ⅴ），またはバランス低下（立位，右片足立ち）】のため左前足底接地，左足関節底屈位，左股関節屈曲および左膝関節伸展が不十分となる．

### ②左荷重応答期（LR：図2）

　左LRでは，【ROM制限（体幹・股関節伸展，足関節背屈，肩甲帯後退），または筋力低下（体幹伸展，股関節・膝関節伸展，肩甲帯後退），またはM-tonus異常（股関節伸展・屈曲筋群，膝関節伸筋群，肩甲帯周囲筋群），または立ち直り反応低下（体幹），またはバランス低下（半歩前立位，左片足立ち）】のため体幹前傾および左肩甲帯前方突出している．さらに【ROM制限（足関節背屈），または筋力低下（足関節底屈），またはM-tonus異常（足関節底屈筋群），またはBRS（Ⅲ，Ⅳ，Ⅴ），またはバランス低下（半歩前立位，左片足立ち）】のため左下腿前傾が不十分で膝関節スナッピング（snapping）となる．

### ③左立脚中期（MSt：図3）

　左MStでは，【ROM制限（体幹・股関節伸展，足関節背屈），または筋力低下（体幹・股関節・膝関節伸展），またはM-tonus異常（股関節伸展・屈曲筋群，膝関節伸筋群），または立ち直り反応低下（体幹），またはバランス低下（左片足立ち）】のため体幹前傾が強まり，【ROM制限（股関節伸展，足関節背屈），または筋力低下（股関節伸展，膝関節伸展・屈曲），またはM-tonus異常（股関節屈曲・伸展筋群，膝関節屈筋・伸筋群，足関節底屈筋群），またはBRS（Ⅲ）】のため左股関節伸展が不十分となる．

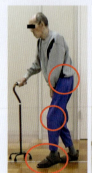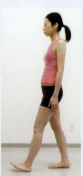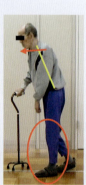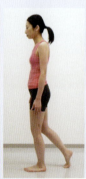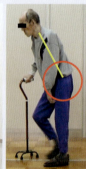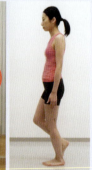

図1　左初期接地（IC）　　図2　左荷重応答期（LR）　　図3　左立脚中期（MSt）

### ④左立脚終期（TSt：図4）

　左TStでは，【ROM制限（体幹伸展・回旋，股関節伸展，足関節背屈），または筋力低下（体幹伸展・回旋，股関節・膝関節伸展），またはM-tonus異常（体幹回旋，股関節屈曲・伸展筋群，膝関節伸筋群），または立ち直り反応低下（体幹），またはバランス低下（左片足立ち）】のため体幹・骨盤左後方回旋し，【ROM制限（股関節伸展，足関節背屈），または筋力低下（股関

節伸展，膝関節伸展・屈曲），または M-tonus 異常（股関節屈曲・伸展筋群，膝関節屈筋・伸筋群，足関節底屈筋群），または BRS（Ⅲ，Ⅳ，Ⅴ），またはバランス低下（左片足立ち）】のため左股関節伸展が不十分となる．

### ⑤左前遊脚期（PS：図5）

左 PS では，【ROM 制限（体幹伸展・回旋，股関節伸展・内旋），または筋力低下（体幹伸展・回旋，膝関節伸展），または M-tonus 異常（体幹回旋筋群，骨盤挙上筋群，股関節伸展・屈曲・内転筋群，膝関節伸筋群），または BRS（Ⅲ，Ⅳ，Ⅴ），または立ち直り反応低下（体幹），またはバランス低下（半歩後の立位）】のため体幹・骨盤左後方回旋，骨盤挙上，左股関節外旋となる．さらに【ROM 制限（MP 関節背屈），または筋力低下（足関節底屈），またはバランス低下（立位）】のため左足 MP 関節背屈が不十分となる．

### ⑥左遊脚初期（IS：図6）

左 IS では骨盤左前方回旋し，【ROM 制限（膝関節屈曲），または筋力低下（膝関節屈曲，足関節底屈），または M-tonus 異常（膝関節伸筋群，足関節底屈筋群），または BRS（Ⅲ，Ⅳ，Ⅴ），またはバランス低下（立位，右片足立ち）】のため左膝関節屈曲および左トゥクリアランスが不十分な時と左股関節屈曲が過剰にてトゥクリアランスを保つ時がある．

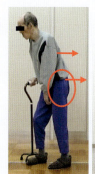 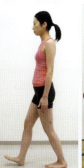 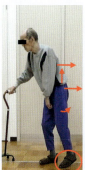 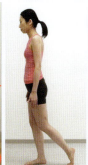 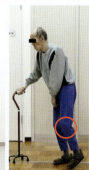 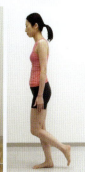

図4　左立脚終期（TSt）　　図5　左前遊脚期（PS）　　図6　左遊脚初期（IS）

### ⑦左遊脚中期（MSw：図7）

左 MSw では体幹・骨盤左前方回旋し，【ROM 制限（股関節・膝関節屈曲），または筋力低下（膝関節屈曲），または M-tonus 異常（膝関節伸筋群），または BRS（Ⅲ，Ⅳ，Ⅴ），またはバランス低下（立位，右片足立ち）】のため左股関節および膝関節屈曲が不十分となる．

### ⑧左遊脚終期（TSw：図8）

左 TSw では，【ROM 制限（体幹伸展・回旋，股関節伸展，足関節背屈），または筋力低下（体幹伸展・回旋，股関節屈曲・伸展，膝関節伸展・屈曲，足関節背屈），または M-tonus 異常（体幹回旋，股関節伸展・屈曲筋群，膝関節屈筋・伸筋群，足関節底屈筋群），または立ち直り反応低下（体幹），またはバランス低下（半歩前立位），または BRS（Ⅲ，Ⅳ，Ⅴ）】のため体幹・骨盤前傾・前方回旋，左股関節屈曲，左膝関節伸展，左足関節背屈が不十分となる．

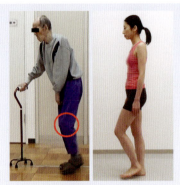 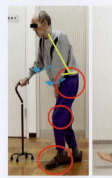

図7　左遊脚中期（MSw）　　　図8　左遊脚終期（TSw）

### 動作分析から考える治療戦略

- 右下肢半歩前立位で骨盤の左後方回旋を抑制するトレーニングを行うとよい．
- 装具なしでは，左 IC での足関節背屈が不十分で（青）→左 LR での膝関節 snapping（緑）→左 MSt での股関節伸展が不十分（赤）→左 TSt での骨盤後方回旋（ピンク）へとその影響が荷重連鎖として波及している（黄）．
- 装具ありでは，左 MSt の股関節伸展の不十分（赤）が荷重連鎖のネックとなっている（黄）．

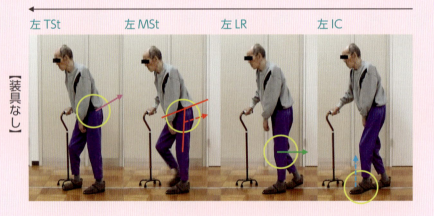

第Ⅲ章　症例動作分析の実際

## ● パーキンソニズムを有する片麻痺

### 1．寝返り―背臥位から腹臥位，腹臥位から背臥位

【背臥位から右への右下側臥位までの自立した寝返り】

①開始姿勢
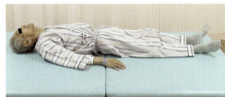

②屈曲相 a
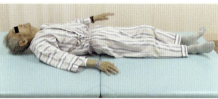

③屈曲相 b
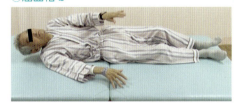

④屈曲相 c（終了姿勢）
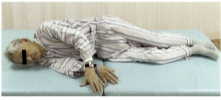

【右下側臥位から背臥位までの自立した寝返り】

①屈曲相 a（開始姿勢）
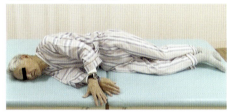

②屈曲相 b
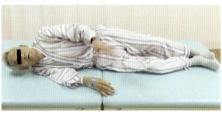

③屈曲相 c
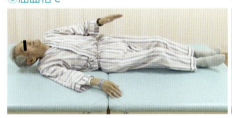

④終了姿勢
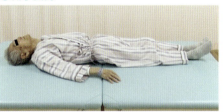

### 動作分析

#### 背臥位から右下側臥位までの自立した寝返り

##### ①開始姿勢（図1）

開始姿勢では，【ROM 制限（頭頸部屈曲・伸展，体幹伸展，肩甲帯後退），または M-tonus 異常（頭頸部周囲筋群，上部体幹屈筋群，肩甲帯周囲筋群）】のため頭頸部伸展位，上部体幹屈

曲位，肩甲帯前方突出位である．

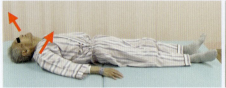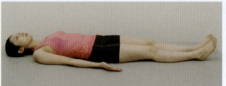

図1　開始姿勢

### ②屈曲相 a〜c（図2〜8）

　屈曲相 a では，左上肢の屈曲・水平内転，左下肢屈曲運動を開始する．
　屈曲相 b では，【ROM 制限（頭頸部屈曲・回旋・側屈），または筋力低下（頭頸部屈曲・回旋），または M-tonus 異常（頭頸部周囲筋群），または立ち直り反応低下（頸部）】のため頸部屈曲・右回旋が不十分で，【ROM 制限（頭頸部・体幹回旋），または筋力低下（頭頸部・体幹回旋），または M-tonus 異常（頭頸部・体幹回旋筋群），または立ち直り反応低下（頸部，体幹，骨盤）】のため分節的な体軸内回旋が不十分なまま，左肩甲帯と骨盤の左前方回旋が同時にみられる．
　屈曲相 c では，【ROM 制限（頭頸部伸展・側屈，体幹伸展，股関節・膝関節伸展），または筋力低下（頭頸部伸展・側屈，体幹伸展，股関節・膝関節伸展），または M-tonus 異常（頭頸部・体幹・股関節・膝関節屈筋群）】のため頭頸部伸展および体幹伸展が不十分で屈曲位のまま，両股関節・膝関節軽度屈曲位の右下側臥位で動作が終了する．

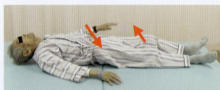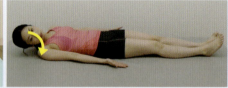

図2　屈曲相 a

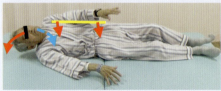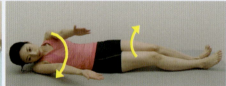

図3　屈曲相 b

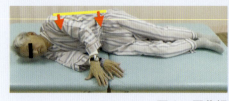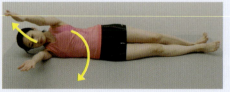

図4　屈曲相 c（終了姿勢）

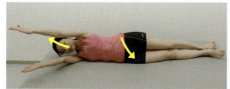
図5　側臥位（理念型）

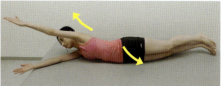
図6　伸展相a（理念型）

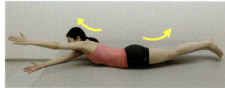
図7　伸展相b（理念型）

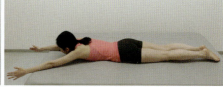
図8　終了姿勢（理念型）

## 右下側臥位から背臥位までの自立した寝返り

### ①屈曲相a（開始姿勢；図9）

　屈曲相a（開始姿勢）では，【ROM制限（頭頸部伸展・側屈，体幹伸展，股関節・膝関節伸展），または筋力低下（頭頸部伸展・側屈，体幹伸展，股関節・膝関節伸展），またはM-tonus異常（頭頸部・体幹・股関節・膝関節屈筋群）】のため頭頸部屈曲・右側臥位，体幹屈曲位，両股関節・膝関節軽度屈曲位の右下側臥位である．

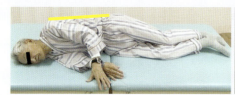
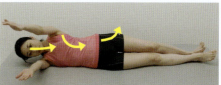
図9　屈曲相a（開始姿勢）

### ②屈曲相b〜c（図10〜11）

　屈曲相bでは【ROM制限（頭頸部屈曲・回旋・側屈），または筋力低下（頭頸部屈曲・回旋），またはM-tonus異常（頭頸部周囲筋群），または立ち直り反応低下（頸部）】のため頭頸部左側屈・伸展，左肩甲帯・骨盤後方回旋，左肩関節伸展・水平外転，左股関節および左膝関節伸展を同時に行い，【ROM制限（頭頸部・体幹回旋），または筋力低下（頭頸部・体幹回旋），またはM-tonus異常（頭頸部・体幹回旋筋群），または立ち直り反応低下（頸部，体幹，骨盤）】のため分節的な体軸内回旋が不十分となる．

　屈曲相cでは，【ROM制限（頭頸部屈曲・回旋・側屈），または筋力低下（頭頸部屈曲・回旋），またはM-tonus異常（頭頸部周囲筋群），または立ち直り反応低下（頸部）】のため頸部屈曲が不十分で，過剰に頸部が左回旋し，【ROM制限（頭頸部・体幹回旋），または筋力低下（頭頸部・体幹回旋），またはM-tonus異常（頭頸部・体幹回旋筋群），または立ち直り反応低下（頸部，体幹，骨盤）】のため分節的な体軸内回旋が不十分なまま，【筋力低下（体幹屈曲・回旋，股関節屈曲），またはM-tonus異常（股関節・膝関節屈筋群），または立ち直り反応低下（頸部，体幹，骨盤）】のため右股関節および右膝関節を軽度屈曲する．

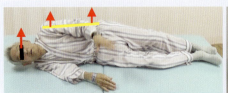 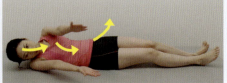

図10　屈曲相 b

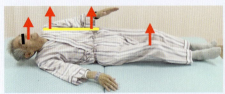 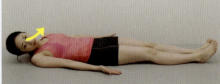

図11　屈曲相 c

### ③終了姿勢（図12）

　終了姿勢では，【ROM 制限（頭頸部屈曲・伸展，体幹伸展，肩甲帯後退），または M-tonus 異常（頭頸部周囲筋群，上部体幹屈筋群，肩甲帯周囲筋群）】のため頭頸部伸展位，上部体幹屈曲位，肩甲帯前方突出位の背臥位となる．

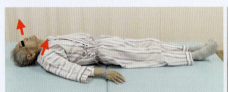 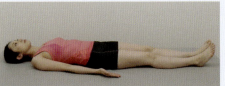

図12　終了姿勢

### 動作分析から考える治療戦略

- トレーニングプログラムとしては，側臥位で上部体幹中間位での骨盤帯前方回旋と後退の反復による体軸内分節的運動のトレーニングが考えられる．

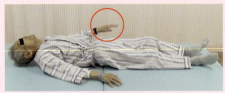 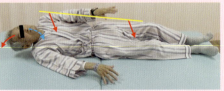

運動開始が左肩関節屈曲・水平内転　　分節的な体軸内回旋が不十分および頭頸部屈曲が不十分で，回旋と側屈方向が理念型と逆となっている

## 2．起居動作としての寝返り―背臥位から腹臥位

背臥位から右下側臥位までの自立した寝返りである．

①開始姿勢
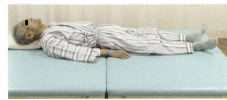

②屈曲相 a
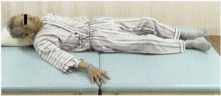

③屈曲相 b
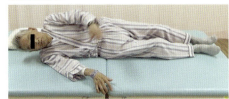

④終了姿勢
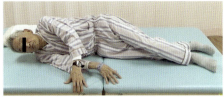

### 動作分析

#### ①開始姿勢（図1）

開始姿勢では，枕を使用しているため頸部中間位で，【ROM 制限（体幹伸展），または M-tonus（上部体幹屈筋群）】のため上部体幹屈曲位の背臥位である．

起居動作
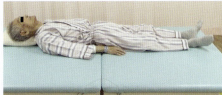

基本動作
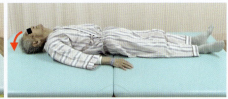

図1　開始姿勢

#### ②屈曲相 a～b（図2～3）

屈曲相 a では，右上肢外転，頭頸部屈曲・右回旋，左肩甲帯前方突出している．
屈曲相 b では，骨盤左前方回旋し，【筋力低下（体幹回旋）】のため右股関節屈曲・内転位，膝関節屈曲位となる．

起居動作
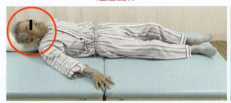

基本動作
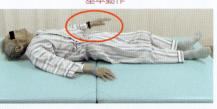

図2　屈曲相 a

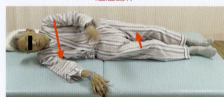
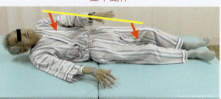

図3　屈曲相 b

### ③終了姿勢（図4）

終了姿勢では，両股関節軽度屈曲位，左膝伸展位の右下側臥位である．

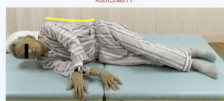
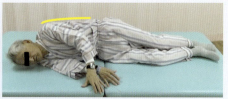

図4　終了姿勢

## 動作分析から考える治療戦略

**起居動作としての寝返りと基本動作としての寝返りの違い**

　枕の使用により起居動作では，頭頸部中間位，上部体幹屈曲位となっている．起居動作としては，分節的な体軸内回旋がみられるが，基本動作としてはみられない．

**障害学的分析（起居動作としての動作分析）**

　枕を使用しているため，頭頸部が中間位および，上部体幹が屈曲位である．そのため，頭頸部の屈曲・回旋がしやすいため，肩甲帯，上部体幹，下部体幹，骨盤帯といった頭尾方向への立ち直り反応がスムーズに出現した可能性がある．

**症候学的分析（基本動作としての動作分析）トレーニング方法**

　枕を使用していないため，頭頸部が過剰な伸展位のため，頭頸部の屈曲・回旋と体幹屈曲が困難となり，頭頸部・肩甲帯・骨盤帯の回旋が同時に生じて，分節的な体軸内回旋が不十分となっている可能性がある．

**トレーニング方法**

　頭頸部・上部体幹・肩甲帯のアライメントが適切となるようにアプローチしていくことで分節的な体軸内回旋を促すトレーニングが考えられる．

## 3．起き上がり―背臥位から端座位（矢状面）

　背臥位から右下の側臥位，右上肢の on elbow，左上肢の on hand となり，その後，右上肢の on hand を経て端座位となる右側への自立した起き上がりである．

①開始姿勢
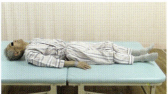

②屈曲相 a
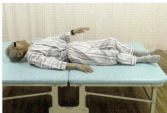

③屈曲相 b
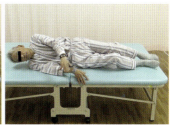

④屈曲相 c
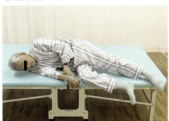

⑤屈曲相 d
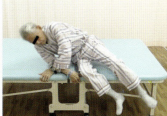

⑥伸展相 a
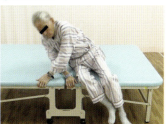

⑦伸展相 b
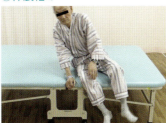

⑧終了姿勢
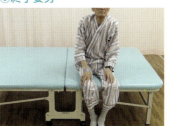

### 動作分析

#### ①開始姿勢（図1）

　開始姿勢では，【ROM 制限（頭頸部屈曲・伸展，肩甲帯後退，体幹伸展），または M-tonus 異常（頭頸部・肩甲帯周囲筋群，上部体幹屈筋群）】のため頭頸部伸展位，肩甲帯前方突出位，上部体幹屈曲位の背臥位である．

#### ②屈曲相 a〜d（図2〜5）

　屈曲相 a では，左肩関節屈曲・水平内転し，【ROM 制限（頭頸部屈曲・回旋，肩甲帯前方突出，体幹屈曲・回旋），または筋力低下（頭頸部屈曲・回旋，肩甲帯前方突出，体幹屈曲・回旋），または M-tonus 異常（頭頸部屈筋・回旋筋群，肩甲帯周囲筋群，体幹屈筋・回旋筋群），また

は立ち直り反応低下（頸部，体幹，骨盤）】のため左股関節屈曲から運動を開始し，頭頸部屈曲・右回旋および左肩甲帯前方突出と上部体幹屈曲・回旋が不十分となる．

　屈曲相 b では，【ROM 制限（頭頸部・体幹回旋），または筋力低下（頭頸部・体幹回旋），または M-tonus 異常（頭頸部・体幹回旋筋群），または立ち直り反応低下（頸部，体幹，骨盤）】のため分節的な体軸内回旋が不十分なまま，頭頸部右回旋，左肩甲帯・左骨盤前方回旋した側臥位である．

　屈曲相 c では，両股関節および右膝関節屈曲し，【筋力低下（体幹側屈・回旋）】のため左上肢水平内転，左手掌もベッドに位置させ，頭頸部屈曲，上部体幹屈曲，右下肢をベッド端から出している．

　屈曲相 d では，左肩甲帯前方突出，体幹左前方回旋，右股関節屈曲し，右上肢よりもベッド上方に左上肢の位置を変え，【筋力低下（体幹伸展・側屈・回旋）】のため左肘関節伸展および左下腿もベッド端から下ろし，右上肢の on elbow および左上肢の on hand となる．

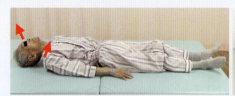 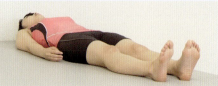

図 1　開始姿勢

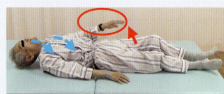 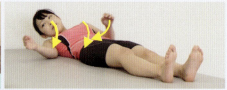

図 2　屈曲相 a

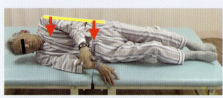 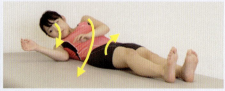

図 3　屈曲相 b

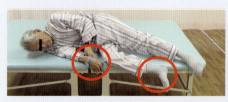 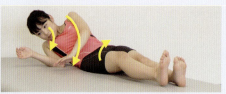

図 4　屈曲相 c

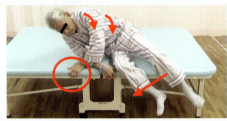
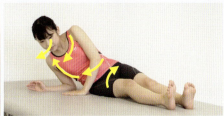

図5　屈曲相 d

### ③伸展相 a〜b（図6〜7）

　伸展相 a では，【ROM 制限（肩甲帯後退，体幹伸展・回旋），または筋力低下（肩甲帯後退，体幹伸展・回旋），または M-tonus 異常（肩甲帯周囲筋群，体幹回旋筋群），または立ち直り反応低下（頸部，体幹）】のため左肩甲帯と上部体幹伸展・回旋および体軸内回旋と頸部・体幹の立ち直りが不十分となる．

　伸展相 b では，【ROM 制限（頭頸部伸展・回旋・側屈），または筋力低下（頭頸部伸展・回旋・側屈），または M-tonus 異常（頭頸部屈筋・回旋筋群），または立ち直り反応低下（頸部，体幹）】のため頭頸部伸展・回旋・側屈が不十分で，左肩甲帯後退・左後方回旋，体幹左後方回旋するが，左肩関節伸展・外転し，【筋力低下（体幹側屈），またはバランス低下（座位）】のため左股関節外転および体幹左側屈した右上肢 on hand となる．

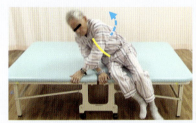
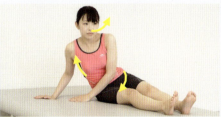

図6　伸展相 a

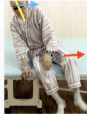
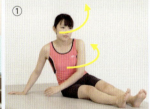
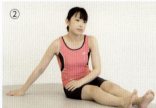
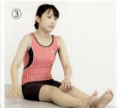

図7　伸展相 b

### ④終了姿勢（図8）

　終了姿勢では，左股関節内転・伸展，両下肢下垂，体幹左側屈，左骨盤下制し，両手掌を大腿部におき，【バランス低下（座位）】のため頭頸部・体幹左偏位し，【ROM 制限（体幹側屈），または筋力低下（体幹側屈），または M-tonus 異常（体幹側屈筋群），またはバランス低下（座位）】のため体幹左軽度側屈位，股関節軽度外転位・外旋位の端座位となる．

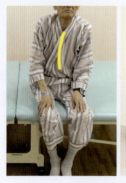
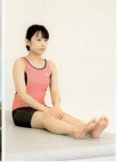

図8　終了姿勢

## 動作分析から考える治療戦略

- ベット端から下垂させた両下肢の重さで下半身を右方向に偏位するような回転モーメントを発生させることで，不十分となっている体幹左側屈を補うように上半身を左に偏位させる起き上がりである．
- on elbow（屈曲相d）から on hand（伸展相a）への移行における頭頸部・体幹の伸展をトレーニングすることで，分節的な体軸内回旋を促す．

下肢を用いて起き上がっている

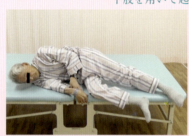
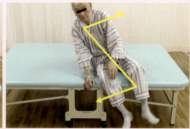

屈曲相 d

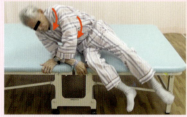
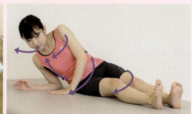

伸展相 a

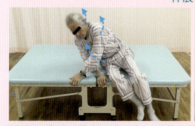
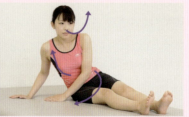

頭頸部の伸展・後方回旋，左肩甲帯の後退，体幹の左側屈をトレーニングする

## 4．起き上がり―背臥位から端座位（前額面）

　背臥位から右下の側臥位，右上肢の on elbow，左上肢の on hand，その後，右上肢の on hand を経て，端座位となる右側への自立した起き上がりである．

①開始姿勢
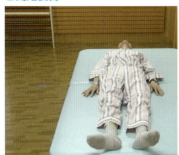

②屈曲相 a
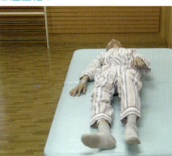

③屈曲相 b
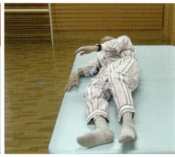

④屈曲相 c
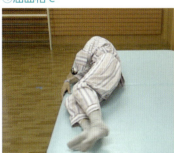

⑤屈曲相 d
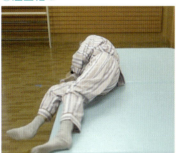

⑥伸展相 a
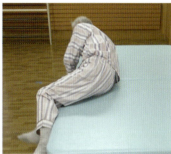

⑦伸展相 b
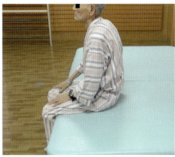

⑧終了姿勢
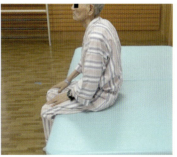

### 動作分析

#### ①開始姿勢（図1）

　開始姿勢では，【ROM 制限（股関節内旋），または筋力低下（股関節内旋），または M-tonus 異常（股関節回旋筋群）】のため両股関節外旋位（右＞左）の背臥位である．

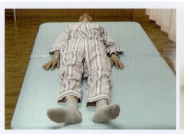
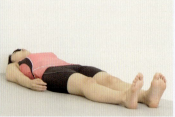

図1　開始姿勢

### ②屈曲相 a〜d（図2〜5）

　屈曲相 a では，【ROM 制限（頭頸部屈曲・回旋，肩甲帯前方突出，体幹屈曲・回旋），または筋力低下（頭頸部屈曲・回旋，肩甲帯前方突出，体幹屈曲・回旋），または M-tonus 異常（頭頸部屈筋・回旋筋群，肩甲帯周囲筋群，体幹屈筋・回旋筋群），または立ち直り反応低下（頸部，体幹）】のため頭頸部屈曲・回旋，左肩甲帯前方突出，上部体幹左前方回旋が不十分で，左肩関節屈曲・水平内転，左股関節屈曲・内転・内旋，左膝関節屈曲，頭頸部右側屈，右肩関節外転から運動を開始する．

　屈曲相 b では，【ROM 制限（頭頸部・体幹回旋），または筋力低下（頭頸部・体幹回旋），または M-tonus 異常（頭頸部・体幹回旋筋群），または立ち直り反応低下（頸部，体幹，骨盤）】のため分節的な体軸内回旋が不十分なまま，頭頸部右回旋および左肩甲帯・骨盤左前方回旋し，両下肢が屈曲する．

　屈曲相 c では，【ROM 制限（股関節・膝関節伸展），または筋力低下（体幹回旋，股関節・膝関節伸展）】のため両上肢でベッド端を把持し，両下肢屈曲位の側臥位となる．

　屈曲相 d では，左肩甲帯前方突出，体幹左前方回旋，両股関節屈曲，頭頸部屈曲，上部体幹屈曲，右下肢をベッド端から出す．

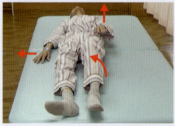
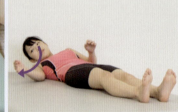

図2　屈曲相 a

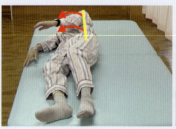
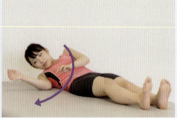

図3　屈曲相 b

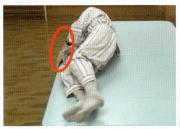
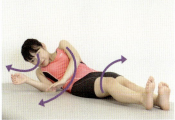

図4　屈曲相 c

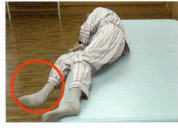
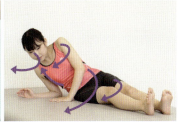

図5　屈曲相 d

### ③伸展相 a〜d（図6〜9）

　伸展相 a では，左下肢もベッド端から下ろし，【筋力低下（体幹屈曲・回旋，股関節屈曲）】のため左下腿後面をベッド端に押しつけ，また【筋力低下（体幹側屈・回旋）】のため左肘関節伸展および右上肢の on elbow，左上肢の on hand となる．

　伸展相 b では，左股関節屈曲，体幹左側屈，左肩甲帯後退・左後方回旋，体幹左後方回旋，右上肢の on hand となる．

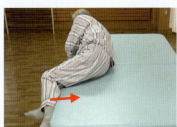
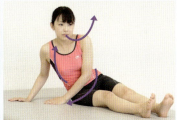

図6　伸展相 a

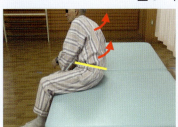
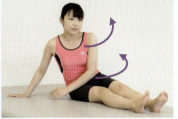

図7　伸展相 b

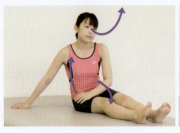
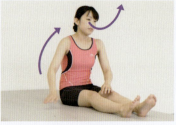

図8　伸展相 c　　　　　図9　伸展相 d

④**終了姿勢**（図10）

　終了姿勢では，両手掌を大腿部におき，【ROM 制限（頭頸部屈曲・伸展，体幹伸展，肩甲帯後退，股関節屈曲，下部体幹伸展），または筋力低下（頭頸部伸展・伸展，肩甲帯後退，股関節屈曲），または M-tonus 異常（頭頸部周囲筋群，体幹屈筋群・伸筋群，肩甲帯・股関節周囲筋群），またはバランス低下（座位），または感覚低下（殿部）】のため頭部伸展位，頸部屈曲位，上部体幹屈曲位，骨盤後傾位の端座位となる．

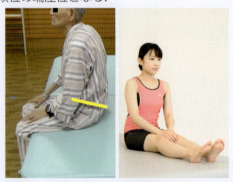

図10　終了姿勢

## 動作分析から考える治療戦略

- 頭頸部屈曲・回旋→左肩甲帯前方突出→骨盤前方突出となっておらず，同時に回旋し，体軸内回旋が行われず，丸太様となっている．
- 背臥位から on elbow に向けての頭頸部の屈曲・回旋，肩甲帯の前方突出，体幹回旋の分節的な体軸内回旋を促すアプローチを行う．

屈曲相 b　　　　　屈曲相 c

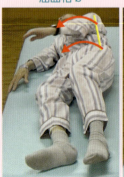
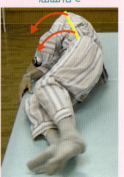

## 5．立ち上がり起立―矢状面

開始姿勢の座位から膝関節屈曲が不十分で，膝関節伸展が早く，また伸展相では股関節および体幹の伸展の際に時間がかかるが実用レベルで，終了姿勢の立位まで自立した立ち上がりである（起立）．

①開始姿勢　②屈曲相 a　③屈曲相 b　④伸展相 a　⑤伸展相 b　⑥終了姿勢

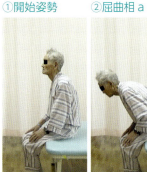
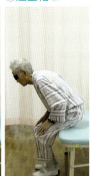
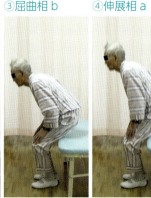
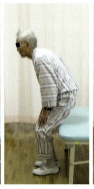
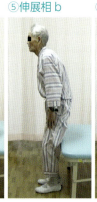
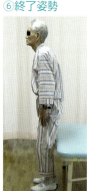

### 動作分析

常時，【ROM 制限（頭頸部屈曲・伸展），または筋力低下（頭頸部屈曲・伸展），または M-tonus 異常（頭頸部屈筋・伸筋群）】のため頭部伸展および頸部屈曲し，【ROM 制限（体幹伸展），または筋力低下（体幹伸展），または M-tonus 異常（体幹屈筋群）】のため上部体幹屈曲位である．

#### ①開始姿勢（図 1）

開始姿勢では，【ROM 制限（頭頸部屈曲・伸展），または筋力低下（頭頸部屈曲・伸展），または M-tonus 異常（頭頸部屈筋・伸筋群）】のため頭部過剰伸展および頸部屈曲位し，視線は前方で，【バランス低下（座位）】のため両手掌で大腿前面を把持する．【ROM 制限（体幹伸展），または筋力低下（体幹伸展），または M-tonus 異常（体幹屈筋群）】のため上部体幹軽度屈曲位，下部体幹中間位である．【ROM 制限（股関節屈曲，体幹伸展），または筋力低下（腸腰筋，大腿直筋，下部体幹伸展），またはバランス低下（座位），または感覚低下（殿部）】のため骨盤後傾位．股関節・膝関節屈曲位，足関節軽度背屈位である．

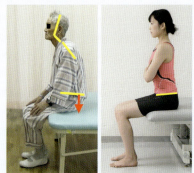

図 1　開始姿勢

#### ②屈曲相 a～b（図 2～3）

屈曲相 a では，【ROM 制限（頭頸部屈曲・伸展），または筋力低下（頭頸部屈曲・伸展），ま

たは M-tonus 異常（頭頸部屈筋・伸筋群）】のため頭部過剰伸展位および頸部屈曲位で，【感覚低下（下肢）】のため視線は前下方となる．【筋力低下（股関節・膝関節伸展，足関節背屈），またはバランス低下（座位，中腰位）】のため両手掌で大腿前面を把持する．

　屈曲相 b では，【ROM 制限（股関節屈曲，SLR，下部体幹伸展），または筋力低下（腸腰筋，大腿直筋，下部体幹伸展），またはバランス低下（座位）】のため骨盤前傾および股関節屈曲が不十分で，【ROM 制限（体幹伸展），または筋力低下（下部体幹・股関節・膝関節伸展，足関節背屈），または M-tonus 異常（上部体幹屈筋・伸筋群），または立ち直り反応低下（体幹），またはバランス低下（中腰位）】のため上部体幹を屈曲位のままで，体幹前傾，股関節屈曲，殿部挙上するが，【ROM 制限（足関節背屈），または筋力低下（膝関節伸展，足関節背屈），または M-tonus 異常（膝関節伸筋群）】のため膝関節屈曲および下腿前傾が不十分な中腰位となる．

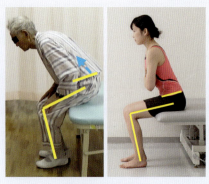

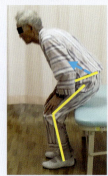
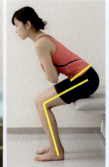

図2　屈曲相 a　　　　　　　　　　　図3　屈曲相 b

### ③伸展相 a〜b（図4〜5）

　伸展相 a〜b では，【ROM 制限（頭頸部屈曲・伸展），または筋力低下（頭頸部屈曲・伸展），または M-tonus 異常（頭頸部屈筋・伸筋群）】のため頭部過剰伸展位および頸部屈曲位で，視線は前方となる．【筋力低下（股関節・膝関節伸展，足関節背屈），またはバランス低下（中腰位，立位）】のため両手掌で大腿前面を把持し，【ROM 制限（体幹伸展），筋力低下（下部体幹・股関節・膝関節伸展，足関節背屈），M-tonus 異常（上部体幹屈筋群・伸筋群），立ち直り反応低下（頭頸部・体幹），バランス低下（中腰位）】のため上部体幹伸展が不十分で，【ROM 制限（体幹伸展），または筋力低下（体幹・股関節・膝関節伸展），または M-tonus 異常（股関節伸筋・屈筋群，膝関節伸筋群）】のため骨盤後傾位となる．

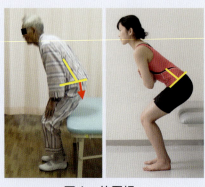
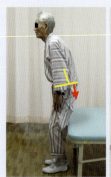
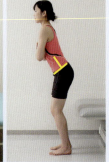

図4　伸展相 a　　　　　　　　　　　図5　伸展相 b

### ④終了姿勢（図6）

終了姿勢では，【ROM制限（頭頸部屈曲・伸展），または筋力低下（頭頸部屈曲・伸展），またはM-tonus異常（頭頸部屈筋・伸筋群）】のため頭部過剰伸展位，頸部屈曲位で，視線は前方となる．両手掌は体側におき，【ROM制限（体幹伸展），または筋力低下（下部体幹・股関節・膝関節伸展，足関節背屈），またはM-tonus異常（上部体幹屈筋・伸筋群），または立ち直り反応低下（体幹），またはバランス低下（立位）】のため上部体幹屈曲位．【ROM制限（股関節伸展），または筋力低下（股関節・膝関節伸展），またはM-tonus異常（股関節伸筋・屈筋群，膝関節伸筋群）】のため股関節軽度屈曲位，【ROM制限（股関節屈曲，SLR，膝関節伸展，足関節背屈（膝関節伸展位）），または筋力低下（膝関節伸展，足関節背屈），またはM-tonus異常（膝関節伸筋・屈筋群，足関節底屈筋群，股関節伸筋群）】のため膝関節軽度屈曲位となる．

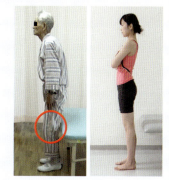

図6 終了姿勢

## 動作分析から考える治療戦略

- 開始姿勢での骨盤後傾は，支持基底面を広げた姿勢保持の代償の可能性がある．
- 中腰位までの膝関節屈曲と中腰位からの伸展相における膝関節・股関節・体幹の協調した運動が不十分である．
- 中腰位で膝関節でのvertical strategyをトレーニングし，特に体幹伸展と下肢伸展をトレーニングする．

起立 →

| 開始姿勢 | 屈曲相a | 屈曲相b | 伸展相a | 伸展相b | 終了姿勢 |

屈曲相では支持基底面への重心の確実な移動を優先するstabilization strategy（黄）が，伸展相では重心の上方移動を優先するmomentum strategy（赤）が行われている．このstrategyの切り替えに膝関節・股関節・体幹の協調性が必要となる

- 骨盤帯での重心移動が不十分なため，起立では体幹前傾による代償がみられ，歩行ではMStからTStでの股関節伸展が不十分となり，歩幅（step length）が短い歩行となっている．

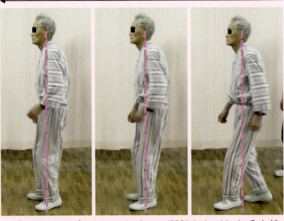

左MStから左TStにかけて,頭部から下した重心線の前方移動が不十分である.この時,左肩甲帯が挙上し,上部体幹の左前方回旋が不十分である

## 6. 立ち上がり着座―矢状面

開始姿勢の立位から頭頸部・体幹が前傾し,また股関節屈曲が過剰で,膝関節屈曲が不十分な屈曲相から終了姿勢の座位となる自立した立ち上がりである(着座).

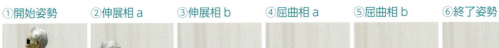

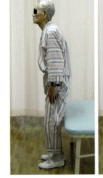 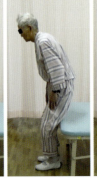 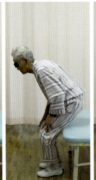 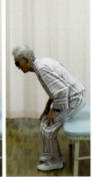 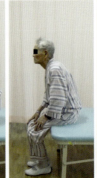 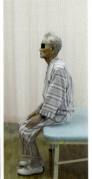

### 動作分析

常時,【ROM制限(頭頸部屈曲・伸展),または筋力低下(頭頸部屈曲・伸展),またはM-tonus異常(頭頸部屈筋・伸筋群)】のため頭部伸展位および頸部屈曲位で,【ROM制限(体幹伸展),または筋力低下(体幹伸展),またはM-tonus異常(体幹屈筋群)】のため上部体幹屈曲位である.

### ①開始姿勢（図1）

開始姿勢では，【ROM制限（頭頸部屈曲・伸展），または筋力低下（頭頸部屈曲・伸展），またはM-tonus異常（頭頸部屈筋・伸筋群）】のため頭部過剰伸展位および頸部屈曲位で，視線は前方である．両手掌を体側におき，【ROM制限（体幹伸展），または筋力低下（下部体幹・股関節・膝関節伸展，足関節背屈），またはM-tonus異常（上部体幹屈筋群），または立ち直り反応低下（体幹），またはバランス低下（立位）】のため上部体幹屈曲位，【ROM制限（股関節伸展），または筋力低下（股関節・膝関節伸展），またはM-tonus異常（股関節伸筋・屈筋群，膝関節伸筋群）】のため股関節軽度屈曲位，【ROM制限〔股関節屈曲，SLR，膝関節伸展，足関節背屈（膝関節伸展位）〕，または筋力低下（膝関節伸展，足関節背屈），またはM-tonus異常（膝関節伸筋・屈筋群，足関節底屈筋群，股関節伸筋群）】のため膝関節軽度屈曲位である．

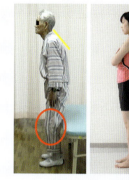

図1　開始姿勢

### ②伸展相a～b（図2～3）

伸展相a～bでは，【ROM制限（頭頸部屈曲・伸展），または筋力低下（頭頸部屈曲・伸展），またはM-tonus異常（頭頸部屈筋・伸筋群）】のため頭部過剰伸展位および頸部屈曲位で，【感覚低下（下肢），または立ち直り反応低下（頭頸部）】のため視線は前下方となる．【筋力低下（股関節・膝関節伸展，足関節背屈），またはバランス低下（中腰位）】のため両手掌で大腿前面を把持する．【ROM制限（体幹伸展），または筋力低下（下部体幹・股関節・膝関節伸展，足関節背屈），またはM-tonus異常（上部体幹屈筋群），または立ち直り反応低下（体幹），またはバランス低下（中腰位）】のため上部体幹伸展が不十分となる．【ROM制限（体幹伸展，足関節背屈），または筋力低下（体幹・股関節・膝関節伸展，足関節背屈），またはM-tonus異常（股関節伸筋・屈筋群），または立ち直り反応低下（体幹），またはバランス低下（中腰位）】のため体幹前傾および股関節屈曲が過剰である．【ROM制限（足関節背屈），または筋力低下（膝関節伸展，足関節背屈），またはM-tonus異常（膝関節伸筋・屈筋群）】のため膝関節屈曲が不十分となる．

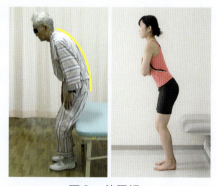

図2　伸展相a

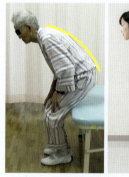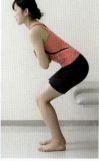

図3　伸展相b

### ③屈曲相 a〜b（図 4〜5）

屈曲相 a〜b では，【ROM 制限（頭頸部屈曲・伸展），または筋力低下（頭頸部屈曲・伸展），または M-tonus 異常（頭頸部屈筋・伸筋群）】のため頭部過剰伸展位および頸部屈曲位で，【感覚低下（下肢），または立ち直り反応低下（頭頸部）】のため視線は前下方となる．【筋力低下（股関節・膝関節伸展，足関節背屈），またはバランス低下（中腰位，座位）】のため両手掌で大腿前面を把持する．【ROM 制限（股関節屈曲，体幹伸展），または筋力低下（腸腰筋，大腿直筋，下部体幹伸展），またはバランス低下（中腰位，座位）】のため骨盤前傾および股関節屈曲が不十分で，【ROM 制限（体幹伸展，足関節背屈），または筋力低下（体幹・股関節・膝関節伸展，足関節背屈），または M-tonus 異常（体幹屈筋群，股関節伸筋・屈筋群），または立ち直り反応低下（体幹），またはバランス低下（中腰位，座位）】のため上部体幹が屈曲位のまま体幹前傾となる．【ROM 制限（足関節背屈），または筋力低下（膝関節伸展，足関節背屈），または M-tonus 異常（膝関節伸筋群）】のため膝関節屈曲が不十分なまま着座となる．

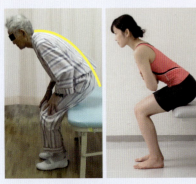
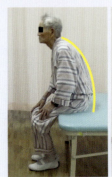

図 4　屈曲相 a　　　　　　図 5　屈曲相 b

### ④終了姿勢（図 6）

終了姿勢では，【ROM 制限（頭頸部屈曲・伸展），または筋力低下（頭頸部屈曲・伸展），または M-tonus 異常（頭頸部屈筋・伸筋群）】のため頭部過剰伸展位および頸部屈曲位で，視線は前方となる．【骨盤前傾筋力（腸腰筋，大腿直筋，下部体幹伸展），バランス低下（座位）】のため両手掌を大腿前面で把持する．【ROM 制限（体幹伸展），または筋力低下（体幹伸展），または M-tonus 異常（体幹屈筋群）】のため上部体幹軽度屈曲位および下部体幹中間位となる．【ROM 制限（股関節屈曲，体幹伸展），または筋力低下（腸腰筋，大腿直筋，下部体幹伸展），またはバランス低下（座位），または感覚低下（殿部）】のため骨盤後傾位，股関節屈曲位，膝関節屈曲位，足関節軽度背屈位の端座位となる．

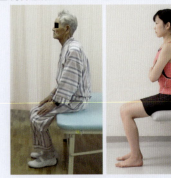

図 6　終了姿勢

## 動作分析から考える治療戦略

- 起立と着座では，体幹の前傾角度が異なる．
- 起立では体幹前傾が不十分で膝関節を早期に伸展する momentum strategy を用いているのに対して，着座では体幹を過剰に前傾させた stabilization strategy を用いている．
- 特に着座では，下肢筋力の低下に起因する中腰位でのバランス低下に対する stabilization strategy の可能性があるため，中腰位で膝関節での vertical strategy をトレーニングし，momentum strategy を学習させる．
- 高齢者での着座動作においては momentum strategy を無理に行わせると，座面への急激な落下による脊椎圧迫骨折のリスクがあり，またその発見は遅れることがあるため注意する．
- トレーニングプログラムとしては中腰位保持で等尺性運動，そして立位から中腰位，中腰位から座位などにおける膝関節を中心とした遠心性運動を行い，これらを段階的に実施していく姿勢制御トレーニングなどが考えられる．

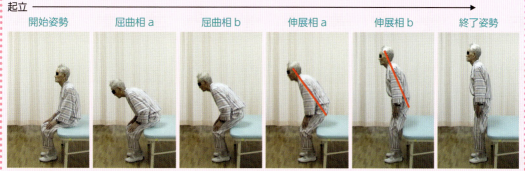

着座は，伸展相からすでに体幹過剰前傾（黄）による stabilization strategy がみられる

起立は，屈曲相で stabilization strategy，伸展相で momentum strategy（赤）がみられる

## 7．立ち上がり起立—前額面

開始姿勢の座位から頭頸部・体幹・骨盤が左偏位し，頭頸部・体幹は前傾となる．そして，いったん殿部を前方へ移動してから屈曲相となり，最終姿勢の立位となる自立した立ち上がりである（起立）．

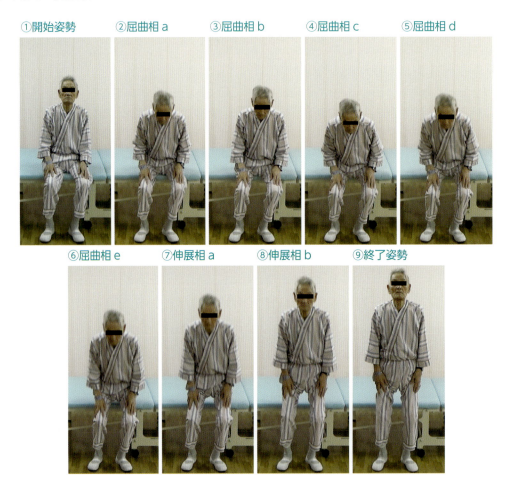

①開始姿勢　②屈曲相 a　③屈曲相 b　④屈曲相 c　⑤屈曲相 d
⑥屈曲相 e　⑦伸展相 a　⑧伸展相 b　⑨終了姿勢

### 動作分析

#### ①開始姿勢（図1）

開始姿勢では，視線は前方である．【ROM 制限（頭頸部側屈），または筋力低下（頭頸部側屈），または M-tonus 異常（頭頸部側屈筋群），または立ち直り反応低下（頸部），またはバランス低下（座位）】のため頭頸部左傾斜である．【ROM 制限（体幹側屈），または筋力低下（体幹回旋・側屈），または M-tonus 異常（体幹回旋・側屈筋群），または立ち直り反応低下（体幹），またはバランス低下（座位）】のため体幹左傾斜である．【ROM 制限（股関節内転・内旋），または筋力低下（股関節内転・内旋），または M-tonus 異常（回旋筋群，内転筋群），またはバランス低下（座位）】のため左股関節外転位・外旋位である．

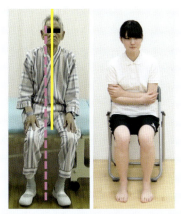

図1　開始姿勢

## ②屈曲相 a〜c（図2〜4）

　屈曲相 a〜c では，【感覚低下（下肢），またはバランス低下（座位，中腰位）】のため視線は下方となる．【筋力低下（腸腰筋，大腿直筋，体幹伸展，膝関節伸展，足関節背屈，股関節伸展）】のため両上肢で大腿部前面を把持する．頭頸部・体幹前傾および殿部を離床し，いったん殿部を前方へ移動する．この時，【ROM 制限（頭頸部側屈，体幹側屈・回旋，股関節屈曲・内旋・外旋・内転・外転，膝関節屈曲，足関節背屈），または筋力低下（頭頸部側屈，体幹側屈・回旋，股関節外転・内転・伸展・屈曲・外旋・内旋，膝関節伸展，足関節背屈），または M-tonus 異常（頭頸部側屈筋群，体幹側屈・回旋筋群，股関節屈筋・伸筋・外転・内転・回旋筋群，膝関節伸筋・屈筋群，足関節底屈・背屈筋群），または BRS（Ⅲ，Ⅳ），または立ち直り反応低下（頸部，体幹，骨盤），またはバランス低下（座位，中腰位）】のため頭頸部・体幹・骨盤を左偏位し，足関節背屈がみられ，【筋力低下（腸腰筋，大腿直筋，体幹伸展）】のため体幹および骨盤前傾位の座位に座り直す．

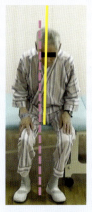 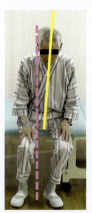 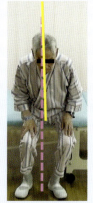

図2　屈曲相 a　　図3　屈曲相 b　　図4　屈曲相 c

### ③屈曲相 d～e（図5～6）

屈曲相 d～e では，【感覚低下（下肢），またはバランス低下（座位，中腰位）】のため視線は下方で，【筋力低下（膝関節伸展，足関節背屈，股関節伸展，体幹伸展），またはバランス低下（座位，中腰位）】のため両上肢で大腿部を前面で把持したまま，【ROM 制限（頭頸部側屈，体幹側屈・回旋，股関節屈曲・内旋・外旋・内転・外転，膝関節屈曲，足関節背屈），または筋力低下（頭頸部側屈，体幹側屈・回旋，股関節外転・内転・伸展・屈曲・外旋・内旋，膝関節伸展，足関節背屈），または M-tonus 異常（頭頸部側屈筋群，体幹側屈・回旋筋群，股関節屈筋・伸筋・外転・内転・回旋筋群，膝関節伸筋・屈筋群，足関節底屈・背屈筋群），または BRS（Ⅲ，Ⅳ），or 立ち直り反応低下（頸部，体幹，骨盤），またはバランス低下（座位，中腰位）】のため頭頸部・体幹・骨盤帯が左偏位し，左股関節軽度内転・外旋位にて離殿する．

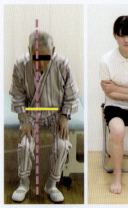
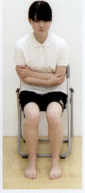

図5　屈曲相 d

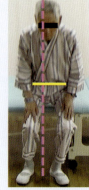
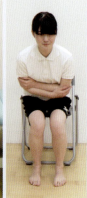

図6　屈曲相 e

### ④伸展相 a～b（図7～8）

伸展相 a～b では，視線下方から前方へとなり，【筋力低下（膝関節伸展，股関節伸展，体幹伸展），またはバランス低下（中腰位，立位）】のため両上肢で大腿部を前面で把持し，【ROM 制限（頭頸部側屈，体幹側屈・回旋，股関節屈曲・内旋，外旋・内転・外転，膝関節屈曲，足関節背屈），または筋力低下（頭頸部側屈，体幹側屈・回旋，股関節外転・内転・伸展・屈曲・外旋・内旋，膝関節伸展，足関節背屈），または M-tonus 異常（頭頸部側屈筋群，体幹側屈・回旋筋群，股関節屈筋・伸筋・外転・内転・回旋筋群，膝関節伸筋・屈筋群，足関節底屈・背屈筋群），

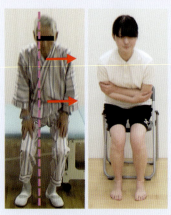

図7　伸展相 a

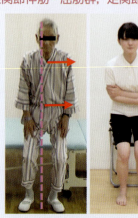

図8　伸展相 b

第Ⅲ章　症例動作分析の実際

またはBRS（Ⅲ，Ⅳ），または立ち直り反応低下（頸部，体幹，骨盤），またはバランス低下（中腰位，立位）】のため頭頸部・肩甲帯・体幹・骨盤が左偏位し，右股関節外転および左股関節内転位となる．

### ⑤終了姿勢（図9）

終了姿勢では，視線前方で，【バランス低下（立位）】のため両上肢で大腿部を前面で把持し，【ROM制限（頭頸部側屈，体幹側屈・回旋，股関節屈曲・内旋，外旋・内転・外転，膝関節屈曲，足関節背屈），または筋力低下（頭頸部側屈，体幹側屈・回旋，股関節外転・内転・伸展・屈曲・外旋・内旋，膝関節伸展，足関節背屈），またはM-tonus異常（頭頸部側屈筋群，体幹側屈・回旋筋群，股関節屈筋・伸筋・外転・内転・回旋筋群，膝関節伸筋・屈筋群，足関節底屈・背屈筋群），またはBRS（Ⅲ，Ⅳ），または立ち直り反応低下（頸部，体幹，骨盤），またはバランス低下（立位）】のため頭頸部・体幹・骨盤が左偏位し，両股関節外転位・外旋位の立位となる．

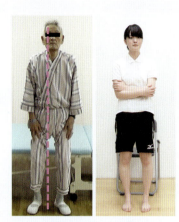

図9　終了姿勢

## 動作分析から考える治療戦略

- 立位時，左右足底に体重計をおき，下肢の荷重量の左右比較を行うと客観的な静的支持性の比較ができる．
- トレーニングプログラムとしては，座位での側方体重移動のトレーニング，左右正中位での体幹・骨盤の前傾トレーニング，座位から中腰位での頭頸部・体幹を正中位とした荷重トレーニング，中腰位で左右正中位での荷重トレーニングが考えられる．
- 屈曲相では大腿部を上肢で下方に押すことで床への力を発生させて，床反力を生じさせ，その床反力として手の立ち上がりの力の大きさと方向の要素も調整している可能性がある．

開始姿勢　　屈曲相a　　屈曲相b　　屈曲相c

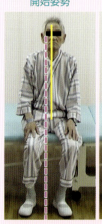 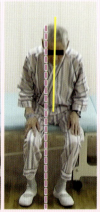 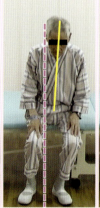 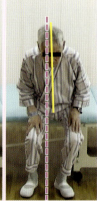

頭頸部が左偏位していると起立できない（開始姿勢→屈曲相a→屈曲相b）．頭頸部が右偏位すると起立可能となっているが，骨盤が左偏位のままである（屈曲相c）．安定した起立および立位に向けて，骨盤からの右側方へ体重移動のトレーニングを行う

## 8．立ち上がり着座―前額面

開始姿勢の立位から頭頸部・体幹・骨盤が左偏位し，さらに頭頸部・体幹を過剰に前傾した屈曲相となり，最終姿勢の端座位となる自立した立ち上がりである（着座）．

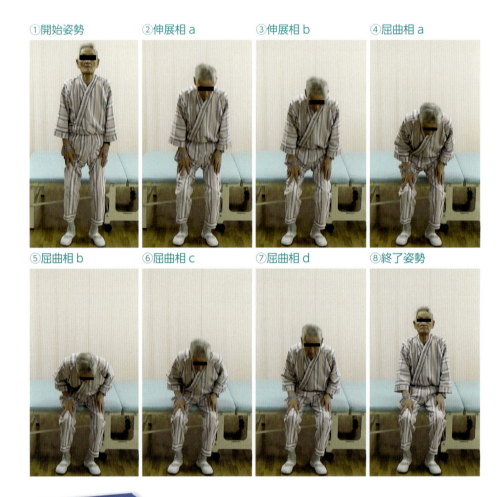

①開始姿勢　②伸展相 a　③伸展相 b　④屈曲相 a
⑤屈曲相 b　⑥屈曲相 c　⑦屈曲相 d　⑧終了姿勢

> **動作分析**

### ①開始姿勢（図1）

　開始姿勢では，視線は前方で，【バランス低下（立位）】のため両上肢で大腿部前面を把持し，【ROM制限（頭頸部側屈，体幹側屈・回旋，股関節屈曲・内旋・外旋・内転・外転，膝関節屈曲，足関節背屈），または筋力低下（頭頸部側屈，体幹側屈・回旋，股関節外転・内転・伸展・屈曲・外旋・内旋，膝関節伸展，足関節背屈），またはM-tonus異常（頭頸部側屈筋群，体幹側屈・回旋筋群，股関節屈筋・伸筋・外転・内転・回旋筋群，膝関節伸筋・屈筋群，足関節底屈・背屈筋群），またはBRS（Ⅲ，Ⅳ），または立ち直り反応低下（頸部，体幹，骨盤），またはバランス低下（立位）】のため頭頸部・体幹・骨盤は左偏位し，両股関節外転位・外旋位の立位である．

### ③伸展相 a〜b（図2〜3）

　伸展相 a〜b では，【感覚低下（下肢），またはバランス低下（立位，中腰位）】のため視線は下方し，【筋力低下（膝関節伸展，股関節伸展，体幹伸展），またはバランス低下（立位，中腰位）】のため両上肢で大腿部前面を把持する．【ROM 制限（頭頸部側屈，体幹側屈・回旋，股関節屈曲・内旋・外旋・内転・外転，膝関節屈曲，足関節背屈），または筋力低下（頭頸部側屈，体幹側屈・回旋，股関節外転・内転・伸展・屈曲・外旋・内旋，膝関節伸展，足関節背屈），または M-tonus 異常（頭頸部側屈筋群，体幹側屈・回旋筋群，股関節屈筋・伸展・外転・内転・回旋筋群，膝関節伸筋・屈筋群，足関節底屈・背屈筋群），または BRS（Ⅲ，Ⅳ），または立ち直り反応低下（頸部，体幹，骨盤），またはバランス低下（立位，中腰位）】のため頭頸部・肩甲帯・体幹・骨盤は左偏位し，さらに右股関節外転および左股関節内転し，【M-tonus 異常（股関節・膝関節伸筋・屈筋群，足関節底屈・背屈筋群），または BRS（Ⅲ，Ⅳ），またはバランス低下（中腰位）】のため中腰位でいったん動作が止まる．

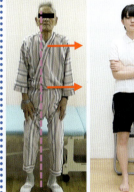 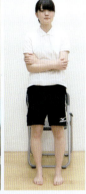 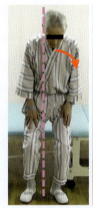 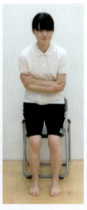 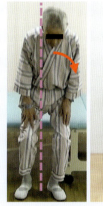 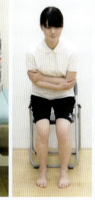

図1　開始姿勢　　　　　　　図2　伸展相 a　　　　　　　図3　伸展相 b

### ③屈曲相 a〜d（図4〜7）

　屈曲相 a〜d では，【感覚低下（下肢），またはバランス低下（中腰位，座位）】のため視線は下方となり，【筋力低下（膝関節伸展，足関節背屈，股関節伸展，体幹伸展），またはバランス低下（中腰位，座位）】のため両上肢で大腿部前面を把持し，【バランス低下（中腰位）】のため頭頸部・体幹の前傾過剰で，【ROM 制限（頭頸部側屈，体幹側屈・回旋，股関節屈曲・内旋・外旋・内転・外転，膝関節屈曲，足関節背屈），または筋力低下（頭頸部側屈，体幹側屈・回旋，股関節外転・内転・伸展・屈曲・外旋・内旋，膝関節伸展，足関節背屈），または M-tonus 異常（頭頸部側屈筋群，体幹側屈・回旋筋群，股関節屈筋・伸筋・外転・内転・回旋筋群，膝関節伸筋・屈筋群，足関節底屈・背屈筋群），または BRS（Ⅲ，Ⅳ），または立ち直り反応低下（頸部，体幹，骨盤），またはバランス低下（中腰位，座位）】のため頭頸部・体幹・骨盤帯は左偏位し，左股関節軽度内転・外旋位にて着座する．

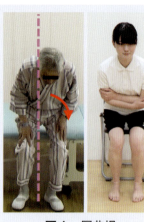 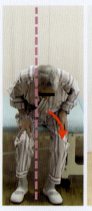 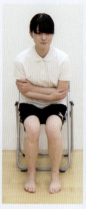 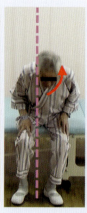 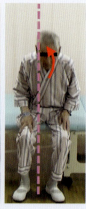

図4　屈曲相a　　図5　屈曲相b　　図6　屈曲相c　図7　屈曲相d

### ④終了姿勢（図8）

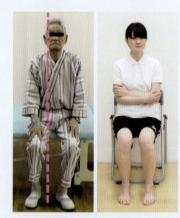

図8　終了姿勢

　終了姿勢では，視線は前方で，【ROM制限（体幹側屈），または筋力低下（体幹回旋・側屈），またはM-tonus異常（体幹回旋・側屈筋群），または立ち直り反応低下（頸部，体幹），またはバランス低下（座位）】のため頭頸部・体幹は左傾斜し，【ROM制限（股関節内転・内旋），または筋力低下（股関節内転・内旋），またはM-tonus異常（屈曲・外転・内転・回旋筋群），またはバランス低下（座位）】のため左股関節外転位・外旋位の端座位となる．

## 動作分析から考える治療戦略

・起立と着座では屈曲相での頭頸部の左方偏位の程度が異なる．
・特に着座では，下肢の筋力低下に起因する中腰位でのバランス低下に対するstabilization strategyの可能性があるため，中腰位で骨盤帯の側方移動制御をトレーニングする．
・中腰位で下肢の病的な伸筋共同運動から病的な屈筋共同運動への切り替えが筋緊張異常によって困難となっている可能性があるため，動作の速さを変えて行うことを検討する．
・トレーニングプログラムとしては，起立の屈曲相で頭部右偏位に伴う骨盤体幹の右偏位を誘導するトレーニングを行う．
・立位での右偏位を誘導し，その右偏位を保った立位からゆっくりと着座していくトレーニングが考えられる．

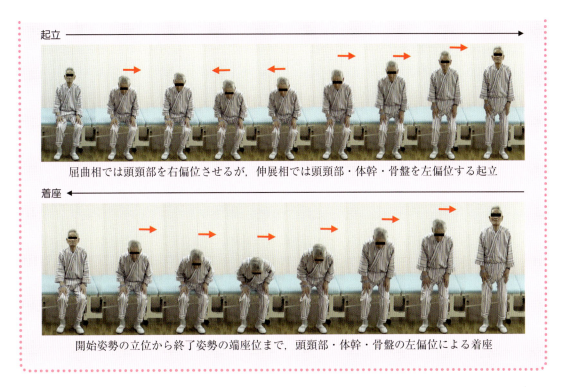

屈曲相では頭頸部を右偏位させるが，伸展相では頭頸部・体幹・骨盤を左偏位する起立

開始姿勢の立位から終了姿勢の端座位まで，頭頸部・体幹・骨盤の左偏位による着座

## 9．歩行―矢状面

靴を着用した室内独歩レベルでの前型歩行で，後半は揃え型歩行である．

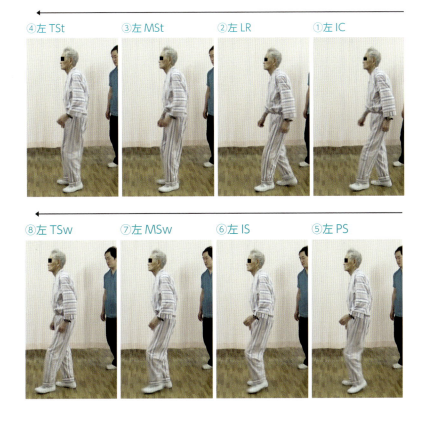

## 動作分析

常時，【ROM 制限（頸部伸展），または筋力低下（頸部伸展），または M-tonus 異常（頸部屈筋群），または立ち直り反応低下（頸部）】のため頸部屈曲し，【ROM 制限（体幹伸展・回旋），または筋力低下（体幹伸展・回旋），または M-tonus 異常（体幹屈筋・回旋筋群），または立ち直り反応低下（体幹）】のため上部体幹屈曲位および体幹回旋が不十分で，【ROM 制限（肩甲帯周囲，肩関節伸展・屈曲，肘関節伸展，体幹回旋），または M-tonus 異常（体幹回旋筋群，肩甲帯周囲筋群，肘関節屈筋群），または BRS（Ⅲ，Ⅳ）】のため上肢肩関節屈曲への振りが少なく，左 MSt から MSw で肘関節屈曲が強まる．両下肢とも【ROM 制限（膝関節屈曲），または筋力低下（膝関節屈曲），または M-tonus 異常（膝関節伸筋・屈筋群），または BRS（Ⅲ，Ⅳ，Ⅴ），またはバランス低下（立位，片足立ち）】のため遊脚相での膝関節屈曲およびトゥクリアランスが不十分である．

### ①左初期接地（IC：図1）

左 IC では，【ROM 制限（足関節背屈，膝関節伸展），または筋力低下（足関節背屈，膝関節伸展），または M-tonus 異常（足関節底屈筋群，膝関節伸筋群・屈筋群），または BRS（Ⅲ，Ⅳ，Ⅴ），またはバランス低下（立位，右片足立ち）】のため左足関節背屈が不十分で前足底が接地し，左膝関節伸展が不十分となる．

### ②左荷重応答期（LR：図2）

左 LR では，【ROM 制限（膝関節伸展），または筋力低下（膝関節伸展，足関節底屈），または M-tonus 異常（膝関節伸筋群・屈筋群），または BRS（Ⅲ，Ⅳ，Ⅴ）】のため左膝関節は過剰な屈曲となる．

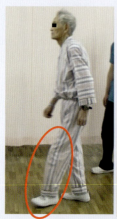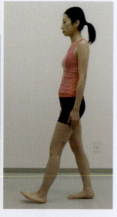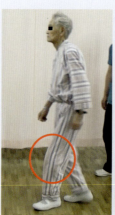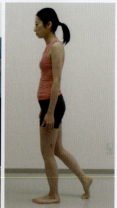

図1　左初期接地（IC）　　　図2　左荷重応答期（LR）

### ③左立脚中期（MSt：図3）

左MStでは，【ROM制限（体幹伸展・回旋，SLR，股関節伸展，足関節背屈，膝関節伸展），または筋力低下（体幹伸展・回旋，股関節伸展，膝関節伸展・屈曲），またはM-tonus異常（体幹屈筋・回旋筋群，股関節屈筋・伸筋群，膝関節屈筋・伸筋群，足関節底屈筋群），または感覚低下（深部），またはBRS（Ⅲ，Ⅳ，Ⅴ），またはバランス低下（立位，左片足立ち）】のため骨盤が軽度後傾位し，左股関節伸展および右膝関節屈曲が不十分となる．

### ④左立脚終期（TSt：図4）

左TStでは，【ROM制限（体幹伸展・回旋，股関節・膝関節伸展，足関節背屈），または筋力低下（下部体幹伸展，体幹回旋，股関節屈曲・伸展，膝関節伸展，足関節底屈），またはM-tonus異常（体幹屈筋・伸筋・回旋筋群，股関節屈筋・伸筋群，膝関節伸筋群，足関節底屈筋群）】のため骨盤が後退位し，左股関節伸展および左足関節背屈が不十分となる．

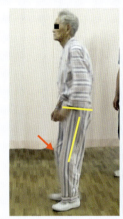

図3　左立脚中期（MSt）

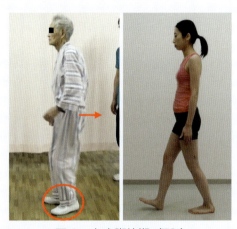

図4　左立脚終期（TSt）

### ⑤左前遊脚期（PS：図5）

左PSでは，【ROM制限（体幹伸展・回旋，股関節伸展，足関節底屈，MP関節背屈），または筋力低下（体幹伸展・回旋，股関節屈曲・伸展，膝関節伸展，足関節底屈，MP関節底屈），またはM-tonus異常（体幹屈筋・伸筋・回旋筋群，股関節屈筋・伸筋群，膝関節伸筋群，足関節背屈・底屈筋群，MP関節底屈筋群），またはBRS（Ⅲ，Ⅳ，Ⅴ）】のため骨盤が後傾位し，左股関節屈曲位で膝関節屈曲となり，足関節底屈および足部MP関節背屈が不十分となる．

### ⑥左遊脚初期（IS：図6）

左ISでは，【ROM制限（肩甲帯下制），または筋力低下（体幹回旋），またはM-tonus異常（肩甲帯周囲筋群，体幹回旋筋群），またはBRS（Ⅲ），または立ち直り反応低下（体幹），またはバランス低下（立位，右片足立ち）】のため左肩甲帯がやや挙上し，【ROM制限（股関節伸展），または筋力低下（股関節屈曲・伸展），またはM-tonus異常（股関節屈筋・伸筋群，膝関節伸筋群），またはBRS（Ⅲ，Ⅳ，Ⅴ）】のため左股関節屈曲位での膝関節屈曲となる．

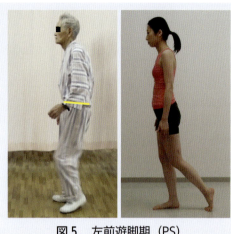

図5　左前遊脚期（PS）

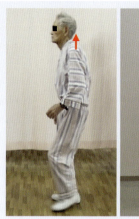

図6　左遊脚初期（IS）

### ⑦ 左遊脚中期（MSw：図7）

　左MSwでは，【ROM制限（膝関節屈曲，足関節背屈（膝関節伸展位）），または筋力低下（膝関節屈曲），またはM-tonus異常（膝関節屈筋・伸筋群，足関節底屈筋群），またはBRS（Ⅲ，Ⅳ，Ⅴ），またはバランス低下（立位，右片足立ち）】のため左膝関節屈曲が不十分でトゥクリアランスが低下する．

### ⑧ 左遊脚終期（TSw：図8）

　左TSwでは，【ROM制限（体幹伸展・回旋，股関節屈曲），または筋力低下（体幹回旋，股関節屈曲），またはM-tonus異常（体幹・股関節屈筋・回旋筋群），またはBRS（Ⅲ，Ⅳ，Ⅴ）】のため骨盤が後傾・後退・左後方回旋し，【ROM制限（膝関節伸展），または筋力低下（膝関節屈曲・伸展），またはM-tonus異常（膝関節伸筋・屈筋群，足関節底屈筋群），またはBRS（Ⅲ，Ⅳ，Ⅴ）】のため左膝関節伸展が不十分で，【ROM制限（足関節背屈），または筋力低下（足関節背屈），またはM-tonus異常（足関節底屈筋群），またはBRS（Ⅲ，Ⅳ，Ⅴ），またはバランス低下（立位，右片足立ち）】のため左足関節背屈が不十分となる．

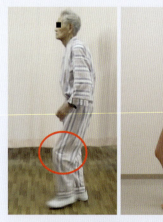

図7　左遊脚中期（MSw）

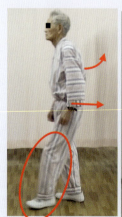

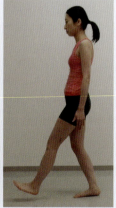

図8　左遊脚終期（TSw）

## 動作分析から考える治療戦略

・BRS ステージⅤとしての立位では，股関節伸展位での膝関節屈曲の分離が不十分であるため，遊脚相での膝関節屈曲が保証されずトゥクリアランスが低下している可能性がある．
・BRS ステージⅤが不十分なため，IC での足関節背屈が不十分となっている可能性がある．
・トレーニングプログラムとしては，左 LR から左 TSt にかけての重心前方移動に伴う股関節伸展および体幹回旋のトレーニングが考えられる．
・後方歩行による歩行時の前後体重移動に対する左下肢の制御のトレーニングも考えられる．

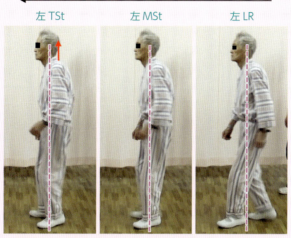

左 MSt から左 TSt にかけて，頭部から下した重心線の前方移動が不十分である．この時，左肩甲帯が挙上し，上部体幹の左前方回旋が不十分である．そのため，立位および立ち上がりとの関連性を検討する

# 運動失調症

## 1. 立ち上がり起立―前額面

プラットホームでの端座位から中腰位，そして立位となる動作レベルで，3回目の左上肢の支持介助にて立位が可能となる立ち上がりである（起立）．

1回目（上肢の支持介助なし）
開始姿勢　屈曲相　　　　　　　　　　　　　　　　　　　　伸展相
① ② ③ ④ ⑤ ⑥ ⑦

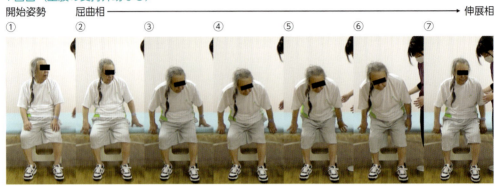

2回目（伸展相から上肢の支持介助）
屈曲相　　　　　　　　伸展相
⑧ ⑨ ⑩ ⑪ ⑫ ⑬

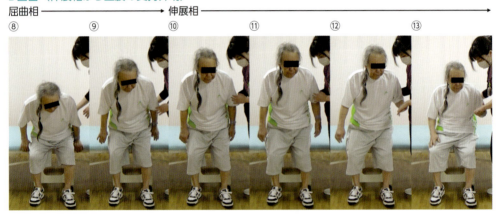

3回目（屈曲相から上肢の支持介助）
屈曲相　　　　　　　　伸展相　　　　　　　　終了姿勢
⑭ ⑮ ⑯ ⑰ ⑱

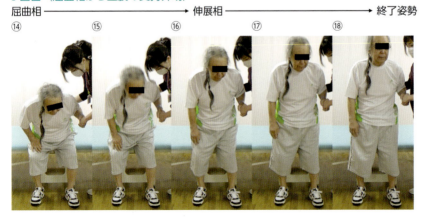

# 第Ⅲ章　症例動作分析の実際

## 動作分析

### ①開始姿勢（図1）

開始姿勢では，両上肢を大腿前面におき，【協調性低下（体幹失調検査），またはバランス低下（座位）】のため両股関節外転し，両足部を肩幅程度に開いたワイドベースの端座位である．

### ②屈曲相 a～e（1回目：図2～6）

1回目の上肢の支持介助がない屈曲相 a では，【筋力低下（体幹屈曲・伸展・回旋），または協調性低下（体幹失調検査），またはバランス低下（座位）】のため右上肢ではプラットホーム端を把持し，左上肢ではプラットホームを支持している．

屈曲相 b～c では，体幹前傾し，【筋力低下（体幹屈曲・伸展・回旋），または協調性低下（体幹失調検査），またはバランス低下（座位）】のため左上肢でプラットホームを把持し，【筋力低下（体幹回旋，股関節外転・内転），または協調性低下（体幹失調検査，踵膝試験での股関節外転・内転の協調性），またはバランス低下（座位，中腰位）】のため体幹左右動揺がみられたまま，殿部が挙上となる．

屈曲相 d では，【筋力低下（体幹屈曲・伸展・回旋，股関節屈曲・伸展，膝関節伸展・屈曲，足関節底屈・背屈），または協調性低下（体幹失調検査，踵膝試験での股関節屈曲・伸展および膝関節屈曲・伸展の協調性，foot pat での足関節底屈・背屈の協調性），またはバランス低下（中腰位）】のため両膝関節伸展が早く，体幹前側・後傾の動揺がみられる．

屈曲相 e では，左上肢を離床し，【筋力低下（体幹屈曲・伸展・回旋，股関節屈曲・伸展・外転・内転，膝関節伸展・屈曲，足関節底屈・背屈），または協調性低下（体幹失調検査，踵膝試験で股関節外転・内転の協調性の左右差），または立ち直り反応低下（頭頸部，体幹），またはバランス低下（中腰位）】のため頭頸部右偏位および体幹右側屈となる．

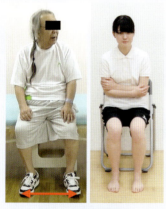

図1　開始姿勢

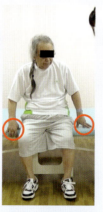

図2　屈曲相 a（1回目）

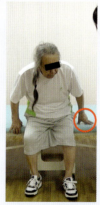

図3　屈曲相 b（1回目）

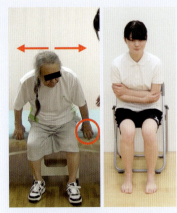
図4　屈曲相c（1回目）

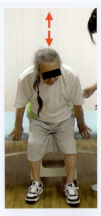
図5　屈曲相d（1回目）

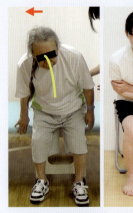
図6　屈曲相e（1回目）

### ③伸展相（1回目：図7）

　伸展相では，【筋力低下（股関節屈曲・伸展，膝関節伸展・屈曲，足関節底屈・背屈），または感覚低下（深部），または協調性低下（踵膝試験での股関節屈曲・伸展および膝関節屈曲・伸展の協調性，foot pat での足関節底屈・背屈の協調性），またはバランス低下（中腰位）】のため膝関節屈曲・伸展および足関節底屈・背屈の動揺が強まり着座となる．

### ④屈曲相 a〜b（2回目：図8〜9）

　2回目の屈曲相 a〜b では，再度，体幹前傾し，両上肢でプラットホームを押し，【筋力低下（股関節屈曲・伸展，膝関節伸展・屈曲，足関節底屈・背屈），または協調性低下（踵膝試験での股関節屈曲・伸展および膝関節屈曲・伸展の速度を変えた協調性，foot pat での足関節底屈・背屈の速度を変えた協調性），またはバランス低下（中腰位）】のため動作を早めて中腰位となる．

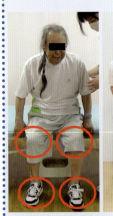
図7　伸展相（1回目）

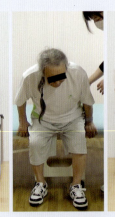
図8　屈曲相 a（2回目）

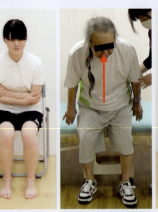
図9　屈曲相 b（2回目）

## ⑤伸展相 a〜d（2 回目：図 10〜13）

　伸展相 a では，【筋力低下（股関節屈曲・伸展，膝関節伸展・屈曲，足関節底屈・背屈），または感覚低下（深部），または協調性低下（踵膝試験での股関節屈曲・伸展および膝関節屈曲・伸展の協調性，foot pat での足関節底屈・背屈の協調性），またはバランス低下（中腰位）】のため両膝関節屈曲・伸展・足関節底屈・背屈の動揺がみられる．

　伸展相 b では，体幹伸展するが，【筋力低下（股関節屈曲・伸展，膝関節伸展・屈曲，足関節底屈・背屈），または感覚低下（深部），または協調性低下（踵膝試験での股関節屈曲・伸展および膝関節屈曲・伸展の協調性，foot pat での足関節底屈・背屈の協調性），またはバランス低下（中腰位，立位）】のため両膝関節屈曲・伸展および足関節底屈・背屈の動揺が強まる．

　伸展相 c では，【筋力低下（体幹屈曲・伸展・回旋，股関節屈曲・伸展・外転・内転，膝関節伸展・屈曲，足関節底屈・背屈），または協調性低下（踵膝試験での股関節屈曲・伸展・外転・内転，膝関節屈曲・伸展の協調性，foot pat での足関節底屈・背屈の協調性），またはバランス低下（中腰位，立位）】のため左上肢で介助者の手を把持する．

　伸展相 d では，【筋力低下（股関節屈曲・伸展，膝関節伸展・屈曲，足関節底屈・背屈），または感覚低下（深部），または協調性低下（踵膝試験での股関節屈曲・伸展および膝関節屈曲・伸展の協調性，foot pat での足関節底屈・背屈の協調性），またはバランス低下（中腰位，立位）】のため両膝関節屈曲・伸展および足関節底屈・背屈の動揺が強く，着座となる．

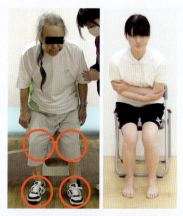

図 10　伸展相 a（2 回目）

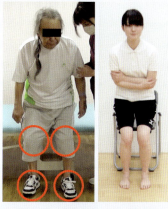

図 11　伸展相 b（2 回目）

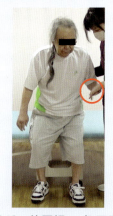

図 12　伸展相 c（2 回目）

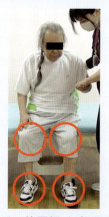

図 13　伸展相 d（2 回目）

## ⑥屈曲相 a〜b（3回目：図14〜15）

　3回目の左上肢の支持介助がありでの屈曲相 a では，右上肢を大腿前面におき，【筋力低下（体幹屈曲・伸展・回旋，股関節屈曲・伸展・外転・内転，膝関節伸展・屈曲，足関節底屈・背屈），または協調性低下（体幹失調検査，踵膝試験での股関節屈曲・伸展・外転・内転および膝関節屈曲・伸展の協調性，foot pat での足関節底屈・背屈の協調性），またはバランス低下（座位，中腰位）】のため左上肢の支持介助にて体幹前傾となる．

　屈曲相 b では，【筋力低下（体幹屈曲・伸展・回旋，股関節屈曲・伸展・外転・内転，膝関節伸展・屈曲，足関節底屈・背屈），または協調性低下（体幹失調検査，踵膝試験で股関節外転・内転の協調性の左右差），または立ち直り反応低下（頭頸部，体幹），またはバランス低下（中腰位）】のため体幹・骨盤を右偏位し，体幹の前傾を強める．

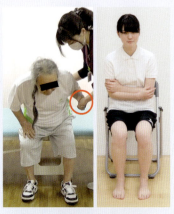 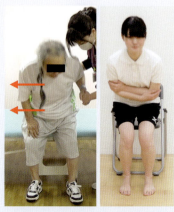

図14　屈曲相 a（3回目）　　　図15　屈曲相 b（3回目）

## ⑦伸展相 a〜b（3回目：図16〜17）

　伸展相 a〜b では，【筋力低下（股関節屈曲・伸展，膝関節伸展・屈曲，足関節底屈・背屈），または協調性低下（踵膝試験での股関節屈曲・伸展および膝関節屈曲・伸展の速度を変えた協調性，foot pat での足関節底屈・背屈の速度を変えた協調性），またはバランス低下（中腰位，立位）】のため動作を早めて膝関節伸展し，頭頸部・体幹は正中位となるが，【筋力低下（股関節

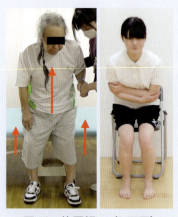 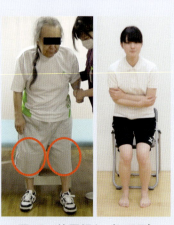

図16　伸展相 a（3回目）　　　図17　伸展相 b（3回目）

屈曲・伸展，膝関節伸展・屈曲，足関節底屈・背屈），または感覚低下（深部），または協調性低下（踵膝試験での股関節屈曲・伸展および膝関節屈曲・伸展の協調性，foot pat での足関節底屈・背屈の協調性），またはバランス低下（中腰位，立位）】のため両膝関節屈曲・伸展が動揺する．

### ⑧終了姿勢（3回目：図18）

終了姿勢では，頭頸部・上部体幹を伸展し，【筋力低下（体幹屈曲・伸展・回旋，股関節屈曲・伸展・外転・内転，膝関節伸展・屈曲，足関節底屈・背屈），または協調性低下（踵膝試験での股関節屈曲・伸展・外転・内転および膝関節屈曲・伸展の協調性，foot pat での足関節底屈・背屈の協調性），またはバランス低下（立位）】のため左上肢の支持介助で介助者側に偏位したワイドベースな立位となる．

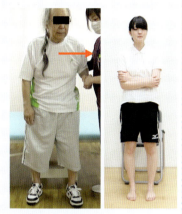

図18　終了姿勢（3回目）

## 動作分析から考える治療戦略

- 協調性の低下として，同時収縮ができていないため，各関節の動揺がみられている可能性がある．
- 協調性検査において，急に止めたり，または再開させたり，速度を変えた時の動揺性を確認する．
- 骨盤，股関節，膝関節，足関節をそれぞれ徒手や弾性包帯などで固定した時の他の部位における動揺性を確認し固定することで，他の部位が安定する関節，つまり最も問題な部位を探る．
- 背臥位や背もたれのある長座位と背もたれのない長座位での踵膝検査，および背臥位と端座位での足趾手指検査を行い，これらを比較することで，体幹固定の有無による体幹失調が下肢の運動性に及ぼす影響を検討する．
- 運動失調症での立ち上がり獲得のために，まず姿勢保持を行う．特に中腰位からの伸展相で動揺が強まり，着座してしまうことが多いため，中腰位および立位保持を徹底的にトレーニングする．

### 【体幹失調検査（躯幹失調試験）】

ステージⅠ：失調症状を認めない
ステージⅡ：検査肢位にて軽度[※1]の失調を認める
ステージⅢ：検査肢位にて中等度[※2]の失調を認める．通常の椅座位にて軽度の失調を認める
ステージⅣ：通常の椅座位にて中等度の失調を認める

※1：検者の外乱刺激により，はじめて体幹の動揺・バランス保持能力の低下を示すもの
※2：試験肢位において刺激なしで，すでに動揺を認めたり，1回の外乱刺激により著しいバランス保持能力の低下をきたすもの

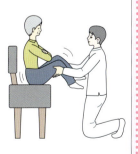

内山　靖，他：運動失調症における躯幹協調機能ステージの標準化と機能障害分類．理学療法学　15：313-320，1988

## 2．立ち上がり着座―前額面

　左上肢に支持介助がありの立位から頭頸部・体幹・骨盤が左偏位して，端座位となる立ち上がりである（着座）．

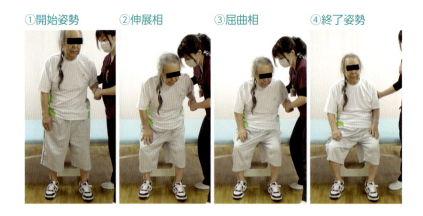

①開始姿勢　　②伸展相　　③屈曲相　　④終了姿勢

## 動作分析

### ①開始姿勢（図1）

　開始姿勢では，【筋力低下（体幹回旋・側屈，股関節外転・内転），または協調性低下（踵膝試験での股関節外転・内転の協調性，またはバランス低下（立位）】のため両足を肩幅程度に開いたワイドベースで，左上肢の支持介助で介助者側に偏位した立位である．

### ②伸展相（図2）

　伸展相では，【筋力低下（体幹屈曲・伸展・回旋・側屈，股関節屈曲・伸展・外転・内転，膝関節伸展・屈曲，足関節底屈・背屈），または協調性低下（体幹失調検査，踵膝試験で股関節外転・内転および膝関節屈曲・伸展の協調性の左右差），または立ち直り反応低下低下（頭頸部，体幹），またはバランス低下（中腰位）】のため頭頸部・体幹が左偏位し，【筋力低下（股関節屈曲・伸展，膝関節伸展・屈曲，足関節底屈・背屈），または感覚検査（深部），または協調性低下（踵膝試験での股関節屈曲・伸展および膝関節屈曲・伸展の協調性，foot patでの足関節底屈・背屈の協調性），またはバランス低下（立位，中腰位）】のため右膝関節屈曲・伸展の動揺がみられる．

第Ⅲ章　症例動作分析の実際

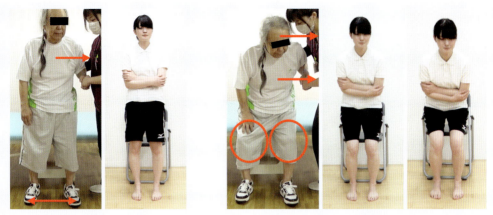

図1　開始姿勢　　　　　　　　　　　図2　伸展相

### ③屈曲相（図3）

　屈曲相では，【筋力低下（股関節屈曲・伸展，膝関節伸展・屈曲，足関節底屈・背屈），または感覚検査（深部），または協調性低下（踵膝試験での股関節屈曲・伸展および膝関節屈曲・伸展の協調性，foot pat での足関節底屈・背屈の協調性），またはバランス低下（中腰位）】のため左膝関節の深屈曲がないまま，殿部で着床となる．

### ④終了姿勢（図4）

　終了姿勢では，両上肢は大腿前面におき，【協調性低下（体幹失調検査），またはバランス低下（座位）】のため両足を肩幅程度に開いたワイドベースの端座位となる．

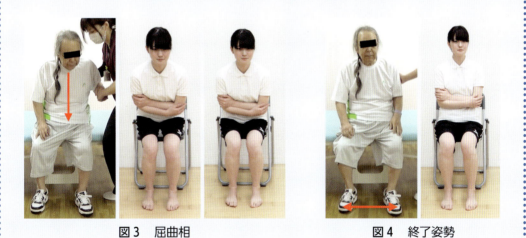

図3　屈曲相　　　　　　　　　　　　図4　終了姿勢

### 動作分析から考える治療戦略

- 着座では左膝関節屈曲がなく，体幹が左偏位した着座となっており，また体幹の前傾が少ない．
- 協調性の低下として，軽度膝関節屈曲位での膝関節伸筋群と屈筋群の同時収縮ができていない可能性がある．
- 中腰位で左右足底に体重計をおき，荷重量の違いによる膝関節屈曲位の保持機能を確認すると客観性のある経過比較が可能となる．
- 骨盤，股関節，膝関節，足関節をそれぞれ徒手や弾性包帯などで固定した時の他の部位における動揺性を確認し固定することで，他の部位が安定する関節，つまり最も問題な部位を探る．
- 背臥位や背もたれのある長座位と背もたれのない長座位での踵膝検査，および背臥位と端座位での足趾手指検査を行い，これらを比較することで，体幹固定の有無による体幹失調が下肢の運動性に及ぼす影響を検討する．
- 運動失調症での立ち上がり獲得のために，中腰位および立位を保持し，そこでのリズミックスタビライゼーションテクニック（関節運動は起さないで，主動筋と拮抗筋を交互に等尺性運動を行わせる手技）を用いて静的な姿勢保持を徹底的にトレーニングする．

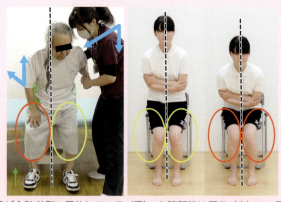

頭頸部・体幹・骨盤が介助者側に偏位している（黒）．右膝関節は屈曲（赤）で，足関節は背屈傾向（緑）で，左膝関節は伸展（黄）で，左右の屈曲角度が異なる．右下肢への荷重が不十分で，介助側へ左偏位し，股関節・膝関節・足関節の協調性が不十分となっている可能性があるため，この相で左右正中位保持や右上肢を右斜め前方にリーチ（青），右下肢は荷重しての右膝関節伸展および右足関節底屈，左下肢は過剰な荷重を軽減したうえでの左膝関節屈曲・右偏位を誘導するトレーニング（青）を行う

## 3．立ち上がり起立—矢状面

体幹前傾が大きく，屈曲相で膝関節屈曲がみられ，また膝関節屈曲・伸展の動揺が大きい近位見守りから軽介助による立ち上がりである（起立）．

①開始姿勢
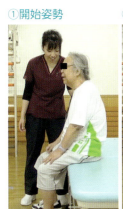

②屈曲相 a
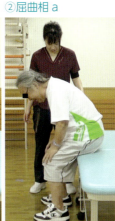

③屈曲相 b
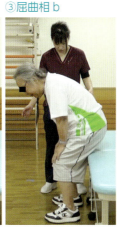

④屈曲相 c
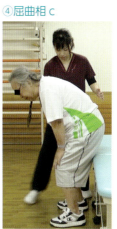

⑤伸展相 a
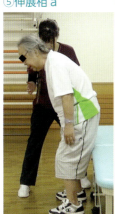

⑥伸展相 b
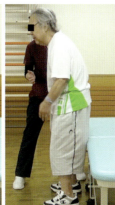

⑦終了姿勢
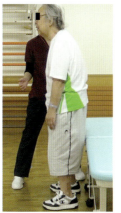

### 動作分析

常時，【ROM 制限（体幹伸展），または筋力低下（体幹伸展），または M-tonus 異常（体幹屈筋群），または協調性低下（体幹失調検査）】のため体幹屈曲位である．

#### ①開始姿勢（図1）

開始姿勢では，【協調性低下（体幹失調検査），またはバランス低下（座位）】のため両上肢は大腿前面におき，【ROM（頸部・体幹伸展），または MMT（頸部・体幹伸展），または立ち直り反応（頸部・体幹）】のため頸部および体幹屈曲位となり，【協調性検査（体幹失調検査），またはバランス（座位）】のため骨盤後傾位の端座位である．

## ②屈曲相 a〜c（図2〜4）

屈曲相 a〜b では，体幹および骨盤は前傾し，【筋力低下（体幹屈曲・伸展・回旋，股関節屈曲・伸展，膝関節伸展・屈曲，足関節底屈・背屈），または協調性低下（体幹失調検査，踵膝試験での股関節屈曲・伸展および膝関節屈曲・伸展の協調性，foot pat での足関節底屈・背屈の協調性），またはバランス低下（中腰位）】のため膝関節屈曲が不十分なまま，殿部挙上および股関節伸展となる．

屈曲相 c では，【協調性低下（体幹失調検査，踵膝試験での股関節屈曲・伸展および膝関節屈曲・伸展の協調性，foot pat での足関節底屈・背屈の協調性），またはバランス低下（中腰位）】のため膝関節屈曲および身体の前方動揺が強まる．

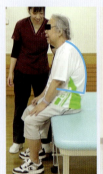
図1　開始姿勢

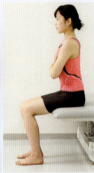

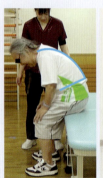
図2　屈曲相 a

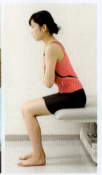

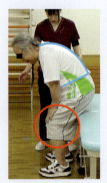
図3　屈曲相 b

## ③伸展相 a〜b（図5〜6）

伸展相 a では，【筋力低下（股関節屈曲・伸展，膝関節伸展・屈曲，足関節底屈・背屈），感覚低下（深部），または協調性低下（踵膝試験での股関節屈曲・伸展および膝関節屈曲・伸展の協調性，foot pat での足関節底屈・背屈の協調性）】のため膝関節屈曲・伸展し動揺しながら，上肢を大腿部から体側へ移動し，膝関節および股関節伸展して【ROM 制限（頸部・体幹伸展），または筋力低下（頸部・体幹伸展），または立ち直り反応低下（頸部・体幹）】のため頸部・体幹伸展が不十分なままで体幹後傾となる．

伸展相 b では，【協調性低下（踵膝試験での股関節屈曲・伸展および膝関節屈曲・伸展の協調性，foot pat での足関節底屈・背屈の協調性），または感覚低下（深部），またはバランス低下（中腰位，立位）】のため体幹の前後動揺および膝関節屈曲・伸展の動揺がみられ，【バランス低下（中腰位，立位）】のため上肢前方挙上となる．

## ④終了姿勢（図7）

終了姿勢では，【協調性低下（踵膝試験での股関節屈曲伸展および膝関節屈曲伸展の協調性，foot pat での足関節底背屈の協調性），または感覚低下（深部），またはバランス低下（立位）】のため膝関節屈曲・伸展および足関節底屈・背屈し，体幹前後傾の動揺がみられる立位となる．

第Ⅲ章　症例動作分析の実際

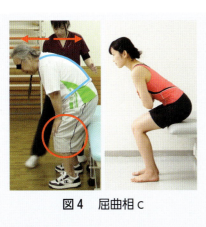
図4　屈曲相c

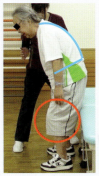
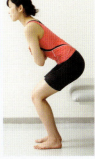
図5　伸展相a

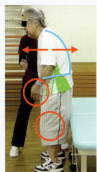
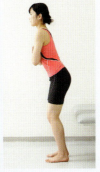
図6　伸展相b

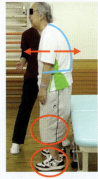
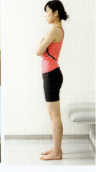
図7　終了姿勢

### 動作分析から考える治療戦略

- 端座位と立位を結びつける中腰位での保持能力が保証されていないため，中腰位で骨盤前傾，体幹伸展，膝関節屈曲，下腿が前傾した理念型に近い静的な姿勢保持をリズミックスタビライゼーションテクニック（関節運動は起さないで，主働筋と拮抗筋を交互に等尺性運動を行わせる手技）を用いて徹底的にトレーニングする．

屈曲相a　　　　屈曲相c　　　　　　　　伸展相b

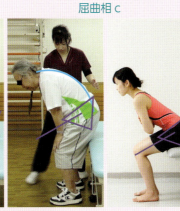
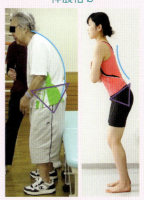

骨盤の前傾がみられるが不十分（ムラサキ）で，下部体幹も中間位ではなく屈曲位で，上部体幹は過剰屈曲のため骨盤から体幹までを一塊（青）とした体幹前傾によるsatbilization strategyがみられる

下部体幹は伸展するが，上部体幹の伸展は屈曲相と同程度のままで不十分である（青）

225

## 4．立ち上がり着座─矢状面

　立位から起立時と比べて，膝関節屈曲・伸展の動揺は軽減するが，体幹前傾が少なく，屈曲相の時間が短い近位見守りから軽介助レベルの立ち上がりである（着座）．

①開始姿勢　②伸展相 a　③伸展相 b　④伸展相 c

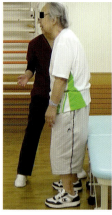
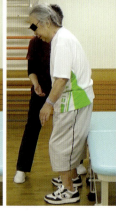
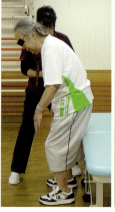
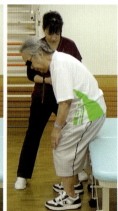

⑤屈曲相 a　⑥屈曲相 b　⑦終了姿勢

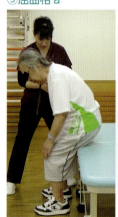
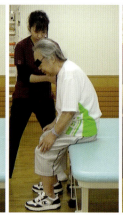
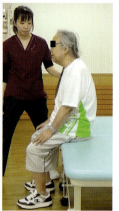

## 動作分析

### ①開始姿勢（図1）

　開始姿勢では，【協調性低下（踵膝試験での股関節屈曲伸展および膝関節屈曲伸展の協調性，foot pat での足関節底背屈の協調性），または感覚低下（深部），またはバランス低下（立位）】のため膝関節屈曲・伸展および足関節底屈・背屈し，体幹前後傾の動揺がみられる立位である．

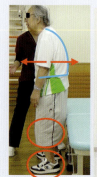
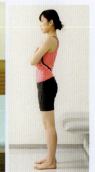

図1　開始姿勢

### ②伸展相 a～c（図 2～4）

　伸展相 a～b では，頭頸部および上部体幹が屈曲し，【筋力低下（股関節屈曲・伸展，膝関節伸展・屈曲，足関節底屈・背屈），または感覚低下（深部），または協調性低下（踵膝試験での股関節屈曲・伸展，膝関節屈曲・伸展の協調性，foot pat での足関節底屈・背屈の協調性），またはバランス低下（立位，中腰位）】のため膝関節屈曲・伸展を動揺しながら上肢を前方移動し，【ROM 制限（頸部・体幹伸展），または筋力低下（頸部・体幹伸展），または立ち直り反応低下（頸部・体幹）】のため頸部・体幹伸展が不十分で【バランス低下（中腰位）】のため上肢は大腿部上となる．

### ③屈曲相 a～b（図 5～6）

　屈曲相 a では，【筋力低下（体幹屈曲・伸展，股関節屈曲・伸展，膝関節伸展・屈曲，足関節底屈・背屈），または協調性低下（体幹失調検査，踵膝試験での股関節屈曲・伸展および膝関節屈曲・伸展の協調性，foot pat での足関節底屈・背屈の協調性），または立ち直り反応低下（頸部・体幹），またはバランス低下（中腰位）】のため体幹前傾が不十分となる．

　屈曲相 b では，【筋力低下（体幹屈曲・伸展，股関節屈曲・伸展，膝関節伸展・屈曲，足関節底屈・背屈），または協調性低下（体幹失調検査，踵膝試験での股関節屈曲・伸展および膝関節屈曲・伸展の協調性，foot pat での足関節底背屈の協調性），またはバランス低下（中腰位）】のため膝関節屈曲および体幹前傾が不十分なまま，【筋力低下（股関節屈曲・伸展，膝関節伸展・屈曲，足関節底屈・背屈），または感覚低下（深部），または協調性低下（踵膝試験での股関節屈曲・伸展および膝関節屈曲・伸展の協調性，foot pat での足関節底屈・背屈の協調性），または立ち直り反応低下（頸部・体幹），またはバランス低下（中腰位）】のため急速な着床となる．

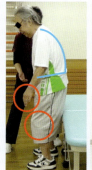 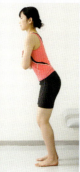 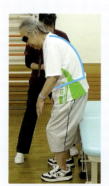 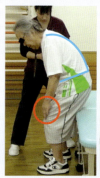 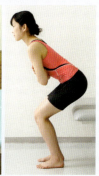

図 2　伸展相 a　　　　図 3　伸展相 b　　　　図 4　伸展相 c

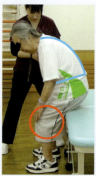 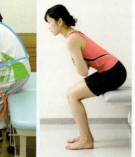 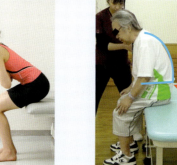 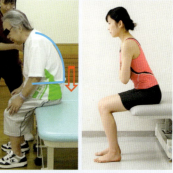

図 5　屈曲相 a　　　　図 6　屈曲相 b

### ④終了姿勢（図7）

終了姿勢では，【ROM 制限（頸部・体幹伸展），または筋力低下（頸部・体幹伸展），または立ち直り反応低下（頸部・体幹），またはバランス低下（座位）】のため両上肢は大腿前面におき，頸部・体幹屈曲位の端座位となる．

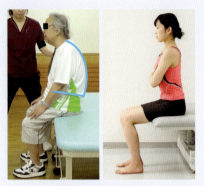

図7　終了姿勢

## 動作分析から考える治療戦略

- 起立と着座では，体幹の前傾角度が異なる．
- 起立の屈曲相では，過剰に体幹前傾させた stabilization strategy を用いているのに対して，着座では体幹前傾が少なく，momentum strategy となっているが，下肢の筋力および協調性の低下のため，急速な着座になっている．
- 特に着座では，下肢の筋力および協調性の低下に起因する中腰位でのバランス低下に対して，重心を早期に下降させている可能性があるため，中腰位で膝関節対して vertical strategy をトレーニングするとよい．

着座　終了姿勢　屈曲相b　屈曲相a　伸展相c　伸展相b　伸展相a　開始姿勢

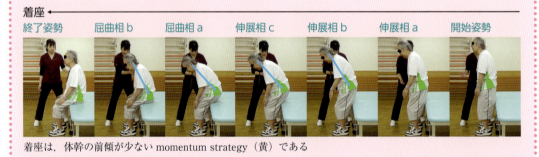

着座は，体幹の前傾が少ない momentum strategy（黄）である

起立　開始姿勢　屈曲相a　屈曲相b　屈曲相c　伸展相a　伸展相b　終了姿勢

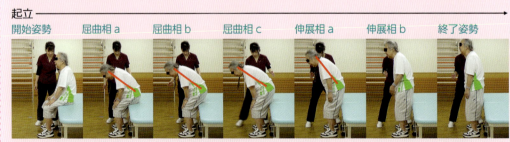

起立は，過剰な体幹前傾による stabilization starategy（赤）である

## 5．歩行—矢状面

室内において靴を着用し，両上肢で歩行器を把持した近位監視レベルでの前型歩行である．

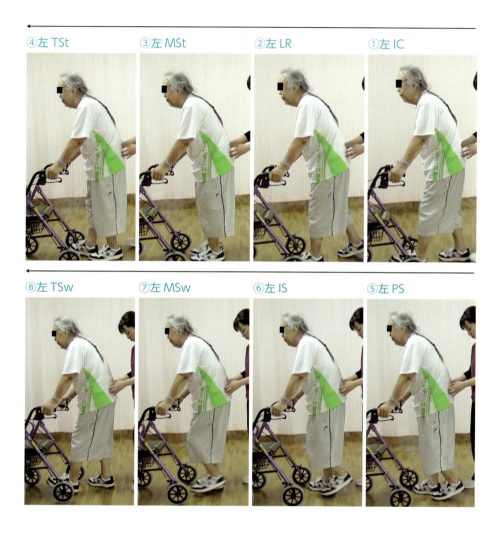

## 動作分析

常時，【感覚低下（深部），またはロンベルグ検査陽性】のため視線は下方し，【ROM 制限（頭頸部屈曲・伸展），または筋力低下（頭頸部屈曲・伸展），または立ち直り反応低下（頭頸部）】のため頭部軽度伸展，頸部屈曲位，【ROM 制限（体幹屈曲・伸展），または筋力低下（体幹屈曲・伸展），または立ち直り反応低下（体幹）】のため体幹屈曲・前傾位，【筋力低下（股関節伸展・屈曲，膝関節伸展・屈曲，足関節底屈・背屈），またはバランス低下（立位，片足立ち）】のためトゥクリアランスが小さく，【ROM 制限（股関節伸展，足関節背屈），または筋力低下（股関節屈曲・伸展，膝関節伸展・屈曲），またはバランス低下（片足立ち）】のため右下肢の歩幅が短くなる左右の不同がある．

### ①左初期接地（IC：図1）

左 IC では，踵接地がみられる．

### ②左荷重応答期（LR：図2）

左 LR では，【筋力低下（体幹・股関節・膝関節伸展），またはバランス低下（立位，左片足立ち）】のため体幹前傾し，【筋力低下（膝関節伸展・屈曲，足関節底屈），または協調性低下（踵膝テスト），または感覚低下（深部）】のため膝関節屈曲・伸展の動揺がみられる時と snapping する時がみられる．

### ③左立脚中期（MSt：図3）

左 MSt では，【バランス低下（立位，左片足立ち）】のため右 MSw の膝関節屈曲およびトゥクリアランスが不十分である．

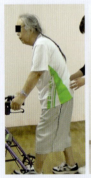 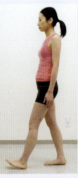 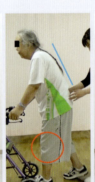 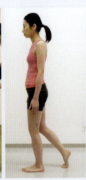 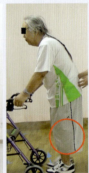 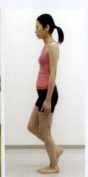

図1　左初期接地（IC）　　図2　左荷重応答期（LR）　　図3　左立脚中期（MSt）

### ④左立脚終期（TSt：図4）

左 TSt では，【ROM 制限（股関節伸展），または筋力低下（体幹・股関節・膝関節伸展）】のため左股関節伸展が不十分となり，また右 IC で踵接地がみられるが，【ROM 制限（股関節伸展，足関節背屈），または筋力低下（股関節屈曲・伸展，膝関節伸展・屈曲），またはバランス低下（左片足立ち）】のため歩幅が小さい．

### ⑤左前遊脚期（PS：図5）

　左PSでは，【筋力低下（体幹・股関節・膝関節伸展），またはバランス低下（立位，右片足立ち）】のため体幹前傾し，【ROM制限（MP関節背屈），または筋力低下（足関節底屈），またはバランス低下（立位，右片足立ち）】のため左足MP関節背屈が不十分である．右LRでは【筋力低下（膝関節伸展・屈曲，足関節底屈），または協調性低下（踵膝テスト），または感覚低下（深部）】のため右膝関節伸展ロッキング（locking）する時がみられる．

### ⑥左遊脚初期（IS：図6）

　左ISでは，【筋力低下（体幹伸展，股関節伸展，膝関節屈曲），またはバランス低下（立位，右片足立ち）】のため左股関節屈曲位での股関節・膝関節屈曲となる．

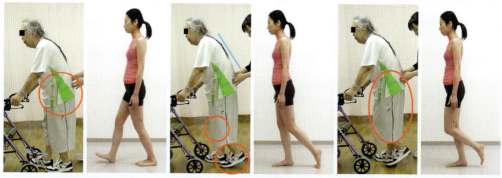

図4　左立脚終期（TSt）　　図5　左前遊脚期（PS）　　図6　左遊脚初期（IS）

### ⑦左遊脚中期（MSw：図7）

　左MSwでは，【協調性低下（踵膝試験での足関節底屈・背屈の協調性，foot patでの足関節底屈・背屈の協調性），またはバランス低下（立位，右片足立ち）】のため左足関節背屈が過剰でトゥクリアランスが低下している．

### ⑧左遊脚終期（TSw：図8）

　左TSwでは，【筋力低下（体幹・股関節・膝関節伸展），またはバランス低下（立位，片足立ち）】のため体幹前傾が強まる．

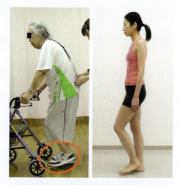 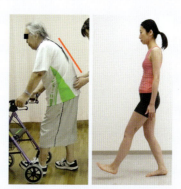

図7　左遊脚中期（MSw）　　　図8　左遊脚終期（TSw）

## 動作分析から考える治療戦略

- トレーニングプログラムとしては MSt の保持機能を高めて，そこからリズミックスタビライゼーションを用いて，重心の前後移動をトレーニングし，LR と TSt に徐々に姿勢制御可能な範囲を広げていく．

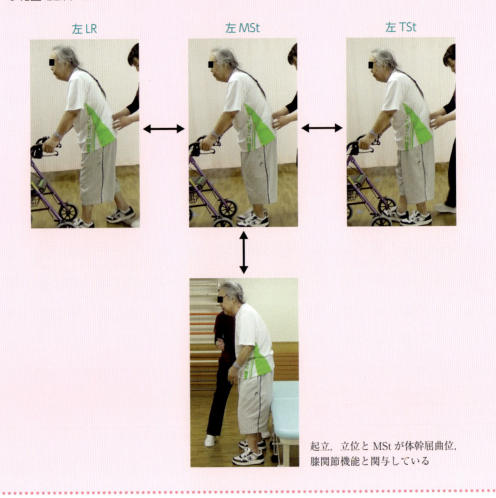

起立，立位と MSt が体幹屈曲位，膝関節機能と関与している

## 6．歩行―前額面

室内において靴を着用し，両上肢で歩行器を把持した近位監視レベルでの前型歩行である．

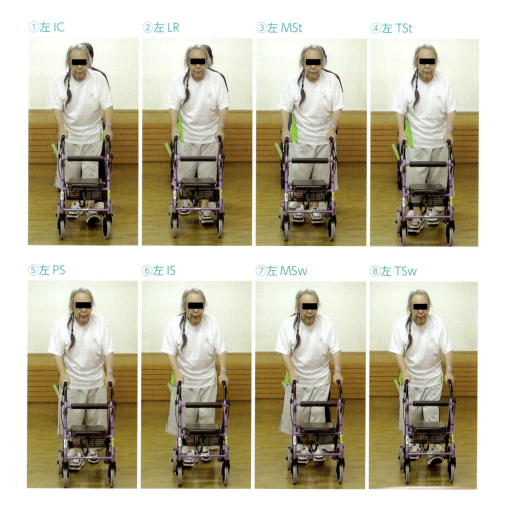

### 動作分析

　常時，【感覚低下（深部），またはロンベルグ検査陽性】のため視線は下方で，【バランス低下（立位，片足立ち）】のためトゥクリアランスが小さく，【筋力低下（股関節外転・内転，体幹回旋），または協調性低下（踵膝テストにおける股関節外転・内転の協調性），またはバランス低下（立位，片足立ち）】のため骨盤の左右方向への動揺がみられ，【協調性低下（上肢），またはバランス低下（立位）】のため身体よりも左方に歩行器が位置する．

### ①左初期接地（IC：図1）

　左ICでは，【筋力低下（体幹回旋，股関節外転・内転），または協調性低下（体幹失調検査，踵膝テストにおける股関節外転・内転の協調性），または立ち直り反応低下（頭頸部・体幹），またはバランス低下（立位，右片足立ち）】のため体幹右側屈するが，踵接地となる．

### ②左荷重応答期（LR：図2）

　左LRでは，体幹は正中位だが，【筋力低下（体幹回旋，股関節外転・内転），または協調性低下（体幹失調検査，踵膝テストにおける股関節外転・内転の協調性），または立ち直り反応低下（頭頸部，体幹），またはバランス低下（立位，左片足立ち）】のため骨盤左偏位となる．

### ③左立脚中期（MSt：図3）

　左MStでは，【筋力低下（体幹回旋，股関節外転・内転），または協調性低下（体幹失調検査，踵膝テストにおける股関節外転・内転の協調性），または立ち直り反応低下（頭頸部，体幹），またはバランス低下（立位，左片足立ち）】のため骨盤左偏位し，【筋力低下（体幹回旋，股関節屈曲・伸展），バランス低下（立位，左片足立ち）】のため右骨盤が挙上する．右MSwから右TSwでは【バランス低下（立位，左片足立ち）】のため右踵が接床することがある．

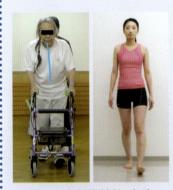
図1　左初期接地（IC）

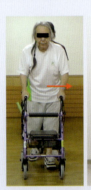
図2　左荷重応答期（LR）

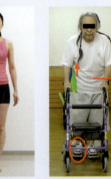
図3　左立脚中期（MSt）

### ④左立脚終期（TSt：図4）

　左TStでは，【筋力低下（体幹回旋，股関節外転・内転），または協調性低下（体幹失調検査，踵膝テストにおける股関節外転・内転の協調性），または立ち直り反応低下（頭頸部，体幹），またはバランス低下（立位，左右の片足立ち）】のため体幹右側屈・右傾斜し，【筋力低下（体幹回旋，股関節外転・内転・屈曲・伸展），または協調性低下（体幹失調検査，踵膝テストにおける股関節外転・内転の協調性），または立ち直り反応低下（頭頸部・体幹），またはバランス低下（立位，左片足立ち）】のため左骨盤後方回旋する．右TSwでは【バランス低下（立位，左片足立ち）】のため右踵が接床することがある．右ICでは踵接地がみられるが，歩幅が小さく，【ROM制限（股関節伸展，足関節背屈），または筋力低下（股関節屈曲・伸展，膝関節伸展・屈曲），またはバランス低下（左右の片足立ち）】のため左右に不同がある．

## ⑤左前遊脚期(PS:図5)

左PSでは,【筋力低下(体幹回旋,股関節外転・内転),または協調性低下(体幹失調検査,踵膝テストにおける股関節外転・内転の協調性),または立ち直り反応低下(頭頸部,体幹),またはバランス低下(立位,左右の片足立ち)】のため体幹右側屈・右傾斜し,【筋力低下(体幹回旋,股関節外転・内転・屈曲・伸展),または協調性低下(体幹失調検査,踵膝テストにおける股関節外転・内転の協調性),または立ち直り反応低下(頭頸部,体幹),またはバランス低下(立位,右片足立ち)】のため骨盤右偏位・左後方回旋となる.

## ⑥左遊脚初期(IS:図6)

左ISでは,【筋力低下(体幹回旋,股関節外転・内転),または協調性低下(体幹失調検査,踵膝テストにおける股関節外転・内転の協調性),または立ち直り反応低下(頭頸部,体幹),またはバランス低下(立位,右片足立ち)】のため体幹右側屈・右傾斜し,【筋力低下(体幹回旋,股関節外転・内転・屈曲・伸展),または協調性低下(体幹失調検査,踵膝テストにおける股関節外転・内転の協調性),または立ち直り反応低下(頭頸部,体幹),またはバランス低下(立位,右片足立ち)】のため骨盤右偏位となる.

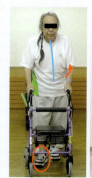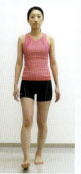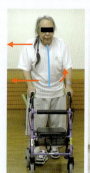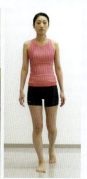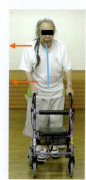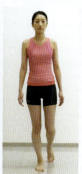

図4 左立脚終期(TSt)　　図5 左前遊脚期(PS)　　図6 左遊脚初期(IS)

## ⑦左遊脚中期(MSw:図7)

左MSwでは,【筋力低下(体幹回旋,股関節外転・内転),または協調性低下(体幹失調検査,踵膝テストにおける股関節外転・内転の協調性),または立ち直り反応低下(頭頸部,体幹),またはバランス低下(立位,右片足立ち)】のため体幹右側屈・右傾斜し,さらに【筋力低下(体幹回旋,股関節外転・内転・屈曲・伸展),または協調性低下(体幹失調検査,踵膝テストにおける股関節外転・内転の協調性),または立ち直り反応低下(頭頸部,体幹),またはバランス低下(立位,右片足立ち)】のため骨盤右偏位し,【協調性低下(上肢),またはバランス低下(立位)】のため歩行器が最も左方へ位置する.右MStでは,【筋力低下(体幹回旋,股関節外転・内転),または協調性低下(体幹失調検査,踵膝テストにおける股関節外転・内転の協調性),または立ち直り反応低下(頭頸部,体幹),またはバランス低下(立位,右片足立ち)】のため体幹右側屈・右傾斜し,【筋力低下(体幹回旋,股関節外転・内転・屈曲・伸展),または協調性低下(体幹失調検査,踵膝テストにおける股関節外転・内転の協調性),または立ち直り反応低下(頭頸部,体幹),またはバランス低下(立位,右片足立ち)】のため骨盤右偏位となる.

## ⑧ 左遊脚終期（TSw：図8）

　左TSwでは，【筋力低下（体幹回旋，股関節外転・内転），または協調性低下（体幹失調検査，踵膝テストにおける股関節外転・内転の協調性），または立ち直り反応低下（頭頸部，体幹），またはバランス低下（立位，右片足立ち）】のため体幹右側屈・右傾斜となる．

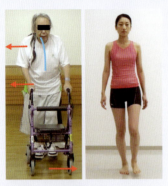
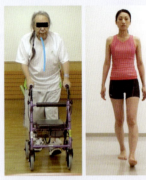

図7　左遊脚中期（MSw）　　　図8　左遊脚終期（TSw）

### 動作分析から考える治療戦略

- ワイドベースの立位では，骨盤の左右偏位や体幹の側屈が隠れていたが，歩隔が小さい歩行で出現するため，両足内側を接したロンベルグ立位や踵と対側のつま先を接した継ぎ足姿勢であるマン立位，継ぎ足歩行（tandem gait）などによって骨盤・体幹の側方制御機能を高めるトレーニングを行うとよい．ADLとしては安定性を優先するためワイドベース歩行を行う．

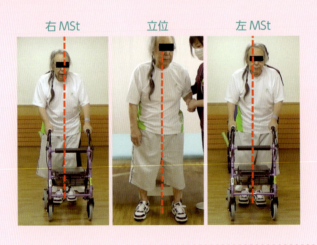

第Ⅲ章　症例動作分析の実際

## ● 軽度の変形性膝関節症

### 1．歩行—前額面

室内で靴を着用した独歩である．

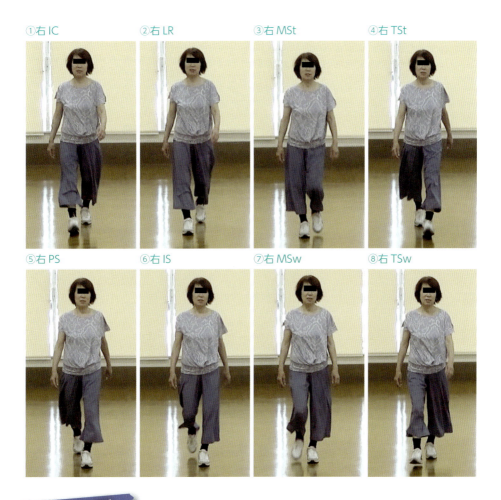

① 右 IC　② 右 LR　③ 右 MSt　④ 右 TSt
⑤ 右 PS　⑥ 右 IS　⑦ 右 MSw　⑧ 右 TSw

> **動作分析**
>
> 　常時，【筋力低下〔右股関節伸展・外転・内転・外旋・内旋・屈曲，右膝関節屈曲・伸展（右下肢の駆動性および安定性低下の確認として）〕，またはバランス低下（立位，片足立ち（右下肢の支持基底面での重心移動能力の確認として）】のため左上肢に比べて右上肢の振りが少なく，【筋力低下（体幹回旋），または立ち直り反応低下（体幹，座位，立位，片足立ちでの比較）】のため右肩甲帯を下制し，【筋力低下（股関節外転・内転），またはFTA増大，または脚長差】のため中殿筋歩行（トレンデレンブルグ歩行）である．
>
> ①**右初期接地**（IC：図1）
>
> 　右ICでは，踵接地がみられる．

237

### ②右荷重応答期（LR：図2）

右LRでは，【筋力低下（体幹回旋，股関節外転・内転），またはバランス低下（立位，右片足立ち，右下肢半歩前立位），またはFTA増大，または脚長差】のため骨盤右偏位および体幹軽度右側屈位となる．

### ③右立脚中期（MSt：図3）

右MStでは，【筋力低下（体幹回旋・側屈，股関節外転・内転），またはバランス低下（立位，右片足立ち，右下肢半歩前の立位），またはFTA増大，または脚長差】のため骨盤右偏位が大きく，体幹右側屈，右肩甲帯下制，骨盤左下制した中殿筋歩行（トレンデレンブルグ歩行）がみられる．

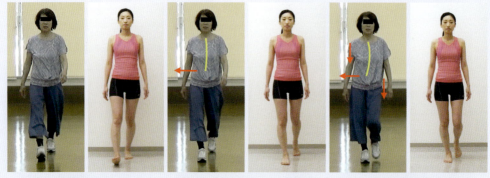

図1　右初期接地（IC）　　図2　右荷重応答期（LR）　　図3　右立脚中期（MSt）

### ④右立脚終期（TSt：図4）

右TStでは，【ROM制限（股関節伸展，外旋・内旋），または筋力低下（体幹回旋，股関節屈曲，膝関節伸展），または立ち直り反応低下（体幹；左下肢半歩前），またはバランス低下（立位，右片足立ち，左下肢半歩前の立位）】のため右肩甲帯および体幹の右前方回旋が大きい．

### ⑤右前遊脚期（PS：図5）

右PSでは，【ROM制限（股関節伸展・内旋），または筋力低下（股関節屈曲，縫工筋，内旋筋群），またはFTA増大，または脚長差】のため右股関節軽度外旋位となる．

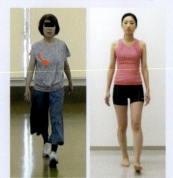 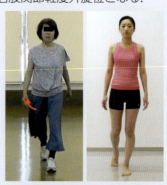

図4　右立脚終期（TSt）　　　　　図5　右前遊脚期（PS）

### ⑥右遊脚初期（IS：図6）

　右ISでは，【ROM制限（股関節内転），または筋力低下（股関節外転・内転），またはFTA増大，または脚長差】のため骨盤右下制および右股関節軽度外転し，【ROM制限（股関節外転），筋力低下（股関節外転・内転），FTA増大，脚長差】のため左股関節内転が大きい中殿筋歩行（トレンデレンブルグ歩行）がみられる．

### ⑦右遊脚中期（MSw：図7）

　右MSwでは，骨盤右下制が弱まる．

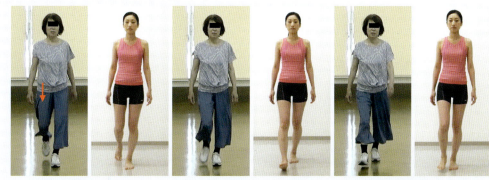

図6　右遊脚初期（IS）　　図7　右遊脚中期（MSw）　　図8　右遊脚終期（TSw）

## 動作分析から考える治療戦略

- 右下肢では荷重がかかり始める右MStで体幹の過剰な右側屈が生じる中殿筋歩行となっている．
- 左下肢では荷重がかかり始める左LRからMStで体幹が右傾斜した中殿筋歩行となっている．
- FTAの左右差が荷重ライン，下肢の側方支持機能の左右差に影響を与えた可能性がある．
- 上肢の振りに左右差があることから，左右の片足立ちのバランスとして左右方向だけではなく，前後方向へのトレーニングも実施するとよい．

　　　　右LR　　　右MSt　　　　　　　　右IS　　　右MSw（左MSt）

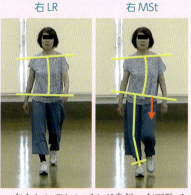 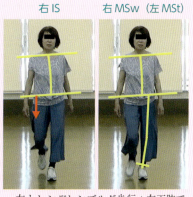

右トレンデレンブルグ歩行：右下肢では荷重がかかりきるMStで，中殿筋歩行にて体幹の過剰な右側屈

左トレンデレンブルグ歩行：左下肢では荷重がかかり始める．右ISで（左LRから左MSt）中殿筋歩行

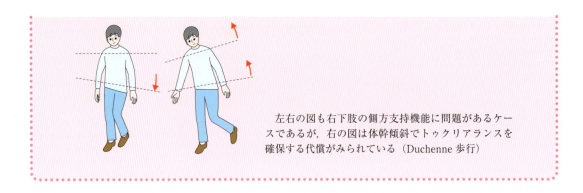

左右の図も右下肢の側方支持機能に問題があるケースであるが,右の図は体幹傾斜でトゥクリアランスを確保する代償がみられている(Duchenne 歩行)

## 2. 歩行―矢状面

室内で靴を着用した独歩である.

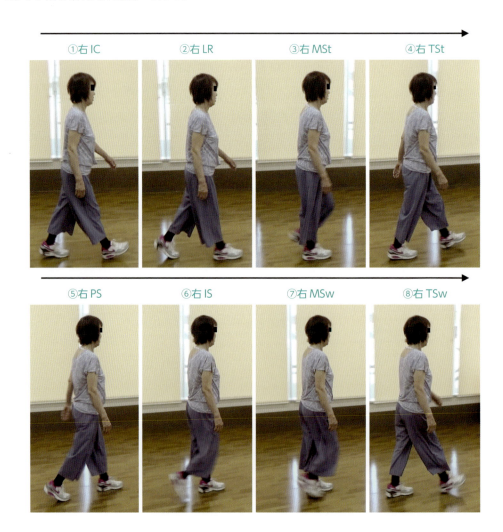

①右IC　②右LR　③右MSt　④右TSt

⑤右PS　⑥右IS　⑦右MSw　⑧右TSw

## 動作分析

常時,【筋力低下〔右股関節伸展・外転・内転・外旋・内旋・屈曲,右膝関節屈曲・伸展(右下肢の駆動性および安定性低下の確認として)〕,またはバランス低下(立位,片足立ち〔右下肢の支持基底面での重心移動能力の確認として〕)】のため左上肢に比べて右上肢の振りが少なく,【ROM制限(股関節伸展,体幹屈曲・回旋),または筋力低下(体幹屈曲・回旋,股関節伸展,膝関節伸展),またはバランス低下(立位,半歩前立位,片足立ち)】のため腰部前弯が強い.

### ①右初期接地(IC:図1)

右ICでは,踵接地がみられる.

### ②右荷重応答期(LR:図2)

右LRでは,【ROM制限(股関節伸展,体幹屈曲・回旋),または筋力低下(体幹屈曲・回旋,股関節・膝関節伸展),またはバランス低下(立位,半歩前の立位,右片足立ち)】のため腰部前弯がみられ,【ROM制限(体幹回旋),または筋力低下(股関節屈曲・伸展・体幹回旋)】のため骨盤右前方回旋が不十分である.

### ③右立脚中期(MSt:図3)

右MStでは,【ROM制限(体幹回旋),または筋力低下(股関節屈曲・伸展・体幹回旋)】のため骨盤右前方回旋が不十分で,骨盤前傾したまま【ROM制限(股関節伸展,体幹屈曲・回旋),または筋力低下(体幹屈曲・回旋,股関節・膝関節伸展),またはバランス低下(立位,半歩前の立位,右片足立ち)】のため腰部前弯が強まる.

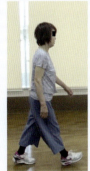 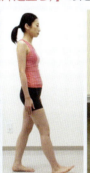 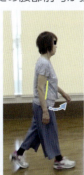 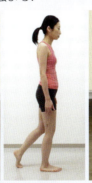 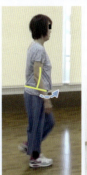 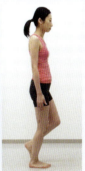

図1 右初期接地(IC)　　図2 右荷重応答期(LR)　　図3 右立脚中期(MSt)

### ④右立脚終期(TSt:図4)

右TStでは,【ROM制限(股関節伸展,体幹屈曲・回旋),または筋力低下(体幹屈曲・回旋,股関節・膝関節伸展),またはバランス低下(立位,半歩前立位,右片足立ち)】のため右股関節伸展が不十分で,腰部前弯のままである.

### ⑤右前遊脚期(PS:図5)

右PSでは,骨盤後傾および腰部前弯が軽減する.

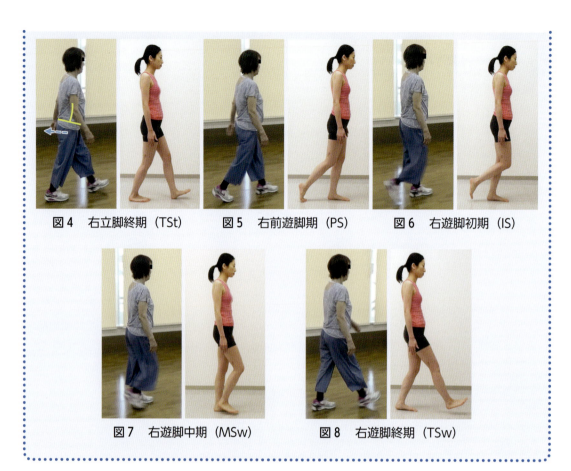

図4　右立脚終期（TSt）　　図5　右前遊脚期（PS）　　図6　右遊脚初期（IS）

図7　右遊脚中期（MSw）　　図8　右遊脚終期（TSw）

### 動作分析から考える治療戦略

- 臍部にボールを把持した歩行などで腰椎の前弯を修正するトレーニングをするとよい．
- 右LRから右MStにかけての股関節伸展と骨盤右前方回旋が不十分（青）なため，腰部前弯を強めて（黄），下部体幹を左回旋し（赤），重心移動している可能性がある．
- 前額面では，骨盤の過剰な右側方偏位がみられることから，中殿筋と大殿筋の上部線維の機能低下が考えられる．

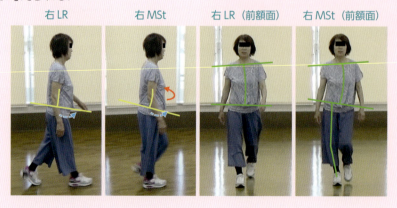

右LR　　右MSt　　右LR（前額面）　　右MSt（前額面）

## ● その他の5つの症例

　本書のWeb動画サイトでは，書籍で掲載していない下記の5つの症例について本文および動画をみることができます．スマートフォンやタブレットでも容易に使用できるので，ぜひご活用ください．なお，パーキンソン病はWeb動画のみとなります．

★軽度弛緩性麻痺を有する片麻痺

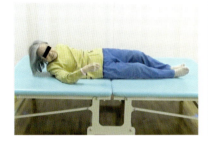
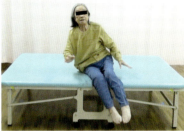

★軽度痙性麻痺を有する片麻痺

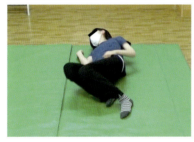
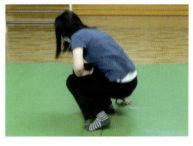

★中等度痙性麻痺を有する片麻痺

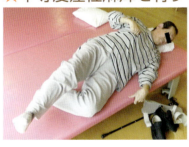
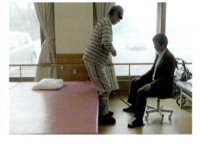

★中等度の変形性膝関節症

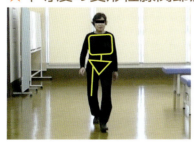
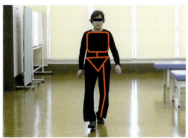

★パーキンソン病（Web動画のみ）

【著者略歴】

隈元　庸夫（Tsuneo KUMAMOTO）
　　理学療法士，博士（学術）（PT, PhD）

1997年　札幌医科大学 保健医療学部 理学療法学科卒業
1997年　北海道大学医学部附属病院 リハビリテーション部
2002年　北海道千歳リハビリテーション学院 専任講師
2007年　信州大学大学院総合工学系研究科（博士課程）修了
2013年　埼玉県立大学 保健医療福祉学部 理学療法学科 准教授
2018年　北海道千歳リハビリテーション大学 健康科学部 リハビリテーション学科 教授
　　　　現在に至る

## 症例動作分析─動画から学ぶ姿勢と動作【全症例Web動画付き】

| | | |
|---|---|---|
| 発　　　行 | 2017年9月9日　第1版第1刷<br>2024年9月9日　第1版第4刷Ⓒ | |
| 著　　　者 | 隈元庸夫 | |
| 発　行　者 | 濱田亮宏 | |
| 発　行　所 | 株式会社ヒューマン・プレス<br>〒244-0805　横浜市戸塚区川上町167-1<br>TEL 045-410-8792　FAX 045-410-8793<br>https://www.human-press.jp/ | |
| 装　　　丁 | 宗利淳一 | |
| 印　刷　所 | シナノ印刷株式会社 | |

本書の無断複写・複製・転載は、著作権・出版権の侵害となることがありますのでご注意ください．

ISBN 978-4-908933-09-7　C 3047

JCOPY　<出版者著作権管理機構 委託出版物>

本書の無断複製は著作権法上での例外を除き禁じられています．複製される場合は，そのつど事前に，出版者著作権管理機構（電話 03-5244-5088, FAX 03-5244-5089, e-mail: info@jcopy.or.jp）の許諾を得てください．